U0324847

临床随记
中西医结合集锦

主　编　薛振宇
副主编　刘柳林　薛燕燕　薛伟华

天津出版传媒集团

 天津科技翻译出版有限公司

图书在版编目(CIP)数据

临床随记:中西医结合集锦/薛振宇主编. —天津:天津科技翻译出版有限公司,2016.1

ISBN 978 – 7 – 5433 – 3577 – 6

Ⅰ.①临… Ⅱ.①薛… Ⅲ.①中西医结合 – 临床医学 – 经验 – 中国 – 现代 Ⅳ.①R2 – 031

中国版本图书馆 CIP 数据核字(2015)第 303307 号

出　　　版:天津科技翻译出版有限公司
出 版 人:刘 庆
地　　　址:天津市南开区白堤路 244 号
邮政编码:300192
电　　　话:022 – 87894896
传　　　真:022 – 87895650
网　　　址:www.tsttpc.com
印　　　刷:高教社(天津)印务有限公司
发　　　行:全国新华书店
版本记录:787×1092　16 开本　16.5 印张　300 千字
　　　　　2016 年 1 月第 1 版　2016 年 1 月第 1 次印刷
　　　　　定价:68.00 元

(如发现印装问题,可与出版社调换)

自　序

从医五十余载,少时习中医,稍扎薄功,学薄识浅,多以自学、进修提高自己,获业务证书,服务于乡村。

六七十年代,穷乡僻壤,缺医少药,对老、慢病缺乏系统诊治,特别是对癌肿、脱骨疽、脑中风等类疑难之症,一经确诊大多放弃,或乱投医,或任其发展,深受其苦……祖母、严父、慈母曾受其苦,早年弃世。自此立志勤学,悬壶济世,凡遇患者,即发恻隐之心,普救含灵之苦,求因查果,或中、或西、或中西结合辨证辨病施治,详摘细记,苦求者之多,累记成堆。暮年之余,受众友鼓励,将摘记选录成册,不为所著,今现代科学之发展,中医日渐昌盛,科学认识,日渐确切,挖掘、继承力在进程。个人浅知陋见,犹萤虫之光,不足以言明,然野人献曝,自以为美,不揣浅陋,编写成稿。承蒙我县原县医院院长邓林怀、翟振,原中医医院院长赵作伟、张宗鲁及柴玉华主任的支持与帮助。同时对刘云台、宁守信、蔡甡生启蒙之师及封面底稿书写者程丰田先生一并表示衷心感谢。

学术之上永无止境,学识有限,疏漏错误亦有难免,祈望专家、学者、同道能予以指正,但求抛砖引玉而已。

薛振宇

2015 年秋

阅读须知

医学是一门不断发展变化的学科，随着医学研究和临床实践经验的日益更新，诊疗措施和用药方案也应做出相应的调整。本书的作者及出版者在编写过程中针对更新的知识内容进行了大量的调研及核对工作，尽可能使参考的文献资料及所获资源是真实可靠的，以期在出版之时向广大读者提供新颖独特而又为传统所接纳的专科医学信息。然而，考虑到人为错误的不可避免性及医学科学的日新月异，不管是作者、编辑、出版者、发行者抑或是其他任何参与到本书筹备及发表过程中的相关工作人员，均无法保证本书所有内容知识点在任一特定时期的准确无误性及完整性，因而本书的全体工作人员并不承担由于所提供医学信息的谬误、知识点的遗漏或利用其中医学信息造成不良后果所产生的一系列责任。此外，本书提供的药物的适应证、副作用和剂量疗程，可能根据患者个人的实际情况进行调整。读者须阅读药品包括盒内的使用说明书，并遵医嘱使用。

目　录

验方记摘篇

治验选录篇(附部分附方、验方)

杂谈摘记篇

附　录

验方记摘篇

专家经验，临床实践

第一章　呼吸、五官疾病

感冒(伤风)

感冒是人体感受了风寒之邪而引起的以头痛、鼻塞、流涕、喷嚏、恶寒、发热、咳嗽等为主要临床表现的常见外感疾病,虽然常年都可发病,但以春、秋、冬季较多见,所以也称"伤风"。表现为风寒证、风热证和温病等。有的患者可能夹湿、夹暑或夹杂几种兼症。它与流感病毒经呼吸道传染所引起的"流行性感冒"(属温病范畴)不同,要加以区别。

方一

柴胡 10g、防风 12g、葛根 12g、甘草 8g、羌活 10g。

【加减】风寒证者加藿香、生姜、荆芥;风热证者加菊花、连翘、薄荷;咽痛、咳嗽加紫菀、牛蒡子、香元、苏子;头痛加白芷、川芎;体虚者加黄芪、党参。

水煎服后,喝热汤微出汗,不可大汗。

方二,柴葛解肌汤

防风 15g、柴胡 12g、羌活 12g、菊花 10g、生石膏 30g(先煎)、甘草 10g。

水煎分 2 次服。服药 48 小时内症状基本消失者 378 例。

方三

萝卜半截(实心的较好),橘饼 3~4 个,冰糖少许。

【制法】将萝卜用小刀挖空其心,内置橘饼,放入碗中,上蒸笼蒸十几分钟后,即有蜜汁流出,吃时连汁带肉。

【主治】感冒引起的咳嗽,或伴有黄痰,对老年人或小儿百日咳均有效。

编者注:白萝卜可化痰顺气,橘饼可生津止咳,冰糖清凉降火。

参考文献:

[1]王钦山,于瑞珍.柴葛解肌汤加减治疗流行性感冒393 例.湖北中医杂志,1984(3):34.

头　痛

头痛是许多人都体验过的症状,一般是指自眉骨以上向后到枕骨结节这些部位的疼痛,不包括"面痛"。是极为常见的一个症状,但并不是一个独立的疾病。痛的程度也大不相同,其原因比较复杂。国际头痛分类委员会在 1962、1988 年确定了不同的头痛分类方法。现在一般是根据 1988 年的分类法,它与西医学很多学科有关联,如精神科、五官科、神经科、外科、妇科等。一般大致分为血管性头痛(多见青春期)、紧张性头痛、颅内压变化引起的头痛、外伤性头痛、精神疾病导致的头痛、全身疾病引起的头痛、五官科疾病引起的头痛、药物滥用及妇科病引起的头痛。因此,一定要详诊细别求其病因。对于一般性头痛,西医投以不成瘾性的止痛药或加以镇静的药物都能起到较好的效果。

方一,活血疏风汤

当归 10～15g、川芎 20～30g、生地 20～30g、香附 10～15g、郁李仁 10～24g、生龙牡各 20～30g、夏枯草 10～15g、半夏 10～15g、白芷 10～15g、白薇 10～15g、白芥子 6～9g 等。

【加减】口渴明显加知母、元参;心烦郁热、舌红者加栀子、黄芩;头昏不爽者加石决明、菊花;痛及项背者加葛根、独活;风盛加羌活、藁本、防风;痰多加胆星、陈皮;肝郁不疏、性急易怒加柴胡、丹皮;月经前头痛发作加益母草;外伤加桃仁、红花。

【按】头痛属中医学的头风、雷头风的范畴,"头为诸阳之首",五脏精华之血、六腑清阳之气皆会于头。六淫之伤、七情之扰均可上犯巅顶,成为致病之因。但吕师认为,此类头痛多属于瘀、痰、风、火为患,且多是诸因合参、痰瘀互结、风火相助而病痼难解。久病气滞血瘀,或外伤跌仆致瘀,脉络不通,发则头痛剧烈,如击如刺,时痛时止,痛处固定,每遇精神刺激疼痛加重。此即叶天士所谓"久病入络"之意。《医学心悟》说:"痰厥头痛者,胸膈痰多,动则眩晕。"若肝郁化火,木旺克土,脾虚生痰,积于胸膈,怒则肝气上升,痰随气涌,上犯巅顶,则致头部剧痛,眩晕作呕,卧不安寐。《类证治裁》说:"风邪上干,新感为头痛,深久为头风。"头痛因风盛者,或发于巅顶,或偏于一侧,见风则甚,反复发作。活血疏风汤用四物(汤)、香附等养血活血,行气通络以治瘀;半夏、白芥子等辛散温化,搜剔经络筋膜之痰;白芷、防风等疏风散邪;夏枯草、白薇、龙牡等清肝泻火、潜镇安神。人体脏腑贵在清升、浊降,故用一味郁李仁通腑降浊,有画龙点睛之妙。纵观全方,集化瘀、消痰、疏风、清火于一炉,开合有度,升降有序,实为治疗瘀、痰、风、火头痛之良方。

编者注:对偏头痛、丛集性头痛、三叉神经性头痛、枕大神经痛、外伤后头痛等多获效验。

【体会】

1.额之上痛用川芎,两侧痛用柴胡(或蔓荆子),脑后痛用细辛(或羌活),眉骨处及眉棱上痛用白芷(或生石膏)。

2.头痛必用川芎,不愈另加各引经药;太阳经用羌活;阳明经用白芷;少阳经用柴胡;少阴经用细辛;太阴经用苍术;厥阴经用吴茱萸。

3.古人虽有"风药才能上达"之说,但也不可过用风药,要时时想到"治疗头风,瞎了眼睛"之戒,适可而止,主要是辨证论治。不可过用风药,如防风、羌活、细辛、川芎、白芷之类。

方二,新加散偏汤

川芎 30g,白芍 15g,白芷、白芥子、蔓荆子、香附、柴胡各 9g,郁李仁 6g,细辛、炙甘草各 3g。

【加减】感受风寒而发病者,基本方加防风、紫苏叶、荆芥;疼痛剧烈者加羌活、延胡索;阴血亏虚者加生地黄、当归;拘挛掣痛者,酌情加胆南星、僵蚕、全蝎、蜈蚣或制马钱子粉(胶囊包装内服);兼有血压高者,酌加怀牛膝、桑寄生;兼有内热者,酌加知母、牡丹皮、生地黄。

【用法】每日一剂,浸泡,文火煎煮 30 分钟,两次滤汁混匀,早晚服。痛剧者可日服 1.5

剂,分3次温服。连服10天为一疗程,无效停药,有效者服2~3个疗程以巩固疗效。服药期间须禁食辛辣、鱼、虾、牛肉、狗肉、雄鸡等,慎避风寒,并配合心理治疗。

【体会】

1.中医将血管神经性头痛和三叉神经性头痛等头痛症归属为头风、偏头痛等范畴。其病因归于外感和内伤两端,而迁延日久的顽固性头痛多责之肝、脾、肾三脏功能失调。近年来本病的发生有上升趋势。笔者以为与社会变革时期人们的情绪心理应激失调密切相关。本组2/3病例不同程度与此有关,情志不遂,肝气郁结,疏泄不利,气机不调,时久气滞则血瘀,发为头痛;若风寒之邪袭于少阳之经,则其痛时轻时重,唯遇顺境则痛轻,遇逆境则痛重。且肝气郁结,气郁化火,可煎熬津液而为痰,痰瘀互结,可发为郁痰。《丹溪心法·头痛》所云:"头痛多于痰,痛甚者火多。"可见风、寒、瘀或痰瘀兼夹为患,实为顽固性头痛的基本病因病机之一,治宜使用祛风散寒、通络祛瘀、蠲痰利窍之法。《丹溪心法·头痛》云:"头痛须用川芎,如不愈各加引经药。"故方拟新加散偏汤加减治疗。

2.散偏汤出自清代名医陈士铎的《辨证录》。窥其组方之旨,可知此方仍不失为当今治疗风寒瘀或痰瘀兼夹为患所致偏头痛有效方剂。考虑到古今药物性能之差异,笔者在遵循原方比例的基础上对几种药味用量稍做调整。唯郁李仁通便利水,但《本草新编》云:"郁李仁入肝、胆二经,去头风之痛。"为保留原方旨意不予删除,仅用原量。另加细辛、蔓荆子以增强散寒疏风之力。本组病例使用后疗效满意就是佐证。新加散偏汤方中川芎味辛性温,祛风散寒止痛,且又辛香走窜,上可达于巅顶,下可通于气海,祛瘀通络,用为君药。白芷加细辛、蔓荆子辛散上行,祛风散寒,加强川芎疏散之力,且有止痛之长;郁李仁、香附直入血分,即助川芎祛瘀之功,又兼调气之妙,用为臣药;柴胡引药入于少阳,且可载药直达头面;白芥子引药深入,直捣病巢,兼有通窍豁痰之功;白芍敛阴以防辛散太过,又有缓急止痛之长,皆用为佐药。甘草为使,缓急迫,调诸药。各药相合,疏散风寒之中兼有通络祛瘀之长,疏达气血之内又寓祛痰之力,且发中藏收,通中寓敛,互为其用,各尽所长。又方中白芍、柴胡、香附兼可疏肝解郁,白芍、甘草又善缓急止痛。故时作时止,或左或右,或前或后,或全头痛,或痛在一点,因感寒冒风,烦劳或情志不遂而加剧的头痛,及证属虚实夹杂,气郁血虚,气血失和,脉络瘀阻,诸风上攻所致的顽固性头痛,均可使用本方,随症加减而建奇功。

此外,方中川芎祛风散寒化瘀,一身三任,恰中病机,用量宜大,减量或用一般量则难显其效,斯为该方之关键。

【方歌】散偏汤中芎荆柴,三白辛郁香草来。

方三,桃红四物汤加味

川芎30~35g,当归、熟地、赤芍、延胡索各15~20g,桃仁、红花各10~12g,细辛3~6g,芥穗8~12g。

【加减】痛在两侧加柴胡、蔓荆子;前额痛加白芷、防风;头顶痛加藁本;后头痛加羌活、丝瓜络;恶心、呕吐加半夏、竹茹;四肢麻木加鸡血藤、地龙、桑枝;睡眠差者加夜交藤、合欢皮;血压高者加草决明、夏枯草、野菊花。

每日一剂,10天为一疗程。若与月经有关者,可于月经前2~3天开始服至月经结束。

方四,芎芷四虫胶囊

葛根30g,川芎、白芷、地龙、薏苡仁、羌活、独活各12g,全虫、砂仁各10g,甘草6g,细辛3g,蜈蚣2条。

研细末,装胶囊。每次服4粒,日3次(山东寿光市中医医院研制)。

对照组30例,用正天丸6g,均每天3次口服。15天为一疗程。

【结果】两组分别基本控制9例和5例,显效14例和6例,有效7例和11例,总有效率为93.75%和73.33%,不良反应为0例和3例。

参考文献:

[1]高毅,闫琴,吕同杰.活血疏风汤治疗头痛经验.山东中医杂志,1993,12(2):37.

[2]焦树德.树德中医内科.北京:人民卫生出版社,2005.

[3]邹林根.新加散偏汤治疗顽固性头痛36例疗效观察.新中医,1998,30(6):16.

[4]石维远.芎芷四虫胶囊治疗偏头痛32例.中国中医现代远程教育,2012,10(16):22-23.

[5]张为烈,赵福康.常见头痛的诊断与治疗.呼和浩特:内蒙古人民出版社,1975.

咳嗽、气喘

咳嗽是一种保护性动作,是临床上常见的症状之一,并且常与其他症状同时出现,也不是只患肺病才发生咳嗽。《素问·咳论》:"五脏六腑皆令人咳,非独肺也。"说明咳嗽之症包括甚广,牵涉面也很大。《医学真传》:"诸病易治,咳嗽难医,夫所以难治者,缘咳嗽根由本甚多,不止于肺。"治疗咳嗽必须用辨证论治的治病方法,寻其因,治其本,兼其标,进行全面彻底的治疗。

方一,麻杏二三汤

炙麻黄6~9g、杏仁10g、制半夏10g、化橘红12g、茯苓18g、炒苏子10g、炒莱菔子10g、炒白芥子6~10g、紫菀15g、枇杷叶15g、炙甘草3g。

水煎服。

【按】本方治疗各种咳嗽均有良好疗效,但要在辨证论治指导下随症加减,才能发挥更加神奇的功效。本方是焦树德先生之经验方。是以二陈汤和三子养亲汤加麻黄、杏仁化裁而组成,故名麻杏二三汤。

方二,宁咳汤

荆芥6g、前胡10g、白芥子10g、陈皮10g、桔梗10g、生甘草10g、法半夏10g、茯苓12g、杏仁10g、旋覆花10g。

【功能】疏风散寒,宣肃肺气,化痰宁咳。

【主治】风寒犯肺,肺失宣肃所致之咽喉发痒,咳嗽频频,咳吐痰涎。无论咳嗽新久,皆可斟酌用之,若能化裁恰当,则可通治外感、内伤诸般咳嗽及喘证。

【方解】咳嗽一症,外感居多。外感咳嗽,风寒居多。而治疗风寒咳嗽,若能恰当地选择疏风散寒、宣肃肺气的方药,多能迅速获效。故本方用荆芥、前胡疏风散寒,宣畅肺气;杏仁、白芥子肃肺豁痰;半夏、茯苓、陈皮健脾化饮;桔梗、甘草清咽利膈;芍药缓解支气管痉挛;旋覆花下气降逆,豁痰蠲饮。

本方的关键性药物是旋覆花、白芍、甘草三味。旋覆花下气降逆,豁痰蠲饮之力颇宏,且因其味辛,辛者能散能横行,而能宣散肺气达于皮毛,一降一宣,便可恢复肺主制之权,其味咸,咸能入肾,而能纳气下行以归根,使胃中之痰涎或水饮息息下行而从浊道出,不复上逆犯肺,便可恢复肺的清肃功能;芍药伍甘草,名"芍药甘草汤",能滋养肺津,舒缓肺气,现代药理研究显示其能缓解支气管平滑肌之痉挛。故使用本方时,诸药可换,唯旋覆花、白芍、甘草三味不可改变。

【加减】有寒热往来者加柴胡、黄芩;高热气喘者加麻黄、石膏;发热咽痛者加银花、连翘、射干;痰多黏稠者加浙贝母、瓜蒌仁;哮喘痰鸣加苏子、葶苈子;发热恶风、自汗加桂枝、厚朴;久咳不止加紫菀、百部、枇杷叶;体虚易感冒加黄芪、白术、防风;脾虚食少或便溏加党参、白术;痰涎清稀、头眩、心下满者加桂枝、白术。

编者注:本方是经方大师江尔逊老先生自拟经验方,很有实用价值。

方三,截喘汤

佛耳草15g、碧桃干15g、老鹳草15g、旋覆花10g、全瓜蒌10g、姜半夏10g、防风10g、五味子6g。

【主治】咳嗽痰多,气逆喘促之慢性支气管炎,支气管哮喘。

【方解】佛耳草功专化痰、止咳、平喘;老鹳草功能为祛风活血,清热解毒,该药含有槲皮素,能祛痰扩张支气管,(试验)对金黄色葡萄球菌、肺炎球菌、链球菌以及流感病毒均有抑制作用,能控制支气管哮喘发作期的呼吸道感染;碧桃干酸苦收敛,《饮片新参》有"除劳咳"的记载,民间有治顽喘的经验。上三味除痰镇咳而平喘逆,且能调节自主神经功能。辅以旋覆花开结化痰,降逆止咳;瓜蒌清上焦之积热,化浊痰之胶结,开胸中痹阻;姜半夏清痰下气去胸中痰满,尤能止咳。佐以五味子补肾纳气,镇咳敛肺;防风《药法类象》谓"治风通用,泻肺实",是一味抗过敏的有效药物,能抑制支气管哮喘发作期的变态反应,清除变应原的刺激。上方共具清肺化痰、降逆纳气截喘之效。

【加减】气虚者加白参3g、黄芪30g;肾虚者加肉苁蓉、巴戟天、补骨脂各15g;阴虚有热者加黄柏、知母、元参、生地各9g;咳甚引起喘促无痰或痰不多者加南天竺子、马勃各6g,天浆壳3只;热喘加石膏15g,知母、黄芩各10g;寒喘加炮附片9g,肉桂3g;痰多咳不爽者加苏子、白芥子、莱菔子各10g;胃象实、便秘者加服调胃承气汤一剂;喘止后常服河车大造丸、左归丸或右归丸,每次3g,日2次。

【体会】截喘汤是姜春华教授根据民间单验方优化而成的名方之一。该方根据病症互参的原则,选药不落窠臼,撷取草药之长,吸取民间单验方之经验,抓住化痰和抗过敏的环节,使支气管痉挛得以松弛,黏膜分泌物得以清除。《串雅》云:"截,绝也,使其截然而止。"截断就是快速有效,直中病原,控制病情,尽早顿挫病患,扭转病机,慎防他变。

编者注:本方是上海医科大学姜春华教授名方之一。

方四，咳喘胶囊

北沙参、壁虎、白花蛇舌草、重楼、蟾皮等组成。

【主治】气喘、咳嗽、夜卧不宁(肺气肿、支气管炎)、肺咯血、肺源性心脏病，也适用于肺癌。

【方解】壁虎、北沙参润肺平喘止咳；重楼、白花蛇舌草清热祛痰；蟾皮强心、止喘。

编者注：壁虎有明显的平喘作用，含麻黄碱78%，能有效缓解哮喘病。

口　疮

西医称口腔炎(又名复发性口腔溃疡、阿弗他性口炎)，中医属口疮、口疳、口糜、走马牙疳等病症范畴，各年龄、性别均可发病。其中疱疹性口炎、雪口病、坏疽性口炎多见于小儿。此外，注意女性"口疮"与白塞综合征相区别。

方一

枯矾、屋角梅花蜘蛛7个，冰片少许。

【制法】将白矾60g枯干将透时放入蜘蛛焙干，去头足(切勿焙焦炭)，放凉，加入冰片研细末，密封。

【主治】小儿糊口白，溃疡糜烂，红色者较差。

【用法】将粉末"散"或"吹"于溃疡或糜烂处，日2～3次。

方二

枯矾40g，复方磺胺甲噁唑8片，复合维生素B10片，冰片少许，研细末。

【制法】将上药混合细研，最后加入冰片，成粉，密封。

【主治】一般性小儿、成人口腔炎均可。

【用法】"吹""散"口腔内，日2～3次。

【禁忌】对磺胺类药品过敏者慎用。

方三

净吴茱萸3g、南星3g、鲜姜小块。

【主治】小儿口疮或口腔流涎。

【用法】将吴茱萸、南星研细末，再把粉末和鲜姜捣泥，贴于足心，男左女右，贴24小时即生效。或不用鲜姜而用米醋煎滚，适量与药末和匀，做药饼，贴两脚心(涌泉穴)，油纸盖药饼，包扎，贴一昼夜即可。

方四，苗氏家传秘方

五倍子、黄柏各6g，硇砂、冰片、儿茶各1.5g，薄荷冰0.3g，青黛3g，人中白(煅)9g，研细末。

【主治】坏死性龈口炎(又名奋森龈炎、溃疡性口炎)。

【用法】将粉末敷患处，日4～5次。

方五

煅炉甘石 2g、人中白(煅)1g、青黛 2g、冰片 0.3g、枯矾 0.5g。共为细末,装瓶收贮。易受潮。

【主治】一切口腔溃疡(男女老少皆宜)。

【用法】将药末搽于患处,一日一次。

【方解】煅炉甘石,有燥湿消肿收敛生肌之效,据药化分析,其主要成分为氧化锌,有中度的防腐、收敛、保护创面的作用;青黛清热解毒,有抑菌作用,二者配合,能增强防腐生肌的功效;人中白降火、散瘀血、治咽喉、口舌生疮;枯矾清热燥湿,解毒杀虫;冰片化湿、消风、散郁火、清热止痛。诸药配合,燥湿收敛、化腐生肌、清热止痛,促进溃疡愈合。

参考文献:

[1]张珍玉.山东中医学院"口疮方".中医杂志,1987,28(12):933.

舌 痛

本病属于中医舌痛范畴。多发生于成年人,其临床特点以舌体疼痛为主症,其病因为热、火,其病机为风热、痰热或虚火上灼舌体所致。

一、风热证

疏风清热法。药用蓝根僵蚕丸:板蓝根 600g、僵蚕 60g、全虫 20g。

细末,水泛为丸如梧桐子大,每次服 10g,日 2 次。

二、阴虚有热或情志不舒证

其舌痛似火烘,治以清热养阴为主。

药用桑白皮、玄参、麦冬各 30g,石斛、当归、银花、甘草各 10g,山豆根 6g,桑叶、菊花、竹茹各 3g。

每日一剂,分 2~3 次服,8 剂为一疗程,一般 2~3 个疗程。

三、痰热扰心证

痛甚如火燎,治以清热泻火、化痰利窍。

药用黄连温胆汤加减:黄连、茯苓各 15g,陈皮、半夏、生甘草、木通、枳实、栀子各 10g,连翘、竹茹、桔梗各 12g,川贝母 9g。

水煎服,每日一剂,分 2~3 次服,5~10 剂为一疗程。

附

舌背有裂沟、裂纹、疼痛、纳差、乏力、口干等症状。苔薄白,或薄黄,地图舌或舌光无苔,舌质红,甚至绛红,津液少。脉沉弦或沉细。

药用生黄芪、太子参、白术、麦冬、元参、当归、丹参、陈皮等。

每日一剂,水煎服,5~14 天为一疗程。对 37 例分析,多是用西药治疗无效而求治。

参考文献：

[1]萧佐桃,邹商祈.中医杂病集成.长沙:湖南科学技术出版社,1992;634.
[2]张占梅.自拟沟纹汤治疗沟纹舌46例.中医杂志,1999,40(1);648.

咽异感症(梅核气)

本病属中医梅核气范畴,多见于成年女性,也叫咽神经症、癔球症。其临床特点以咽中如有物梗阻,咳吐不出,咽之不下,无痛,不妨碍饮食,症状轻重与情绪波动有关,局部检查多无异常发现为主症,其病因为七情失调,其病机为肝脾失和、气机阻滞、痰浊内生、痰气结于咽喉。

方一,通咽汤

旋覆花(包)、半夏、射干、佛手各9g,代赭石(先煎)、牡蛎各30g,茯苓15g,桔梗6g,麦冬、玄参各12g,生姜3g。

【加减】口苦、苔黄、脉弦数者加全瓜蒌15g,竹茹、黄芩各9g;呕恶痰多、脘闷者加南星9g、白矾1g(冲);口干、舌紫黯有瘀斑者,加郁金、降香各9g,桃仁12g。

【用法】水煎服,每日一剂,分2~3次服,8~12剂为一疗程。

方二

芹菜1kg,洗净捣烂,取其汁,再加蜜少许,文火熬制成膏。
每天半茶匙,以开水冲服。

咽喉异物

中医属骨鲠范畴,各年龄、性别均可发病,其临床特点以咽入异物之后出现咽部刺痛,吞咽时疼痛加剧,检查见咽喉部异物存在为主症,其病因为异物。

方一

用利多卡因+注射用水雾化口腔后,放入喉镜取出异物,是最佳方法。

方二

用威灵仙30g,加水800~1000mL,煎至500~600mL,在0.5~1小时内慢慢咽下,每日1~2剂,一般1~3剂即可顺利消失。

方三

砂仁5g、甘草8~10g,煎汁。
服饮后,静卧片刻(对鱼骨鲠者有效)。

方四

鸭或鹅(于水塘养殖的),取一只将其倒挂,让其头向下,用皿接其流涎,让患者慢饮咽(鱼骨鲠者)。

中耳炎

本病属中医脓耳、聤耳、耳疖等症范畴,各种年龄、性别均可发病。其是临床特点以耳胀闷、听力下降、鼓膜内陷或穿孔、非化脓性者中耳腔积液、化脓性者长期持续性或间歇性流脓等为主症的病症。

方一

氯霉素眼药水,氯霉素注射液一支(0.25g),新鲜鸡胆汁3mL(或猪胆汁)。

【制法】留氯霉素眼药水3mL,加氯霉素注射液2mL,再加鲜胆汁3mL,混合摇匀。

【主治】化脓性中耳炎。

【用法】清洗耳道,点1~2滴,日2~3次,用时应再摇匀。(注意:一般新配制药只可用12天。)

方二

蛇蜕一条,冰片少许。

【制法】将蛇蜕瓦上焙焦,加冰片少许,共研极细末。

【主治】耳内流脓,流水,疼痛。

【用法】将耳内清洁,药末少许吹入耳内,每日一次。

【按】局部用药是治疗此化脓性中耳炎的重要疗法,宜加重视,但用散剂吹耳应注意药物的溶解度且不能用得太多,以免堵塞耳道,妨碍引流,促发并发症。本病愈后易复发,应采用中西医结合的方法促使鼓膜修复。

鼻部疾病

一、酒糟鼻

多发生于男性,有一部分为螨虫寄生所引起,其特点是以鼻部及周围皮肤潮红、粗糙、丘疹,日久皮脂腺及结缔组织增生形成鼻赘等为主症,病因多为热、湿,其病机为湿热内蕴、肺胃积热、瘀热凝结于鼻。

内服

初期(红斑期):清泻肺胃积热法。

方用清肺饮加减:桑白皮、枇杷叶、黄芩、栀子各10~15g,生地、菊花各15~20g,黄连、桔梗、甘草各5g,白花蛇舌草30g。

水煎服,每日一剂,10剂为一疗程。

中期(丘疹期):清热解毒法。

方用五味消毒饮加减:紫花地丁、银花、公英各30g,野菊花、连翘、玄参各20g,栀子、大黄、甘草各 10g,白花蛇舌草 30g。

每日一剂,10 剂为一疗程。

外用

方一:水银 3g、胡桃肉 10g、大枫子(去壳)10 个。

用法:共捣如泥,青布包好,用线扎住,时时擦患处,无副作用,用时忌饮酒及食用刺激性食物。

方二:大枫子(去壳)24g、胡桃肉 6g、水银 2g、樟脑 1.5g、猪板油 6g。

用法:先将大枫子和胡桃肉捣烂成泥,再掺入水银捣匀,最后加入樟脑、猪板油捣泥成膏,擦患处,每日一次。

编者注:本方较前方唯多樟脑、猪板油,用法与前亦略有区别,疗效较好些。

方三:甲硝唑片 1.6g(0.2g×8)、氯霉素 4mL(0.25g×2)。

用法:先将甲硝唑片研细末加注射用水 16 mL,充分摇匀再加入氯霉素充分摇匀,外涂鼻部,一般每晚涂擦 2 次,白天因白色影响颜容。

方四,颠倒散:硫黄、生大黄各 7.5g,加生石灰水 100mL(生石灰加水充分搅拌,沉淀、澄清,取上浮液)。

用法:将硫黄、生大黄研细末与液体混合。外涂患处,日 2~3 次。

二、鼻衄(鼻出血)

各种年龄、性别均可患病,其临床特点以鼻孔有血流出为主症。

方一:生地 20~30g、麦冬 15g、牡丹皮 6g、茅根 20~30g、小蓟 20~30g、藕节 20~30g、栀子 10g。

水煎服,每日一剂,分 2~3 次服,3~5 剂即愈。

方二:血余炭(即头发烧灰)细末,堵其未出血鼻孔,用出血鼻孔轻吸粉末后堵塞片刻。

方三:鲜小蓟少许揉搓成团,捏小球塞鼻。

方四:藕节 30g、栀子 30g、生地 20g。水煎服,小儿成人均有效。

三、鼻炎

1.急性鼻炎

似伤风感冒,属于中医伤风鼻塞范畴,各年龄、性别均可发病。其特点以鼻塞、喷嚏、嗅觉减退、讲话呈闭塞性鼻音、鼻黏膜弥漫性充血肿胀、鼻腔充满水样或黏液样分泌物为主症。其病因为风寒、风热。其病机为风寒或风热之邪袭肺、肺失肃降、邪壅鼻窍所致。

风寒型:方用苍耳子、辛夷、白芷、薄荷、炙麻黄、桂枝、炙升麻、路路通、防风、苏梗、甘草、生姜。水煎服,每日一剂。

风热型:方用苍耳子、辛夷、金银花、甘草、地丁、鱼腥草、连翘、羌活、柴胡。水煎服,每日一剂。

2. 慢性鼻炎

临床特点为鼻塞,多涕,下鼻甲肿大或萎缩,嗅觉丧失,干酪性者鼻腔内有干酪样物堆积,黏膜糜烂,肉芽组织增生等主症。

方用苍耳子、辛夷、桔梗、防风、公英、薄荷、银花、鱼腥草、川芎。

加减:肾虚畏寒加肉桂、附子;脾虚纳差加炒白术、焦三仙;胸闷鼻塞加瓜蒌、皂刺;风寒加桂枝、细辛、荆芥;风热加黄芩、连翘、桑白皮。

水煎服,每日一剂,分2~3次服。

3. 过敏性鼻炎

又称变态性鼻炎,包括常年性变态反应性鼻炎和季节性变态反应性鼻炎(又名花粉性鼻炎、花粉症)。属中医鼻鼽、鼽嚏等病症范畴,各种年龄、性别都可发病,其临床特点以反复发作鼻痒、喷嚏多、流清稀涕、鼻塞、鼻黏膜苍白水肿、鼻腔有大量水样涕、鼻分泌物中嗜酸性粒细胞增多等为特征。其病理因素为风、寒、虚。其病机为肺、脾、肾三脏虚损,内外邪浊壅滞于鼻。现代医学常用抗过敏、脱敏疗法,但难以根治。

方一:防风15g、紫草12g、羌活12g、苏梗15g、苍耳子12g、柴胡10g、辛夷10g、桂枝8g、甘草8g。

加减:脾虚加党参、薏仁、山药;肺气虚加北沙参、黄芪、丹参;肾虚加淫羊藿、巴戟天、菟丝子;寒加重桂枝量;热去桂枝加鱼腥草。

水煎服,日一剂。

方二:黄芪18g、白术、防风、补骨脂、菟丝子各10g,细辛、蝉蜕、薄荷(后下)、甘草各6g,苍耳子15g,黄芩8g,辛夷12g。

儿童剂量酌减。日一剂,水煎服。15天为一疗程,用1~2个疗程。

西药:开瑞坦10mg/d顿服;伯克纳喷鼻,每侧喷2次,日2次,1个月为一疗程。

4. 鼻窦炎

属中医鼻渊、脑渊、头痛等病范畴,它包括西医的化脓性鼻窦炎、急性鼻窦炎、慢性鼻窦炎,其临床特点是鼻塞、流脓涕、头痛、嗅觉减退、中鼻甲肿大、中鼻道或嗅裂有脓性分泌物,X线鼻窦照片显示窦腔黏膜增厚等。

方一:苍耳子12g、辛夷12g、白芷10g、鱼腥草25g、生地20g、防风12g、丹皮10g、黄芩12g、甘草6g、桔梗12g。

加减:黄涕多加二花、虎杖、皂刺;白涕多加薏仁、茯苓;体虚加黄芪、当归;涕臭加栀子、败酱草;便秘加大黄;头痛加川芎、菊花。

水煎服,每日一剂,分2~3次服(对急性者疗效较好)。

方二:苍耳子、甘草、木通各6g,辛夷花、茯苓各10g,党参、白术、车前草各12g,冬瓜仁15g,泽泻9g。

加减:肺脾气虚加黄芪、山药、山楂;涕黄稠加鱼腥草、皂刺;口鼻气热加黄芩、桑白皮。儿童剂量酌减。

每日一剂,水煎服,2周为一疗程,用2~3个疗程。

四、鼻息肉

生藕节(连须)60g(新瓦上焙焦)、乌梅肉 30g(焙焦)、白矾 15g、冰片 3g。

用法:每小时吹一次,5 天为一疗程,至痊愈为止。

参考文献:

[1]林霞.中西医结合治疗常年性变应性鼻炎.中国中西医结合耳鼻喉科杂志,2003,11(2):73-74.
[2]井光宗.苍辛四君子汤治疗慢性鼻炎 80 例疗效观察.中国社区医师,2003,19(7):34-35.
[3]程爵棠.藕节散吹鼻治疗鼻息肉 35 例.中医杂志,1987,28(6):412.

第二章 消化系统疾病

以胸骨后或剑突下灼热疼痛、吞咽困难、嗳气呕吐、呃逆、胸闷、腹胀、腹痛、胃脘痛、吞酸等为表现的一系列症候,是消化系统疾病的表现。经现代医学检查可更准确、更详细地诊断消化系统的病症。

急性食道炎

金银花、连翘、蒲公英各 30g,桔梗 15g,甘草、红花、赤芍、枳壳、延胡索、乌药、青木香各 10g。

每日一剂,水煎服,分 2~3 次口服,一般 3~5 剂。

反流性胃炎

方一

旋覆花(包)、代赭石(先煎)各 20g,姜半夏、陈皮、柴胡、广木香、瓜蒌皮、槟榔、竹茹各 10g,党参 15g,茯苓 12g,黄连 6g,吴茱萸 3g。

【加减】腹胀加枳实、佛手、砂仁;反酸甚加乌贼骨;胸痛甚加乳香、没药;热象甚加黄芩、栀子;脾胃虚寒去黄连,加桂枝、附子。

水煎服,日一剂,分 2~3 次服,15 剂为一疗程,连服 2~3 个疗程。

【西药】奥美拉唑 20mg,晨空服,连续 4 周。

中西医结合总有效率为 96.7%。

方二,加味旋覆代赭汤

旋覆花、生姜、制半夏、竹茹各 9g,人参(或党参)、炙甘草、三七各 6g,赭石、黄芪各 15g。

日一剂,分 3 次口服。

【西药】多潘立酮 10mg,日 3 次口服。

对 50 例疗效观察总有效率为 92%,中西结合疗效较好。

方三,化痰通络汤

半夏、川厚朴、茯苓、苍术、白术、砂仁、川芎、桃仁、红花、柴胡各 10g,丹参、枳壳各 12g,甘草 6g。

随症加减,每日一剂,水煎服,分 2~3 次服,30 天为一疗程。

【西药】甲氧氯普胺 10mg,日 3 次;奥美拉唑 20mg,晨一次,口服。

禁烟、酒、辛辣、肥甘油腻及过热之品。总有效率为 92.5%。

方四,柴枳金胡汤

柴胡、枳实各 12g,白芍、当归、白术、茯苓各 15g,延胡索、金钱草各 18g,半夏、甘草各 6g,煨姜 3 片。

水煎,日一剂。

【加减】脾胃虚弱加党参;肝胆湿热加竹茹、黄连;吐酸加乌贼骨;嗳气频加旋覆花;纳差加鸡内金、健曲;便秘加火麻仁;口苦、尿黄、舌红、苔黄加丹皮、栀子。

【西药】多潘立酮 10mg,日 3 次,餐前服,均以 4 周为一疗程。

总有效率为 84.88% 。

方五,小柴胡汤加味

柴胡 12g,黄芩、半夏、党参各 10g,生姜、甘草各 6g,降香 10g,大枣 4 枚。

【加减】久病血瘀者加丹参 15g;郁热较甚者加黄连 3g;脘腹胀者加枳壳 10g;合并溃疡者加服溃疡散(三七 1g、乌贼骨 1.5g、枯矾 0.5g)。

随症加减,水煎服,每日一剂,分 2～3 次服,1 个月为一疗程。

编者注:本病主要以脾胃为本,肝胆为标,治疗以扶土抑木,升清降浊之法,主以健脾和胃,辅以疏肝利胆。根据病情,或本标兼顾并治,或本标先后分施,从而使逆乱气机升降有序,偏胜脏腑阴阳和平。诸症消除。

参考文献:

[1]罗树星,官纯寿,陶秀良.中西医结合治疗反流性食道炎 30 例临床观察.中国中西医结合消化杂志,2004, 2(3):158－159.

[2]龚雪康.加味旋覆代赭汤治疗反流性食管炎 50 例.江苏中医药,2002,23(12):19.

[3]齐洪军.化痰通络汤治疗胆汁反流性胃炎 56 例.上海中医杂志,2004,38(6):25.

[4]王秀春.自拟柴枳金胡汤治疗胆汁反流性胃炎 86 例.浙江中医杂志,2002,37(10):426.

幽门螺杆菌感染性胃溃疡

方一

党参 15g,酒大黄、黄连、炙甘草各 6g,黄芩、九香虫、干姜、半夏各 10g,大枣 6 枚,青木香 10g,赭石、珍珠母、瓦楞子各 30g(均研粉、分冲)。

随症加减,水煎服,日一剂,分 2～3 次服。

【西药】氨苄西林胶囊 0.5g,甲硝唑 0.4g,庆大霉素片 16 万 U,硫糖铝片 1g,日 3 次;雷尼替丁片 0.15g,日 2 次,口服。均 30 天为一疗程。

3 个月幽门螺杆菌清除率 97.59% ,治愈率 94.88% 。

方二,和胃饮

香附、木瓜、川芎各 12g,乌药、茯苓各 10g,公英 20g,砂仁 5g。

日一剂，水煎服，分 2~3 次服。

【加减】胃阴不足加石斛；湿邪困中加苍术、菖蒲、泽兰；胃失和降加瓦楞子、吴茱萸；胃络不和，胃痛加白芍、甘草。

【西药】奥美拉唑 20mg，日一次；多潘立酮 10mg，日 3 次；克拉霉素 0.25g，日 2 次。

本方是对 60 例观察，总有效率 91.67%，HP 转阴率 46%。

参考文献：

[1] 李尧学. 抗幽灵治疗幽门螺杆菌感染性胃溃疡 83 例. 中医杂志，2004，45（6）：439.

[2] 何劲. 中药干预治疗幽门螺杆菌感染相关性慢性活动性胃窦炎的临床观察. 时珍国医国药，2002，13（10）：636.

慢性胃炎

方，和胃健中汤

党参、白花蛇舌草各 15g，黄芪 12g，白术、黄连、厚朴、乌药各 10g，吴茱萸、大枣各 6g，陈皮 9g，生姜 5g，甘草 3g。

【加减】气虚，党参、黄芪增量；中焦虚寒加制附子、干姜；胃阴虚加北沙参、麦冬、生地；肝气犯胃加旋覆花、赭石、降香（或沉香）；血瘀加失笑散、延胡索；食滞加山楂曲、炒麦芽；痰湿甚去黄芪，加竹茹、半夏、茯苓、枳实；胃热甚去生姜、吴茱萸，加丹皮、黄芩、竹茹；反酸甚加海螵蛸、煅牡蛎。

水煎服，每日一剂，分 2~3 次服。

【西药】丽珠得乐 1g，甲硝唑 0.2g，溴丙胺太林 15mg，多酶片 0.6g；胃酸多用西咪替丁 0.2g，日 3~4 次，口服。

中西医结合治疗总有效率为 91.8%。

参考文献：

[1] 刘和平. 中西医结合治疗慢性胃炎 85 例. 新中医，2002，34（11）：39.

胃十二指肠溃疡

方一，愈疡汤

黄芪 30~60g，柴胡、黄连、甘草各 6g，炒白芍、茯苓、公英、乌贼骨各 30g，白术、党参、代代花、白及各 12g，木香、延胡索各 9g，象贝 15g，制香附、砂仁各 10g，田三七 3g。

随症加减，水煎服，日一剂，空腹口服。

【西药】法莫西丁 20mg（或雷尼替丁 150mg），日 2 次，口服，均 2 周为一疗程。一般 2 个疗程，观察疗效。

总有效率为 99.5%，随访 3 年复发率为 33/122。

方二

黄芪、公英、丹参、白芍各 30g,白术、厚朴、黄连、延胡索、甘草各 10～15g,生姜 20g。

随症加减,水煎服,每日一剂,分 2～3 次服,均以 4 周为一疗程。

【西药】西咪替丁 0.2g,日 3 次,餐后服;阿莫西林 0.5g,日 3 次;甲硝唑 0.4g,日 2 次(用 2 周)(呕吐者加多潘立酮)。4 周为一疗程。

作者临床观察 120 例,总有效率 99.17%,幽门螺杆菌转阴 120 例。

方三,马勃散

马勃粉 100g、鸡蛋壳 100g、三七 50g、瓦楞壳 100g、青木香 40g,共研细末。

【功能】咸寒软坚,散瘀止血,行气止痛。

【主治】肝胃不和、虚实夹杂的胃十二指肠溃疡。

【用法】2～3g/次,日 3 次,早、午、晚餐前空腹服用。

编者注:①本方为丁启后教授之名方;②瓦楞壳应煅用。

参考文献:

[1]马秀娥.愈疡汤治疗胃十二指肠溃疡 189 例临床观察.山西中医,2003,19(1):15.

[2]王建国.中西医结合治疗消化性溃疡疗效观察.中国中医药信息杂志,2003,10(5):59.

功能性消化不良

脾胃虚弱型

黄芪、茯苓、白芍各 20g,党参、白术、焦三仙各 15g,枳壳、陈皮、砂仁各 10g,大腹皮 12g,甘草 6g,大枣 5 枚。

湿阻脾胃型

茯苓、薏苡仁、滑石、车前子各 20g,川朴、藿香、半夏、荷叶、大腹皮各 12g,佩兰、白蔻仁、化橘红各 15g,菖蒲 10g,甘草 6g。

肝胃不和型

柴胡、郁金、苏梗、佛手各 12g,陈皮、枳壳、砂仁各 10g,香附、鸡内金、大腹皮、焦三仙各 15g,甘草 6g。

上各型随症加减,水煎服,每日一剂,2～4 周为一疗程。

【西药】各型均可配服多潘立酮 10mg,日 3 次。

总有效率为 95.89%。

通降导滞法

枳实、莱菔子各 30g,莪术、青皮、陈皮、元参各 15g,大黄 9g。

【加减】气虚加生黄芪、生白术;阴虚加生地、麦冬;血瘀加丹参、五灵脂;胃热盛加黄连;寒盛加干姜。

日一剂,水煎餐前服,分 2～3 次。

【西药】西沙比利 5mg,日 3 次,均 15 天为一疗程。间隔 3～4 天。

观察治疗 128 例,总有效率为 93.7%。

参考文献:

[1]臧军现.中医辨证治疗功能性消化不良 219 例.辽宁中医杂志,2003,30(1):37.

[2]韩涛.通降导滞法治疗功能性消化不良.中国中西医结合消化杂志,2003,11(1):41.

慢性萎缩性胃炎

芪莪白及汤

黄芪、党参、白芍、白花蛇舌草各 15g,公英 12g,三棱、莪术、白及、木香、砂仁、苏梗各 10g,甘草 5g。

【加减】虚寒型寒甚加良姜、桂枝;湿热型加半夏、黄连、败酱草;胃阴不足型加沙参、麦冬;胃络瘀血型加丹参、三七;气虚加黄芪、党参(量加重);嗳气、呃逆明显加旋覆花、代赭石;胁痛明显加佛手、川楝子;据胃黏膜充血、水肿、糜烂选用玫瑰花、徐长卿;重度肠化再加七叶一枝花、半枝莲、败酱草、穿山甲、山慈菇;伴心慌、胸闷、脉结代选加生脉散。

水煎服,每日一剂,分 2～3 次,连续、间断服药 3～6 个月。

【西药】可选用猴头菌片 3 片、硫糖铝片 2 片、小檗碱 0.2g,日 3 次口服。或三九胃泰胶囊 2 片,日 3 次。果胶铋 110mg,呋喃唑酮 0.1g,日 3 次口服。

【忌】腌制、烧烤、浓茶、咖啡、油炸之品及烟、酒、辛辣等刺激之品。

溃疡性结肠炎

方一,参苓白术散加减

太子参、茯苓各 20g,白术、炒扁豆、佛手、乌药各 15g,黄芪、山药各 30g,麦芽 25g,陈皮 5g,甘草 3g,砂仁 6g。

【加减】脾胃阳虚加附子、炮姜、补骨脂、煨肉豆蔻;腹胀、纳差加枳壳、鸡内金;泄泻甚加诃子、石榴皮。

日一剂,水煎服。

【西药】甲硝唑 100～200mL,锡类散一支,庆大霉素 4 万 U,混合水温 35℃左右,保留灌肠,每晚一次,均为 15 天为一疗程。

方二,灌肠方

白芍、苦参、生地榆、生蒲黄各 15g,紫草、败酱草各 10g,白及 20g。

【加减】湿热壅滞加黄柏、白头翁;肝脾不合加防风、柴胡;脾虚湿困加党参、砂仁;脾胃两虚加附子、补骨脂。

【用法】水煎,取液 100mL,药温 36℃左右,保留灌肠,至第二天排便。2 周为一疗程。疗程间隔一周。

【禁忌证】月经期、孕产期、痔及肛裂者禁用。

【西药】口服喹诺酮(或磺胺)类。一般用2个疗程。

总有效率97.06%,随访0.5~2年,复发率为5/18例。

方三

党参、炒白术、黄芪、云苓、川朴、木香、肉蔻、石榴皮、乌梅、焦楂曲、补骨脂。

【加减】便溏、黏液多加苍术、薏苡仁、汉防己;出血甚加地榆炭、丹皮、白及粉;肛门灼热、里急后重去石榴皮、乌梅,加秦皮等;阳虚甚加炮附子、炮姜等;便秘去石榴皮、乌梅、川朴,加枳实、槟榔等。

日一剂,水煎服,分2~3次服。

【配方】红藤、公英、黄柏、黄连、黄芩、白头翁、生地榆、白芍。

取液100mL,保留灌肠,每晚一次,15天为一疗程。

忌生冷、油腻、烟、酒之品。

总有效率为91.6%。

方四,陈氏愈溃汤加减

制附子、干姜、陈皮、炙甘草各10g,白术、白芍、乌贼骨、炒党参、柴胡各30g,半夏、木香各12g,肉桂、防风、薤白各6g,酒大黄15g,郁金20g。

水煎服,每日一剂,服5剂后,改每周隔日一剂;第3、4周每周2剂;2个月后每周一剂。用3~6个月。

【西药】柳氮磺胺吡啶栓,便后,≥中度一粒(每粒含0.5g),日3次;轻度一粒,日2次;症状基本消失,黏膜基本复常改每日(或隔日)睡前一粒;纳肛。不少于2个月。

本方案有效率为96.67%。

参考文献:

[1]赖日东.灌肠方保留灌肠治疗溃疡性结肠炎34例.上海中医药杂志,2003,37(6):37.

[2]于玲玲.中医治疗慢性溃疡性结肠炎36例观察.时珍国医国药,2003,14(8):482.

[3]胡勤顺.中西医结合治疗溃疡性结肠炎120例.上海中医药杂志,2004,38(12):16.

慢性结肠炎

方一,肠炎汤

苦参、乌梅、法半夏各15g,五味子、乌贼骨、陈皮各12g,甘草3g。

【加减】脾胃湿热型加白术、茯苓、薏苡仁、白豆蔻各15g;脾肾阳虚型加补骨脂、肉苁蓉、山药各15g;肝脾不调型加柴胡、郁金各15g,广木香9g;腹痛加延胡索、川楝子;黏液便加败酱草;血便加地榆炭、白及炭。每日一剂,水煎服,分2~3次,3周为一疗程。

【西药】柳氮磺胺吡啶混悬液(25mg/mL)40mL,保留灌肠,每晚一次,同样为3周一疗程。

方二,补中益气汤加减

黄芪30g,党参25g,白术、龙胆草各15g,陈皮、当归、甘草各10g,柴胡5g,山药20g。水煎服,每日一剂。

【西药】①甲硝唑注射液150mL,地塞米松10mg,利多卡因5mL,药温35℃左右,高位保留灌肠,变换3种体位各10分钟(左侧、仰卧、右侧),每晚一次;②甲硝唑100mL,思密达一袋,庆大霉素4万U,每晚一次(同上法),20天为一疗程。

肠易激综合征

肠易激综合征(IBS)又名激惹性结肠炎、刺激性结肠炎、结肠过敏、痉挛性结肠炎,是一种以腹痛、腹泻或便秘为特征的慢性功能性肠病。分为便秘型、腹泻型、腹泻便秘交替型,属中医泄泻、便秘范畴。

方一,痛泻要方加减

炒白术30g、炒白芍15g、防风15g、党参20g、云苓20g、山药30g、陈皮10g、升麻10g、柴胡12g、葛根10g。

【加减】腹痛明显加木香10g、青皮12g、枳壳10g;腹泻日久脾虚者加补骨脂12g、肉豆蔻12g、乌梅10g;黏液便加泽泻15g、薏苡仁30g、苍术10g。

水煎服,每日一剂,分2~3次服,28天为一疗程。

【西药】培菲康(双歧三联活菌)2片,日3次;匹维溴铵50mg,日3次,口服。

编者注:瑞金医院曾将本方去陈皮,加乌梅、炙甘草治疗本病。

方二,四逆散加减

柴胡、白芍、白术各15g,枳壳、当归各12g,茯苓25g,陈皮10g,甘草6g。

每日一剂,水煎服,分2~3次服。

【加减】湿热加黄连;便秘加槟榔、火麻仁;脾肾气虚加党参、淮山药;心烦失眠加枣仁。

【西药】丽珠肠乐(双歧杆菌)2粒,餐后服,日3次;多潘立酮、谷维素各10mg,日3次,口服。均以4周为一疗程。

便　秘

方一

火麻仁、大黄、大腹皮、生地黄各200g,苦杏仁、炒白芍、厚朴、枳实(炒)、郁李仁各100g,白术500g。以上除火麻仁、苦杏仁、郁李仁外,白术等7味药粉碎成细粉,再与火麻仁、苦杏仁、郁李仁掺研成细粉,过100目筛,混匀,每100g粉末加蜂蜜40g制成小蜜丸。

【用法】每次9g,每天1~2次,温开水送服,4周为一疗程。

【结论】对阴虚肠燥型治愈率较高,对肠道实热型、肠道气滞型稍差,脾虚气弱型治愈率较低。

临床痊愈 1436 例,显效 907 例,有效 422 例,无效 135 例,总有效率为 95.35%。

方二,润肠汤

白术 50g,肉苁蓉、生地各 20～30g,天花粉 30～50g,当归、桃仁各 10～15g,火麻仁、郁李仁各 15～20g。

随症加减,3 天 2 剂,水煎,餐后服,15 天为一疗程。患者平卧,用手顺时针方向绕脐按压腹部,并做提肛练习。

治愈 23 例,显效 10 例,有效 7 例,有效率 100%。

方三,济川煎合补中益气汤加减

黄芪 30g,党参、白术、肉苁蓉、当归、牛膝各 15g,枳壳、泽泻、陈皮各 10g,柴胡、升麻各 9g。

每日一剂,分 2～3 次温服,7 天为一疗程。忌食生冷刺激之品。

【加减】气虚甚者倍黄芪;血虚者阿胶、当归加量;纳差者加神曲、麦芽;腹胀苔腻者加砂仁;体虚者减枳壳;腹胀甚者加大腹皮。

老年性便秘多为脾胃气虚,中气不足,导致肠道运转无力,加之年老肾虚、精血已亏、气血阴阳不足所致。脾主运化,为后天之本,气血生化之源。脾虚失运,气血亏损,气虚则大肠无力传导糟粕,便下困难无力;血亏则肠道失荣,燥结内滞。肾为先天之本,藏阴阳精气,且开窍于二阴,司二便。肾阳虚则肠道失于温煦,气化失司;肾阴虚则肠涩津枯,燥屎结聚。诸虚不足均可使肠道传导失职,大便秘结。病机以脾肾亏虚为本,因虚致滞为标。故治疗采用济川煎合补中益气汤加减以补气健脾、补肾益精、润肠通便。

治愈 41 例,好转 33 例,无效 2 例,总有效率 97.37%。

参考文献:

[1]林东,陈立生,李芳,等.加味脾约麻仁丸治疗便秘 2900 例疗效观察.新中医,2000,32(11):18.
[2]胡雪丽.润肠汤治疗功能性便秘 40 例临床观察.长春中医药大学学报,2006,22(3):19.
[3]温伟伦,何敏,眭道顺,等.济川煎合补中益气汤加减治疗老年性便秘 76 例.新中医,2008,40(5):79.

胰腺炎

中医属腹痛、结胸范畴。

急性胰腺炎:上腹部疼痛伴有阵发性加剧,突发于饱餐和饮酒后,疼痛常在上腹部中部,可向左上腹部转移或放射,常伴有恶心、呕吐(90%)、发热或出现黄疸,血、尿淀粉酶检查明显增高。

慢性胰腺炎:上腹疼痛也是常见的症状(60%～100%)。疼痛为钝或钻痛,比较剧烈,持续时间亦较长。疼痛在活动时加重,常在夜间痛醒,疼痛可向背、前胸、肩胛等处放射,痛剧时可伴恶心、呕吐、腹胀,临床表现有胃病型、腹泻型、黄疸型、结石型、糖尿病型、无痛型等,所以本病确诊不容易,应结合西医检查确诊,排除消化系统的良恶性肿瘤、心血管病等。

方一,加味大柴胡汤

大黄(后下)、柴胡、黄芩、枳实、厚朴、赤芍各 15g,芒硝(分冲)、莱菔子各 20g,白芍 30g,木香、延胡索各 12g。

水煎服,日一剂,分 2～3 次服,7 天为一疗程。

若腹胀痛,呕吐便秘者,取上方水煎液 200mL,加芒硝(溶化后)保留灌肠,日 2～3 次,连用 1～3 天。

【西药】山莨菪碱 10mg/d,每日 3 次,口服;头孢他啶 2～4g(或甲硝唑 0.2～0.4g),加生理盐水 250mL,静滴,日一次。

总有效率可达 100%。

方二,胆胰汤

茵陈、黄芩、金银花、香附、川楝子、枳实、白芍、法半夏、柴胡、大黄(后下)各 6g,公英 15g,甘草 3g。

日一剂,水煎分 3 次服(或胃管注入)。

【用法】如意金黄散(含大黄、黄柏、姜黄、白芷各 300g,天花粉 500g,甘草、天南星、厚朴、陈皮各 100g,共研细末)适量,调敷上腹部压痛处。

【西药】用奥美拉唑钠,头孢他啶 1g,21 金维他一支,日一次;盐酸左氧氟沙星 0.2g,日 2 次,静滴;654-2 注射液 10mg/d,每日 2 次注射。补液 2.5L/d。

症状甚者用善宁(奥曲肽)0.5mg(或乌司他汀 10 万 U),甲硝唑 1.83g,静滴,日一次;必要时(疼甚时)用布桂嗪或哌替啶。抗感染、镇痛、纠正水、电解质失衡,补充能量,预防并发症;禁食,必要时胃肠减压。治疗 2～6 周。

临床 20 例均治愈。

方三

当归 50～100g、柴胡 15g、白芍 20g、木香 10g(后下)、枳实 15g、黄芩 15g、黄连 5g、延胡索 15g、丹参 20g、生黄芪 20g、炙甘草 10g。

水煎服,日一剂,10 天为一疗程。

【加减】呕吐甚加竹茹 10g、半夏 10g;便秘重加大黄 20g(后下)、芒硝 10g(冲服);腹痛剧,重用白芍 50g、川楝子 15g;热毒盛加生石膏 50g、金银花 15g、连翘 15g;湿热黄疸加茵陈 50g、泽泻 20g;蛔厥加乌梅 15g、槟榔 15g。

【西药】①口服丙胺太林、雷尼替丁、阿托品等,解痉止痛、镇静,也可选用阿托品、哌替啶、布桂嗪、异丙嗪、甲氧氯普胺等间断肌内注射。②复方丹参注射液 8～10mL,654-2 20mg,能量合剂(每支含 ATP 20mg,辅酶 A 50U,胰岛素 4U)2 支,加 10% 葡萄糖 250～500mL,静滴,每日一次;或能量合剂 2 支,维生素 B_6 100mg ,654-2 20mg,加 10% 葡萄糖注射液 250～500mL,静注。③禁食 1～3 天后进无油脂半流食,并补液,补钾、钙等维持水电平衡,对水肿严重或合并胆系感染者,酌情选用抗生素,并复查血常规,血、尿淀粉酶及做 B 超。

观察治疗水肿型 50 例,有效率达 100%。

参考文献:

[1]刘杰民.中西结合治疗急性胰腺炎 20 例.湖南中医杂志,2003,19(4):36.
[2]王常勇,李增灿,侯鹏,等.中西医结合治疗急性水肿型胰腺炎临床观察.中国中西医结合杂志,1996,16(3):170.

肝硬化、肝硬化腹水

方一,养肝活血清化汤

北沙参 15g、麦冬 15g、生地 10g、全当归 10g、丹参 30g、茜草 10g、川楝子 10g、延胡索 10g、郁金 10g、夏枯草 15g、白花蛇舌草 30g。

【主治】迁延性、慢性肝炎,早期肝硬化伴肝阴内耗,兼夹瘀血。湿热者,症见头晕眼涩,口干喜饮,两胁隐痛,口苦口黏,小便黄赤,大便干结,脉象弦细,舌质暗红或有瘀斑、瘀点,舌苔薄黄而腻。

【加减】脾大者加鳖甲 15g、生牡蛎 30g;纳少腹胀者加鸡内金 10g、砂仁 6g;伴有黄疸者加茵陈 30g、生栀子 10g;湿重者加茯苓、晚蚕沙 10g。

【按】本方为一贯煎加减,沙参、麦冬、当归、生地以滋养肝阴;丹参、茜草凉血散瘀;川楝子、延胡索、郁金疏肝理气;夏枯草、白花蛇舌草以清化湿热,既可养肝活血,又能清热祛湿。

编者注:本方为时振声教授之名方。

方二,利水软肝汤

大腹皮、炒麦芽各 25g,白茅根、猪苓、神曲、白花蛇舌草、山楂各 20g,制鳖甲 12g,白术、泽泻、当归、鸡血藤各 15g。

随症加减,日一剂,水煎服,分 2~3 次服。

【西药】双氢克尿噻 25~50mg/次,日 2 次;螺内酯 20~40mg/次,日 3 次,口服;均给支持疗法及对症处理,4 周为一疗程。

方三

鳖甲、三七、土鳖虫、柴胡、当归、丹参、黄芩、赤芍、白芍、黄芪、党参、厚朴、水蛭、葶苈子、桃仁、红花、茯苓、泽泻等共研细末,装胶囊,每粒含原生药 0.5g。12 粒/次,日 3 次,一个月为一疗程,疗程间隔 2~3 天。

【西药】维生素 C 0.2g,复合维生素 B、葡醛内酯(或肌苷)各 2 片,日 3 次,口服;AST、ALT 较高者,用联苯双酯 50~100mg(肝硬化者慎用),日 3 次;腹水用双氢克尿噻 25mg(或螺内酯 20mg),日 1~3 次,口服(短期应用)。用三磷腺苷 40mg,辅酶 A100U,肌苷 400mg,维生素 C 2g,10% 氯化钾 10mL,加入 10% 葡萄糖 250mL,静滴。复方丹参注射液 20mL,加 10% 葡萄糖 500mL,静滴,日一次,30 次为一疗程。疗程间隔一周。体质差者用复方氨基酸或白蛋白等。用 3~8 个疗程。

【结果】症状消失或改善,肝功能及白、球蛋白比值正常,肝脾回缩,变软。总有效率

90. 24%。

　　【附】对有肾功能障碍的肝腹水在综合治疗(保肝、利尿、抗感染、使用血制品等)基础上加用下列 3 种方法:①腹水浓缩回输术,每 3 天一次,共 2～4 次;②腹腔注射多巴胺 20mg,呋塞米 40mg,隔日一次;③酚妥拉明 10mg,加入 10% 葡萄糖 250mL 中静滴,每日一次。

　　研究表明,肾功能障碍是形成难治性肝腹水最常见诱因,而治疗难治性肝腹水关键是去除病因及诱因。本文在综合治疗的基础上试用 3 种疗法,均有一定效果,其中腹水浓缩回输效果好,见效快,回输腹水中白蛋白,提高血浆胶体渗透压,促进利尿。但费用较贵,改善肾功能不理想。其他两法较简便,对部分患者肾功能有一定改善作用,不过效果较缓慢,对心血管有一定的影响。

　　编者注:本方案为中国人民解放军第八一医院肝病研究所对 214 例难治性肝腹水进行的探讨。

方四,乙型肝炎肝硬化腹水

　　柴胡 9g,当归 12g,黄芪、党参、茯苓、鳖甲、猪苓各 20g,白术、莪术、泽泻各 15g,丹参、鸡血藤各 30g,三七粉 4g(分冲)。

　　每天水煎 2 次,口服。

　　【主治】乙型肝炎肝硬化腹水。

　　【西药】门冬氨酸钾镁、肌苷、复方丹参、谷胱甘肽等静注;螺内酯、双氢克尿噻片口服;白蛋白 <30g/L,用新鲜血浆 200mL,每周 2 次。

参考文献:

[1]学忠良.中西医结合治疗肝硬化腹水 180 例.中国医学文摘,2005,29(1):25.
[2]李剑松.益化胶囊为主治疗肝硬化 82 例.中西医结合肝病杂志,1997,7(2):114.
[3]何长伦,许家璋,隋云华,等.难治性肝腹水诱因及治疗.中国医刊,2002,37(4):239.
[4]石次国.中西医结合治疗乙型肝炎、肝硬化腹水 76 例临床观察.中西医结合肝病杂志,2007,17(3):144.

肝血管瘤

　　五灵脂、当归、川芎、丹皮、赤芍、乌药、延胡索、香附、红花、枳壳各 10g,桃仁、䗪虫、三棱各 15g,甘草 5g。

　　【加减】慢性肝炎加黄芪、山药、丹参、麦芽;肝硬化加鳖甲、牡蛎;慢性胆囊炎加柴胡、黄芩、郁金;胃脘痛加降香、木香、山楂。

　　日一剂,水煎服,分 2～3 次服,3 个月为一疗程。

　　22 例中治愈 2 例,显效 5 例,好转 12 例,无效 3 例。

参考文献:

[1]张纪宏.加味膈下逐瘀汤治疗肝血管瘤 22 例.江苏中医,1997,18(8):21.

膈肌痉挛(呃逆)

　　本病属于中医呃逆、呕吐等症范畴。任何年龄均可发病,其特点为上腹不适、呃逆,或伴有呕吐食物,或伴有腹痛、腹胀等症。其病因多为饮食不节,胃气受寒,情志过度。其病机多为胃气不降。目前西医多以镇静、解痉、止呕为主。

方一

【针刺】天突、膈俞、内关、合谷,用泻法。

方二

生姜 15g、韭子 20g、葱须 3~5 个。

煎浓汁服之即效。

第三章　甲状腺疾病

甲状腺功能亢进

方一

生熟地各15g,山药15g,山萸肉、丹皮、泽泻各9g,鳖甲15g(先煎),知母9g,茯苓、麦冬、夏枯草、赤芍各9g,丹参、海藻各15g,煅龙牡各30g(先煎),白芥子9g。

每日一剂,水煎服,分2～3次服,15天为一疗程。

对于甲状腺功能亢进的治疗,古今医家有的从疏肝理气、养阴清热立法,有的从软坚散结、消痰化瘀着眼。验之临床,本病以多汗、烦热、口渴、消谷善饥、震颤、消瘦乏力、舌红、苔少、脉细数为主要症状。肝肾阴虚是主要病机,阴虚则内热,内热煎熬津液为痰,痰瘀互结为瘿病,故据此而立育阴补肾兼化痰瘀为大法,临床疗效满意。

【方解与加减】本方以六味地黄丸化裁而成,此方君药地黄以护封蛰之本,佐泽泻以疏水道之滞。然阴虚不补其母,不导其上源,亦无以固封蛰之用;山药凉补以培癸水之上源;茯苓淡渗以导壬水之上源,加山茱萸之酸温,借以收少阴之火,以滋厥阴之液,丹皮辛寒以清少阴之火,还以奉少阳之气。药止六味,滋化源,奉生气,大开大合,相济相用,堪有王道之称,具体运用常取生熟地同用,虽地黄禀甘寒之性,制熟味更厚,是精不足,补之以味也,是以大补肾阴,填精补髓,壮水为主以制阳。生地药理研究证实,有类皮质激素作用,可以调整免疫功能。气虚者可以加黄芪但当重用,30g为常用量。实验证明,重用黄芪不仅显著改善临床症状,而且对降低血清T3、T4的含量和改善亢进的甲状腺功能有明显的疗效。白芥子为化痰之品,据文献报道,白芥子含硫基化合物,有抗甲状腺的作用。单独运用白芥子1～3个月后T3、T4降至正常水平。因甲状腺功能亢进又伴甲状腺轻中度增大,中医责之于痰瘀互结,临床予以夏枯草、三棱、莪术等化瘀之品;如肿大不消可用浙贝母、水蛭、穿山甲、丹皮研成细末,每次3～6g,日3次。

【体会】甲状腺功能亢进属于瘿气病范畴,多发生于中青年妇女,病始多由七情失调,肝气郁结,久则郁而化火,灼液伤阴,终致气阴两虚,肝肾俱损,根据此病机而定育阴补肾之法。甲状腺功能亢进多伴有局部肿块,责之痰瘀互结,故参用化痰瘀之品,但临床表现多端,还需要根据不同证型而辨证施治。通常认为甲状腺功能亢进患者不宜服用海藻、昆布等含碘药物,笔者认为,只要甲状腺肿大有结节,伴苔腻者仍可运用,不必拘泥。

方二,消甲饮

生黄芪、丹参各30g,麦冬、全瓜蒌、旱莲草各15g,清半夏、茯苓各10g,女贞子、浙贝母各20g,郁金12g,田七5g。

【加减】气滞者加木香、陈皮、柴胡;痰结者加海藻、昆布;阴虚加生地、党参;血瘀者加当归、川芎;有硬结者加黄药子、三棱;白细胞下降者黄芪、女贞子增量,加当归。

每日一剂,餐后服。

【西药】甲巯咪唑 5～10mg,日 3 次,均 4 周为一疗程。

总有效率为94.7%。

方三

黄芪 15～30g,太子参、生地、生白芍、夏枯草、麦冬、五味子、炒枣仁、炙甘草各 10g,生龙骨、生牡蛎、草决明各 25g。

每日一剂,3～6 个月为一疗程。

辨证服用龙胆泻肝丸、沉香舒气丸、知柏地黄丸等。

【西药】根据重、中、轻分别予以甲巯咪唑 30、20、15mg/d(重度或用丙硫氧嘧啶)口服,服一个月后分别改为 20、15、10mg/d。轻度用 2～5 个月,重、中度每隔半个月减 5mg/d,至维持量,再用 3～9 个月。中、西服药间隔0.5～1 小时。

本组 120 例,治愈 70 例,显效 50 例,总有效率100%。

参考文献:

[1]魏铁力,邓颐,朱琴珍.育阴补肾治甲亢.山西中医,2001,17(1):57.
[2]王智玉.中西医结合治疗甲状腺机能亢进38 例.陕西中医,2003,23(4):328.
[3]聂有智.中西医结合治疗甲状腺功能亢进症疗效观察.中级医刊,1997,32(8):61.

甲状腺功能减退症

本病发生于婴幼儿时即为呆小病或幼年黏液性水肿,成人 40～60 岁发病者即为黏液性水肿,与中医虚劳证相似。各种年龄均可发病,女多于男。其临床特点以疲乏、嗜睡、怕冷、水肿、头晕、食欲减退、声音嘶哑、腹胀、记忆力减退、耳鸣、毛发脱落、皮肤干燥、动作缓慢,以及皮肤粗糙、增厚、脱屑、试验检查血清胆固醇和促甲状腺激素水平升高等为特征。

方一,益气温阳活血汤

制附子 6g,党参、熟地各 15g,黄芪、茯苓各 20g,白术 12g,甘草 5g,淫羊藿、丹参各 10g。

【加减】阳虚甚者加肉桂、鹿角胶、细辛;阴虚水泛者加泽泻、薏仁等;水泛凌心射肺者加葶苈子、泽泻等;气虚甚者加太子参、五味子;瘀血甚者加莪术、桃仁、红花等。

日一剂,水煎服,分 2～3 次服,3 个月为一疗程。

【西药】甲状腺片初始量 15mg/d,维持量 80～120mg/d,最大量不超过 180mg/d。

痊愈 44 例,显效 9 例,有效 7 例,其中 37 例中 30 例均减甲状腺片。

编者注:甲状腺片大剂量可促使心肌兴奋,增加心肌耗氧量,提高心肌应激性,产生异位节律,加重心肌损害,诱发心绞痛,严重时发生心肌梗死、心力衰竭,造成治疗上的矛盾,单用小剂量又达不到满意疗效。配以中医补肾阳论治往往较满意。证明补肾阳中药对内分泌腺体的调节作用是确切的。

方二, 参芪附桂汤

黄芪 40~60g、党参 20~40g、肉桂粉 3~6g、附片 6~9g、熟地 20~30g、炙甘草 5~10g。

【加减】腹胀、便秘加肉苁蓉、当归;嗜睡懒言加升麻;毛发稀疏、脱落加首乌、枸杞子;水肿加茯苓、生姜、白术。

每日一剂,水煎服,一个月为一疗程,用 2~3 个疗程。

参考文献:

[1]徐小萍.益气温阳活血汤治疗甲状腺功能减退 60 例.湖北中医学院学报,2002(4):32.
[2]黄建强.自拟参芪附桂汤治疗甲状腺机能减退 38 例.湖南中医导报,1997,3(4):23.

亚急性甲状腺炎

亚急性甲状腺炎又名 De Quervain 甲状腺炎、亚急性非化脓性甲状腺炎、肉芽肿性甲状腺炎、巨细胞甲状腺炎。

方一

二花、连翘、板蓝根、大青叶、桔梗、牛蒡子、半枝莲、夏枯草、赤芍、浙贝母、半夏、白芥子、黄芩、瓦楞子、生甘草、黄药子。

随症用量,每日一剂,水煎服,15 天为一疗程。

方二

蒲公英 30g,板蓝根、沙参、麦冬、桔梗、法半夏各 15g,制龟板、鳖甲、生地各 20g,射干、天竺黄各 10g,甘草 5g。

【加减】初期咽痛、咳嗽、发热加柴胡、生石膏、浙贝母;口干、便秘加枳壳、葛根;心悸、多汗加酸枣仁、山茱萸;声嘶加竹茹、诃子;结节硬加三棱、猫爪草;纳差加鸡内金、麦芽。

水煎服,每日一剂,分 2~3 次服,6 天为一疗程。

【西药】泼尼松 30~40mg,每天分 1~2 次口服;血沉复常后渐减量。发热、颈痛甚酌加吲哚美辛 25mg(或阿司匹林 0.5~1g),日 3 次,口服。

总有效率为 97.3%,复发率、副反应发生率为 5.4%。

参考文献:

[1]邢秉清.中西医结合治疗亚急性甲状腺炎 37 例.中国民间疗法,2007,15(2):9.

第四章　关节疾病

颈椎病

颈椎病包括颈椎综合征、颈综合征、颈肩综合征、颈臂综合征、颈椎骨关节炎、颈椎增生性骨关节炎、颈神经根综合征、颈椎间盘综合征、颈椎间盘突出症、颈椎间盘软骨病、颈椎骨狭窄、颈椎肥大性脊柱炎及本病产生的很多相应疾病等。一般可以归属于中医的脖颈伤筋、痹证、项强、落枕等证及其有关疾病的范畴。多发于40岁以上的中老年人，以女性较多，其临床特点以颈肩臂疼痛、麻木、乏力、眩晕、耳鸣、胸痹、腰脊疼痛，夜间为甚，颈椎X线片退行性变等为特征，其病因除外伤劳损外，多为风寒所伤，风寒湿邪乘虚袭入。其病机为肝血肾精衰少、髓海不足、督脉受损，骨髓生化之源不能濡养筋骨，而发生骨痿筋弱及血行不畅、筋骨失养。故本病多在寒凉季节加重。目前西医一般多采取颈椎牵引，必要时行手术，不易根治。

方一，加味葛根汤

葛根20g、桂枝15g、酒芍药15g、麻黄5g、甘草15g、生姜5g、大枣15g、当归15g、川芎15g、申姜15g、狗脊15g、杜仲15g、牛膝15g、鹿角胶15g(烊冲服)。

【主治】颈椎病，症见头、颈、臂、手及前胸等部位的疼痛，并有进行性肢体的感觉异常及运动功能障碍等。

【方解】葛根、桂枝、麻黄祛太阳、阳明风寒之邪；白芍补血和血，补虚止痛；当归和血养血，治头痛、腰痛、风痉、瘈疭；川芎治风湿在头，血虚头痛，寒痹筋挛；申姜补肾主骨，治折伤；狗脊除风湿，强关节，利俯仰；杜仲补肝肾，健筋强骨；牛膝益肝肾，强筋骨；生姜祛寒发表；大枣助十二经，和百药；甘草调和诸药。诸药合同，则能祛风散寒，养血和血，补肝益肾，强筋壮骨，蠲痹止痛，强关节，利俯仰。

编者注：本方为辽宁中医学院附属医院王乐善教授名方之一。

方二，颈痹汤

生葛根30g、威灵仙15g、秦艽12g、羌活12g、透骨草21g、鸡血藤21g、当归18g、生地18g、白芍15g、香附15g。

【主治】邪滞经络、筋脉失养所致之颈项强硬、酸痛、俯仰扭转功能受限的颈椎综合征、落枕等。

【方解】该病多由邪实心虚、颈项经脉闭阻失养而成。方中生葛根解肌升阳，生津柔筋，引药达所为主；辅以当归、生地、白芍养血行血；威灵仙、秦艽、透骨草祛邪通络；佐鸡血藤、香附活血止痛。诸药随症加减，以扶正祛邪，养血通络。

【加减】兼风寒表证者，去生地，加麻黄6g、桂枝9g；发热、舌红苔黄、脉数者，加忍冬藤20～30g、败酱草15g；痛剧者加制乳没各9g；气虚者加黄芪15～30g；久病加首乌20g、狗脊

20g、地龙 15g。

编者注：①本病分急性和慢性，急者以祛风寒湿邪、通经络为主，数剂可消；慢性者治以补肾肝、强筋骨、涤痰瘀为主，需较长时期治疗，若同时用通经活络、祛风散寒之膏药贴之，效果更佳；②颈椎病导致多种疾病，如颈椎性眩晕、颈椎性高血压、颈椎性房性期前收缩、颈椎性遗尿等，阵发性头痛、伸舌障碍、呃逆、失眠等也有报道，应加以诊治；③本方为河南中医学院娄文峰教授名方之一。

肩周性关节炎

本病取名"五十肩"、漏肩风，属中医痹证、肩凝证范畴。多发于 40 岁以上女性，其临床特点是以慢性肩部疼痛，活动及夜间加重，肩关节活动受限，尤以外展、外旋及后伸为甚，日久肩部肌肉萎缩为主症，其病因为体虚、风寒湿邪外袭。其病机为年老肝肾亏损，经脉失养或诸邪痹阻于经脉所致。

方一

山茱萸 15～25g、淫羊藿 15g、桂枝 12g、片姜黄 10g、炙甘草 5g、葛根 20g。

水煎服，每日一剂，分 2～3 次服，15 剂为一疗程。

【加减】掣痛引臂加乳香 10g、薏仁 20g；活动恢复迟缓者山茱萸可加至 30g 以上，或再加赤芍 12g，红花、桃仁各 10g；游走性剧痛者加蜈蚣一条、地龙 10g、白花蛇 5g。

方二，蠲痹解凝汤

黄芪 20g，葛根 20g，山萸肉、伸筋草、桂枝、姜黄各 10g，三七 5g，当归、防风各 12g，秦艽 15g，甘草 6g，羌活 12g，加黄酒少许温服。

每日一剂，水煎分 2～3 次服，10 剂为一疗程。

【加减】寒甚加细辛、川乌、高良姜；风痹游走不定、手臂麻木者加防风、威灵仙、桑枝；湿甚困重者加薏仁、苍术、豨莶草；屈伸不利者加木瓜、丝瓜络；气血虚加鸡血藤、党参，重用黄芪；病程长久不愈者加防己、萆薢、千年健。

治疗 40 例疗效观察总有效率为 95%。

参考文献：

[1] 龚金德, 孙学江. 引伸术治疗肩关节周围炎疗效观察 (附 100 例分析). 山东中医杂志, 1983 (6): 17.

骨关节病

方一，通经逐瘀汤

桂枝 15g，白芍 30g，丹参 30g，当归 15g，川芎 12g，桃仁、红花各 9g，牛膝 21g，独活 15g，威灵仙 12g，秦艽 9g，刘寄奴 15g，路路通 30g，土鳖虫 9g（或用山甲片 9g）。

【主治】增生性脊椎炎以及由此引起的坐骨神经痛。此外，也可用于椎间盘脱出患者。

【方解】方中独活、威灵仙、秦艽能祛风除湿、舒筋活络;丹参、当归、川芎、桃仁、红花、牛膝、刘寄奴、路路通、土鳖虫活血逐瘀、软坚消肿;桂枝温通经脉;白芍缓急止痛。合之共奏祛邪逐瘀、通络定痛之效。

【加减】湿重者加白术或薏苡仁30g;气虚者加黄芪30g;寒象明显者加制川乌、草乌各9g或附子9~15g。

方二,除痹逐瘀汤

葛根30g,当归15g,川芎12g,红花9g,姜黄12g,刘寄奴15g,路路通30g,羌活、独活各9g,白芷12g,威灵仙12g,桑枝30g,胆星9g,白芥子9g。

【主治】颈椎病及其他由风寒、湿、痰痹阻络引起的肩臂疼痛等。

【方解】本方主要由三组药物组成,羌活、威灵仙、桑枝、白芷祛风除湿,其中《本事方》曾经记载以桑枝单味煎服治疗臂痛有很好的疗效;当归、川芎、红花、姜黄、刘寄奴、路路通活血化瘀,特别是姜黄一味,既内行气血,又外散风寒,为上肢痹痛之专药;路路通与刘寄奴相伍,有通十二经之功用;胆星善祛风痰,白芥子可搜剔皮内膜外之痰,皆为除痰良品。此外,《本经》曰葛根一味能主"诸痹",有解痉止痛的作用。全方共奏祛风、散寒、除湿、化痰、通络之功。

【加减】气虚者加黄芪30g;热郁经络者加忍冬藤30g;兼有内热、口苦、苔黄者加黄芩或栀子、龙胆草各9g;寒象明显者加制川乌、草乌各9g或附子15g。

编者注:此二方为山东中医学院附属医院吕同杰教授之名方。

风湿性关节炎

方一,乌归关节丸

黄芪、当归、白术各90g,制川乌、制草乌、甘草各40g,羌活、独活、威灵仙各60g。研细末,蜜丸,每丸6g,1丸/次,日3次,10天为一疗程。

痊愈706例,显效174例,进步88例,无效25例,总有效率为97.48%。

方二,通阳活血汤

熟附片10g(先煎)、鹿角霜30g、北细辛6g、地龙20g、土鳖虫15g、生黄芪30g、赤白芍各20g。

【功效】温肾散寒,通阳活血。

【主治】风、寒、湿郁滞,血脉瘀阻不通所致之肌肤顽痹不仁,筋骨疼痛或痿弱不用之诸痹(包括风湿性关节炎、雷诺病、硬皮病、卒中后遗症等)。

【用法】水煎服,每日一剂,7~12剂为一疗程。

【方解】附片辛热,入心、脾、肾经,温肾助阳,散寒除痹,现代药理研究,附片有改善血液循环、扩张四肢血管的作用;鹿角霜咸温,入肝肾二经,补肾温阳益血;细辛辛温,入肺、肾二经,散表里之寒,除风湿痹痛;地龙咸寒,入肝、肺、膀胱经,清热活血,通络止痛;土鳖虫咸寒,逐瘀通络,活血止痛;黄芪甘温,入脾、肺二经,益气养血;芍药苦酸微寒,入脾经;赤芍散邪行瘀,凉血止痛;白芍养血柔肝,缓急止痛,赤、白同用,通补行痹,并制附、辛之燥。八药合用,甘、酸、辛、寒、热,阴阳和合,令阳通血行,内走五脏,外达肌肤,共奏温肾散寒、通阳活血而治诸痹之效。

编者注:①该方为安徽中医学院周夕林教授之名方;②上方也可加白芥子30g,增倍其量,以上好白酒浸泡7天,再隔水煮沸,去渣,早晚各服一盏,疗效也甚好。

方三,鸡血藤汤

鸡血藤、秦艽、炒桑枝、海风藤、络石藤、忍冬藤各30g,丝瓜络15g,甘草5g。

【主治】血虚风湿,肢节疼痛,游走不定,筋脉挛急,屈伸不利,四肢麻木,痹痛,亦可用于各种原因所致的筋脉损伤之拘急疼痛。

编者注:该方为成都中医学院陈治恒教授之经验方。

参考文献:

[1]冯纯礼.乌归关节丸治疗风湿性关节炎993例.陕西中医,1994,15(11):490.

类风湿关节炎

方一,藤蚣汤1号

雷公藤、龙须藤、络石藤、忍冬藤、虎杖各20~30g,蜈蚣2~4条。
随症加减,日一剂,水煎服,小儿用量酌减。

【西药】昆明山海棠18~27mg/次,日2次;吡罗昔康20mg/次,日一次;泼尼松10mg/次,日3次。选用1~2种口服(小儿按体重计算)。

111例治愈98例(88.29%),显效10例,有效3例,总有效率100%。该方组治愈率、血沉下降率、3项症状(关节痛、晨僵、肿胀)改善时间均优于其他组。

方二,通痹灵方

桂枝12g、麻黄10g、白芍15g、防风15g、制川乌12g、知母12g、白术15g、制乳香10g、制没药10g、制马钱子0.6g、蕲蛇10g、全蝎6g、川续断20g、黄精15g。

【主治】类风湿关节炎、强直性脊柱炎、坐骨神经痛及颈椎病等。

【体会】药理研究具有明显的消炎、镇痛、提高机体免疫力及改善血液流变学的作用,类风湿关节炎、强直性脊柱炎、坐骨神经痛及颈椎病等属中医痹证范畴,临床上往往寒热错杂,虚实相兼为多见,多因肝肾亏损、气血不足、腠理空疏、风寒湿热外邪乘虚侵袭,内外相合而致经络气血痹阻为病,本方以祛风散寒除湿、活血通络止痛及补益肝肾为法,达到扶正祛邪的目的,故用之于临床,颇有疗效。

编者注:该方为广州中医学院陈纪藩教授之名方。

参考文献:

[1]蔡俊.中西医结合治疗类风湿性关节炎333例临床疗效观察.实用中西医结合杂志,1994,7(12):704.

痛 风

本病属于中医历节病范畴,以中年男性较多见。其临床特点以急性或慢性痛风性关节炎伴反复急性发作、血液尿酸浓度增高为特征。它是由嘌呤代谢紊乱引起的高尿酸血症,尿酸盐在关节腔或软组织沉积而致关节红肿疼痛,活动受限反复发作,是一种可引起关节变形和功能障碍的一类疾病,多伴有肥胖、高血脂、糖尿病、高血压等代谢综合征。男性多于女性(20:1),男性占78.1%~95%,女性仅占5%。血尿酸异常增高的机制,一是体内尿酸产生过多,二是尿酸排泄障碍,或二者兼有所致。[正常值:一般为150~380μmol/L(相当于2.4~6.4mg/dL),男性上限为420μmol/L(7.0mg/dL),女性上限为350μmol/L(5.9mg/dL)。]中医病因为风、寒、湿、热。其病机为肝肾亏损、寒湿或湿热阻滞经络。目前西医治疗本病以秋水仙碱、吲哚美辛、保泰松、布洛芬为主,但难以根治。

方一,自拟镇痛消风汤

黄芪20g、白术15g、巴戟天15g、何首乌15g、红藤30g、威灵仙15g、忍冬藤30g、川牛膝12g、地龙12g、川草薢15g、黄柏12g、苍术12g、车前子15g、山慈菇12g、薏苡仁30g、甘草6g。

【加减】痛有定处加川乌、延胡索、桂枝;热甚加野菊花15g、地丁30g;活血加丹参;血压高加夏枯草、草决明、菊花各15g;疏风散寒,游走性疼痛加独活、羌活、防风各15g;冠心病加丹参、川芎、檀香;高血脂加山楂、蒲黄;糖尿病加知母、元参;腰背疼痛加千年健、老鹳草;肢体拘挛、抽搐疼痛加全虫、蜈蚣各3g(研末吞服);血尿或结石加金钱草、虎杖;尿痛加萹蓄、瞿麦;腹满不减伴大便不通加葶苈子、大黄、椒目;若尿痛尿血加大蓟、小蓟、白茅根,凉血止血。

14天为一疗程。也可外用玉枢丹醋调外擦。

方二

黄柏19g、苍术15g、薏苡仁30g、川牛膝10g、忍冬藤30g、草薢15g、木瓜15g、秦皮20g、泽泻10g、当归10g。

每日一剂,14天为一疗程。

【西药】别嘌醇片0.1g,每日2次。

参考文献:

[1]李填贤,李占柱.加味四妙汤治疗痛风性关节炎40例治疗观察.中医杂志,2007(6):521.

第五章　男科疾病

前列腺病

方一，启癃通关饮

熟地黄 20g、枸杞子 15g、女贞子 15g、泽泻 15g、茯苓 15g、车前子 15g、肉桂 10g、附子 10g、知母 15g、黄柏 15g、三棱 15g、赤芍 15g、桃仁 15g。

【主治】前列腺增生所致的癃闭、排尿困难、尿道涩痛等症。

【方解】熟地、枸杞子、女贞子滋阴补肾；肉桂、附子温阳化气行水；茯苓、泽泻、车前子通利水道；知母、黄柏滋阴清热；三棱、赤芍、桃仁活血祛瘀。诸药合用，共奏滋阴、助阳、清热、消积利水、启癃通闭之效。

【加减】湿重者可酌减桂附用量，加滑石、木通、白花蛇舌草；若阳虚无热，去知母、黄柏；增生严重者加穿山甲、土鳖虫；尿血加三七、琥珀粉；气虚加黄芪、党参；若 1 小时小便点滴不出，闷胀难忍加麝香少许吞服；若水停时久而不通者可先行导尿，而后服此方。

【体会】癃闭一证，原因不一，病机复杂。一般分虚实两大类，按类分型而治。然临床上往往虚实夹杂，寒热错综，难以一法救之。必当遵守病机，兼顾疾病的各方面变化，精心配伍用药，方能获得良效。特别是因前列腺增生肥大所致癃闭，既有瘀血阻塞，水湿内停，甚则蕴而化热的标证，又多有肾阴、肾阳衰惫的本证。因本病患者多为老年肾气不足，阴阳俱亏，为此治疗本病，必须标本兼顾，消补兼施。本方即为此而设，临床疗效显著，然虚实寒热程度不同，患者体质有别，病又有新久之分，使用本方时都应细心体察，用心化裁。

编者注：本方为黑龙江省中医研究院张琪教授名方之一。

方二，前列腺 I 号胶囊

白花蛇舌草 25g，土茯苓、薏苡仁各 30g，牡丹皮、栀子、木通、甘草梢各 9g，淡竹叶 10g，车前草、萆薢、王不留行各 5g。

【主治】慢性前列腺炎。

【用法】将上药粉末过 100 目筛，装胶囊，每粒 0.3g，每次 8 粒，日 3 次，14 天为一疗程。本方有效率为 96%。

方三，益肾通癃汤

牛膝、知母、黄柏、王不留行各 10g，肉桂、炮山甲（冲服）各 2g，肉苁蓉 30g，山茱萸 12g，黄芪、石韦各 20g，益母草、车前子各 15g，木鳖子(炒去壳)6g，琥珀末（冲服）3g。

【主治】慢性前列腺增生。

【加减】肾虚加枸杞、九地、女贞子；肾阳虚去知母，加巴戟天、制附子；小腹胀痛明显加小茴香、乌药;气虚明显加升麻、党参;大便秘结加大黄。

【西药】己烯雌酚片 1mg,日 3 次,连服 5 天。

【针灸】选关元、气海、三阴交、阳陵泉,手法由轻到重,每隔 1 分钟行针一次,留针 30 分钟,阳虚者关元、气海加灸,14 天为一疗程,休息 3 天再行第 2 疗程。

方四,通闭汤

制附子 9g,川牛膝、黄精各 30g,桃仁、川楝子、赤芍各 15g,山甲、浙贝母、皂刺各 10g,王不留行 20g。

每日一剂,水煎,早晚服,20 天为一疗程。

【主治】前列腺增生。

【加减】伴尿路感染者加黄柏 10g、车前子 15g;伴血尿者加三七粉(冲服)3g、地榆 30g;伴尿潴留者加小茴香、琥珀(冲服)3g。

忌辛辣凉之品、房事。有效率达 89.1%。

方五,自拟益气解毒活血汤

黄芪 50g、党参 30g、白术 20g、黄芩 15g、黄柏 15g、大黄 6~12g(后下)、蒲公英 30g、苦参 20g、白花蛇舌草 15g、王不留行 10g、地龙 15~20g、水蛭 15~20g、土鳖虫 15~20g、三七粉 10g(冲服)。

【加减】有湿热者加车前草 30g;肾阳虚者加巴戟天 30g、肾阴亏者加黄精 40g;局部疼痛者加延胡索 20g。

水煎,分早晚 2 次服,30 天为一疗程,同时温水坐浴一次,每次 30 分钟;前列腺按摩,5 天一次,4 次为一疗程。

【西药】左氧氟沙星 200mg,日 2 次,口服,α_1 受体阻滞剂、马沙尼 2mg,每晚一次。

治疗期间戒烟、酒,勿食辛辣食物,避免久坐和骑自行车,注意体温,多饮水。总有效率为 90.2%,单纯西药的有效率为 68.5%。

【讨论】

1. 慢性前列腺炎(CP)属于中医学精浊、淋浊范畴。CP 一般分为细菌性和无菌性两大类。近年来的研究认为,无菌性 CP 并非完全无菌,由于检查技术等原因,一些病原体未能被发现,因此不能忽略病原体致病的重要因素。不论何种病原体,均可被视作中医的"热毒病邪"。由病原体引起的炎症改变,相当于中医的"热毒内蕴",它是引起 CP 各种病变的始动因素。临床可见,许多患者并无尿黄、尿道灼热、舌质红、苔黄腻或口干咽燥等热毒或湿热之征象,但前列腺液检却脓细胞较多,炎症较重。因此一经确立前列腺炎,即可认为有热毒内蕴之病变。

现代医学研究认为,CP 的病理变化除腺泡周围和内部有各种浆细胞和巨噬细胞浸润,伴有淋巴细胞的局限性浸润等炎症改变外,还有不同程度的结缔组织增生,坏死灶的纤维化,前列腺因纤维性变而质地变硬或缩小;严重者纤维化可波及后尿道而使膀胱颈硬化,甚至引起精囊开口的纤维化,部分组织有微血栓形成。上述病理变化类似于中医学的血瘀内阻之病变。

另外,临床可见许多 CP 患者出现乏力神疲、头晕目眩、腰酸腿软之正气亏虚之症。前列腺液中卵磷小体减少者,常有不同程度的免疫功能低下,符合中医久病多虚的病机特点,患者出现阴亏、血虚或气虚、阳虚表现。热毒、瘀血、气虚是前列腺炎的三大主因,热毒内蕴、瘀血内阻、正气亏虚是前列腺炎三大主要病理变化,苦寒解毒、活血化瘀、益气扶正为治疗前列腺炎的三大治法。其中热毒是主要因素,因热毒内蕴煎熬血液成瘀,因热毒耗气致气虚;又因瘀血阻滞影响脏器组织的营养供给,病变组织难以康复;气虚无力祛邪,气虚又加重瘀血内阻。热毒内蕴、瘀血内阻及气虚三大病理变化往往互为因果,使前列腺炎病情缠绵难愈。施治之法当抓住疾病的主要病因病机,及时消除之。

2.中西医结合治疗慢性前列腺炎的优势:中西医结合治疗方法是发挥中西药优势,尤其运用中药苦寒解毒、活血化瘀、益气扶正,切合本病的病因病机,体现中医整体观念和辨证论治思想,所以能取得较好的疗效。本组采取自拟益气解毒活血汤,方中土鳖虫、水蛭秉虫类搜剔之性,活血逐瘀、疏通络脉;王不留行活血通络,利尿解淋;三七活血祛瘀生新;地龙性寒而下行,善窜通,可通利经络,引药直达病所;蜈蚣以虫类之体,善于走窜,有良好的通络止痛之功,较强的解毒散结之效,能改善前列腺血液循环,消除血栓及纤维组织增生,起到软化变硬腺体的作用,并有利于炎症的消退,同时改善后尿道等邻近器官的纤维组织增生。

黄芩、大黄、黄柏、蒲公英、苦参、白花蛇舌草祛湿排浊,清热解毒,有较强的抗病原体、抗感染作用。诸药合用,共奏祛湿排浊、清热解毒、活血化瘀、益肾通络之功效。黄芪、党参、白术等益气药,能明显提高免疫功能,增强机体抗病能力。CP患者即使有明显的热毒内蕴病变存在,仍可大量使用黄芪等甘温益气之品,根据作者多年的临床观察未见不良影响,且对改善患者气虚或阳虚症状有较好的作用。总体观察优于对照组(单纯西药组),说明中西医结合治疗慢性前列腺炎疗效显著,临床上即便未见明显的热毒、血瘀及气虚之证,仍可用本法治疗,意在防微杜渐、防病于未然。

编者注:①包天佑,青海大学医学院教授,主要从事中西医结合内科临床教学和科研工作;②本篇论述详细、精辟,多是原文摘述。

附:中西医结合治疗慢性前列腺炎

1.中医辨证

(1)湿热下注型

萆薢渗湿汤合导赤散加减:萆薢15g、薏苡仁20g、黄柏12g、土茯苓20g、泽泻10g、滑石30g、生地20g、木通6g、淡竹叶10g、王不留行20g、甘草6g。

【功效】清热利湿,凉血泻火。

【主治】尿急、尿频、尿痛、尿道有灼热感,阴囊潮湿,会阴部不适。舌红苔黄,脉滑。

(2)气滞血瘀型

失笑散合金铃子散加味:五灵脂12g、蒲黄9g、川楝子12g、延胡索12g、牛膝10g、蒲公英30g、郁金12g、生地黄12g、竹叶6g、甘草6g。

【功效】活血祛瘀,行气止痛。

【主治】会阴和小腹坠胀、疼痛,小便赤涩,前列腺有炎性硬结,压痛,舌质紫绛或有瘀点,脉弦涩。

（3）肝肾阴虚型

知柏地黄丸加味：知母 15g、黄柏 12g、熟地黄 20g、山药 15g、山萸肉 15g、茯苓 15g、泽泻 10g、丹参 12g、甘草 6g。

【功效】滋补肝肾，清泄降火。

【主治】会阴部坠胀、尿道口有少量黏液、头晕眼花、腰膝酸软、失眠多梦、遗精、小便短赤。舌红、苔少，脉沉细。

（4）肾阳虚型

济生肾气丸加减：熟地黄 20g、山药 15g、山萸肉 15g、牡丹皮 10g、茯苓 15g、泽泻 10g、制附子 6g、肉桂 4g、牛膝 12g、车前子 15g、甘草 6g。

【功效】温补肾阳，固精导泄。

【主治】小便淋漓或大便时尿道口有前列腺液，畏寒，腰膝酸软，精神萎靡、多寐、阳痿、早泄。舌淡苔白薄，脉沉迟。

（5）湿浊下流型

法半夏 12g、陈皮 9g、茯苓 15g、炙甘草 6g、萆薢 20g、白花蛇舌草 20g、丹参 15g、车前子 15g。

【功效】燥湿祛瘀，泄浊解毒。

【主治】小便混浊，白如甘浆，大便时或小便末尿道口有灰白色混浊液溢出，无排尿疼痛和不适。舌淡红，苔薄白或厚滑，脉濡。

2. 西药

（1）口服喹诺酮类抗生素。

（2）头孢曲松钠 3g/d，静脉滴注。

（3）阿奇霉素 0.5g 加入 5% 的葡萄糖 250mL 中滴注，日一次，连续一周，2 周为一疗程。病情特别严重者，可应用 2 个疗程，可配合 α_2 受体阻滞剂和非甾体抗炎镇痛药。

前列腺液（EPS）检查连续 2 次以上卵磷脂小体增多（＋＋～＋＋＋），白细胞（WBC）＜10 个/HP，脓细胞（PC）消失，淋球菌（NC）、衣原体（CT）、解脲支原体（UU）均为（－）者为痊愈。

治疗结果，一般 1～2 个疗程，治愈 261 例，好转 80 例，无效 19 例，总有效率为 94.7%。

参考文献：

[1]刘信江,郑友灿,史宗强. 前列Ⅰ号胶囊治疗慢性前列腺炎 100 例疗效观察. 新中医,2000,32(9):17.

[2]姜锦林. 中西结合治疗慢性前列腺增生 36 例. 新中医,2000,32(1):31.

[3]王天明. 通闭汤治疗前列腺 120 例. 新中医,2002(34):58.

[4]包天佑. 中西医结合治疗难治性慢性前列腺炎 51 例. 山东中医杂志,2010,29(7):473.

[5]朱德才. 中西医结合治疗慢性前列腺炎 360 例. 中医杂志,2009,50(8):736.

[6]张有寯,于铁成. 男科疾病诊断与治疗. 天津:天津科技翻译出版公司,2000:277.

阳痿、早泄

方一，仙传斑龙丸

鹿角胶、鹿角霜、菟丝子(酒蒸晒干)、熟地黄各 240g，柏子仁(去油)180g，白茯苓、补骨脂(炒)各 120g。

鹿角胶加酒熔化，其余药研细末加胶糊丸，每丸 9g，每次服 2 丸，日 2 次，淡盐水冲服。

【主治】气血薄弱，阴虚阳衰。

方二，龙胆地龙起痿汤

龙胆草 15g，制大黄 12g，蜈蚣 5 条，地龙 20g，当归 15g，生地黄 12g，柴胡 12g，车前子 18g，木通 10g，泽泻 12g，蛇床子 12g，云苓 30g。

【主治】湿热阳痿。

【加减】兼肝郁者加合欢皮，并加重柴胡用量；脾虚者加党参、苍白术；遗精者加莲须；心神不宁者加炙远志。

【方解】龙胆草、制大黄泻湿热实火；车前子、木通、泽泻、蛇床子清利下焦湿热；柴胡疏肝解郁；当归、生地黄滋阴养血活血，与诸清热利湿药相伍，清中寓补，使祛湿药不致共燥伤阴；重用茯苓淡渗健脾以治生湿之源；取蜈蚣、地龙伸缩动作与走窜之性内通脏腑，外畅宗筋。诸药共奏清湿热、通宗筋、起阳痿之功。

【体会】清代薛己认为:"阴茎属肝之经络，盖肝者木也，如木得湛露则森立，遇酷暑则痿悴。"张景岳云:"湿热炽盛，以致宗筋弛纵。"临床观察，湿热阳痿除与长期手淫、恣情纵欲、过服滋补助湿之品有关外，与嗜茶酗酒及素体阳虚、肥胖多湿有密切关系，诸因杂合而致，湿浊内生，久郁化热，湿热下注，宗筋弛纵而痿软不用。故湿热阳痿应"用苦味坚阴，淡渗去湿"，而用清化湿热、疏畅宗筋为立法之原则。

总有效率为 92.18%，远期治愈率为 63.33%。

方三，兴阳丹

生黄芪 300g、当归 150g、山药 150g、云苓 150g、巴戟天 150g、仙灵脾 150g、鹿角胶 90g、海狗肾 10 条、胎盘粉 100g、韭子 150g、制马钱子 5g、白芍 20g、黄柏 150g、蜈蚣 50 条、精硫黄 30g。

上药共为细粉末，装胶囊，每服 7 粒，每日 3 次，少量黄酒或葡萄酒送服，连服 3 个月，服药期间忌房事。

【主治】先天不足，久病体弱，年老体衰或手淫无节，房事过度，致肾气亏损所引起的阳痿不起或勃而不坚。

【方解】生黄芪、当归、白芍益气升举，养血活血；山药、云苓益气健脾，既化痰除湿，又助精血化源；仙灵脾、巴戟天、韭子、硫黄温阳补肾，从根本上振奋性功能；胎盘粉、海狗肾、鹿角胶均为血肉有情之品，可补益生精(促使性腺发育及性腺素分泌)；黄柏苦寒坚阴，既可反佑诸药之温，又寓"补阳必于阴中求阳"之意；蜈蚣、马钱子均入肝经，前者走窜之力最速，后者善通经络，二药合用开诸经气血之郁闭，使肝气条达，疏泄正常，通络畅通，寓通于补，使精血化源旺盛,肾气充沛,肝气条达,气血畅行,阳痿自可痊愈。

【体会】在治疗过程中夫妻配合、理解很关键,不强求、不冷漠,对治疗能否成功关系很大,不可忽视。

编者注:本方为洛阳市第二中医院乔保均教授之名方。

参考文献:

[1]罗国钢.罗氏会约医镜.北京:人民卫生出版社,1965:342.
[2]曹安来,张玉祥.龙胆地龙起痿汤治疗湿热阳痿64例.中医杂志,1990,31(8):502.

不育症

方一,生精种子汤

黄芪30g,仙灵脾15～30g,川续断15g,何首乌12g,当归12g,桑葚子、枸杞子、菟丝子、五味子、覆盆子、车前子各9g。

【主治】肾虚所致精清,精冷不育者,包括精子量少和精液量少,以及有肾虚表现的死精子症等。

【方解】仙灵脾、川续断、菟丝子温肾壮阳,鼓动肾气,以提高生精功能;何首乌、枸杞子、桑葚子补肝肾之阴,为生精血提供物质基础;覆盆子、五味子固肾涩精,有养精蓄锐之意;车前子泻肾之虚火,亦防助阳生热之弊;精血同源,用黄芪补气,合当归以补血(即当归补血汤),使气血充足而精易生。

【体会】患者仅精子、精液量少可用原方,若兼有性欲低下或射精无力者加阳起石30g、巴戟天9g;气虚无力者加党参30g;纳少腹胀者加木香、陈皮各9g;失眠多梦者加炒枣仁15g、合欢花9g。本病的治疗,一般3个月见效(因新的精子从产生至成熟的过程有74±4天)。精子高峰期维持3～9个月,最多不超过一年,之后逐渐减少。故当精子、精液量增加后应加紧女方的调治,力争在高峰期内受孕。

编者注:本方为山东中医学院附属医院妇科李广文副教授名方之一。

方二

菟丝子、枸杞子各18g,杜仲、淫羊藿、覆盆子、车前子(包煎)各12g,党参30g,黄芪、当归、白术、茯苓各10g,五味子、甘草各6g。

【加减】肾阳不足加附子、巴戟天;肾精不足加旱莲草、女贞子、何首乌、肉苁蓉;阴虚火旺加黄柏、知母;性欲减退加鹿茸粉;遗精、尿频加金樱子、芡实;肝气郁结加川楝子、郁金;瘀血加五灵脂、蒲黄、红花;输精管阻塞加穿山甲、路路通;精液中有脓细胞增加败酱草、金银花、蒲公英、紫花地丁。

每日一剂,水煎服。

【西药】氯米芬25mg/d,均以25天为一疗程。

服药期间忌食醇酒、辛辣之守口、棉籽油等。

本方案治愈248例,显效84例,有效52例,无效16例,总有效率96%。

参考文献:

[1]李天升.中西医结合治疗不育症 400 例临床观察.实用中医药杂志,1994,10(5):25.

第六章 妇科疾病

不孕症

方一,四新毓鳞汤

紫石英、党参、川续断各 15g,仙灵脾 9～15g,黄芩、徐长卿、菟丝子、当归、白芍、白术、云苓、炙甘草 9g,熟地黄 12g,川椒 1.5g,鹿角霜、川芎各 6g。

【主治】原因不明的不孕症。即指夫妇有正常性生活,两年以上未怀孕,女方排卵规律,输卵管通畅,周围无粘连,无子宫肌瘤或子宫内膜异位症;男方精液正常。经系统检查夫妇双方均无异常发现者。

【用法】每月 6 剂,经后第 7 天开始服,每日一剂,连服 3 天,停药一天,6 剂后方可行事。

【方解】本方是毓麟珠(《景岳全书》)以川断易杜仲(因后者常缺),新加黄芩、徐长卿、紫石英、仙灵脾四味而成,故名四新毓麟汤。原方中四君补气,四物养血,川椒、菟丝子、鹿角霜、杜仲温补肾阳,是治疗不孕症的要方;加紫石英、仙灵脾使肾气更足,冲任二脉更加充盈;徐长卿有抗过敏作用;黄芩对免疫功能有一定影响,其用意在于减少女方血清中抗精子抗体的产生;甘草有类激素样作用,故用量应适当增加。

编者注:本方为山东中医学院附属医院妇科李广文副教授名方之一。他对男女不育不孕症有研究,其中"中西医结合治疗不孕症不育症的研究"获山东第二届优秀学术成果二等奖。著作多部。

方二,助育汤

胎盘 1 个、黄芪 60g、当归 10g、生姜 15g、大枣 30g、枸杞子 30g、党参 30g、山茱萸 15g、菟丝子 15g。

【主治】肾虚所致不育不孕症。

【用法】胎盘洗净,余药用布包与胎盘同时久炖,食汤和胎盘,每剂服 2～3 天,每周服 1～2 剂。

【方解】胎盘补益肾精,益气养血,对于精气不足、精血衰少引起的不育不孕单用即有效验。黄芪、当归、党参、生姜、大枣益气养血,枸杞子、菟丝子、山茱萸补肾强精。诸药合用,共奏补肾助育之功。

【体会】不育不孕的原因很复杂,若排除器质性、免疫性、生精功能障碍等病变,主要是由性激素水平低下所致。女性表现为不成熟排卵;男性表现为阳痿、早泄,精子数量减少,活力不够等。这类患者须做必要的检查,分清病性性质,经辨证属此肾虚者方可应用,以免失误。

编者注:本方为成都中医学院内科张发荣教授之方。摘自《名医名方》。

阴 吹

方

妇人阴吹方颇奇。其证饮脉弦迟。九窍不和属胃病，不寐不食亦不饥。中焦浊气走前窍，峻通胃液不用凝。橘半桂苓枳姜汤，以甘澜水煎服之。

半夏二两，枳实、桂枝各一两，橘皮、茯苓、生姜各六钱，用甘澜水煮汁服。

编者注：①本方是清·吴鞠通《温病条辨》卷三第五十条，别开门经之创；②《金匮要略》中阴吹用猪膏发煎，以津不足，大便津液枯燥，气不后行，逼走前阴，故重用润法

附：阴吹辨治经验

张璐云："阴吹正喧，乃妇人恒有之疾，然多隐忍不言，以故方书不载。"其病因不外乎燥结、津亏、痰湿、气陷、气滞、血瘀等。

阴明腑实：小承气汤加味。

湿浊阻滞（脾虚痰湿）：健脾燥湿，橘半桂苓枳姜汤加味。

湿热蕴结［肝胆湿热下注（包括滴虫性阴道炎）］：清热利湿，龙胆泻肝汤加味。

血虚津枯：滋阴润燥，增液汤加味。

中气下陷：补中益气汤加味。

气血紊乱（神经官能症），逍遥散无效者：桃核承气汤合四逆散加味。

参考文献：

[1] 周岐隐. 温病条辨歌括选要. 上海：上海科学技术出版社，1965：60.

[2] 刘昭坤，刘同珍. 阴吹辨治经验. 中医杂志，1999，40（5）：273.

月经病

方一

柴胡 9g、香附 12g、郁金 9g、当归 9g、白芍 9g、白术 9g、云苓 9g、甘草 6g、川芎 9g、益母草 15g。

【主治】肝郁脾虚、气血失调所致的月经病。多用于经前诸症，以胸乳胀痛为主者。

【方解】本方由逍遥散加减而成，是一道理气活血调经的方剂。方中柴胡疏肝解郁，配以香附、郁金行气活血；肝郁在于肝气不足，取当归、白芍补血活血以养肝；肝病当实脾，取白术、云苓、甘草健脾补中；加用川芎、益母草与当归、香附为伍，则行气活血之力更强。以上诸药，入肝脾二经，疏肝扶脾，共奏行气活血调经之效。

【体会】经前诸症，亦称"经前不适"，是在每次行经之前出现的各种症状，因经前血盛冲任，血赖气行，肝气郁滞则血行不畅而量少，故胀痛，治宜以疏肝为主，"木郁达之"也。今顺其条达之性，开其郁遏之气，肝气得疏，血活气顺，脾不受伐，则胀满自愈。经前宜理气，经期又宜

侧重活血,气行血畅,则诸症解,月经调。本方调理肝脾,属分解之剂,若有兼夹症状,随症加减。

方二

益母草 30 ~ 50g、炮姜 8 ~ 12g。

水煎加红糖服。

适用于寒性痛经者。

盆腔炎

方,柴枳败酱汤

柴胡、枳实各9g,赤白芍各15g,甘草6g,丹参15g,牛膝9g,三棱、莪术各12g,红藤15g,败酱草30g,香附9g,大黄9g。

【主治】瘀热内结,小腹疼痛,黄白带下,即西医之盆腔炎。

【方解】本方为清热凉血、行瘀镇痛之剂。方中柴胡枢转气机,透达郁热;枳实配柴胡升清降邪,调理气机;赤白芍敛阴和血;甘草和中,与芍药同用,缓急舒挛;三棱、莪术破血行气消积;红藤、败酱草清热、解毒、行瘀;香附疏肝行气;大黄凉血行瘀,合之牛膝、丹参活血祛瘀,引诸药达病所。诸药合用起到清热凉血、行气逐瘀、消积止痛之功。

【加减】急性期发热者,可合五味消毒饮或选加大、小承气等汤;癥瘕久而不化者可加土鳖虫9g、鳖甲15g;黄白带下有气味者可加选黄柏9g、蒲公英30g、薏米30g;经行腹痛拒按加蒲黄9g、五灵脂12g;经期延长者可加选蒲黄炭9g、茜草9g、炒贯众15 ~ 30g;气虚者可加选党参15g、白术9g。

【体会】现代医学的"盆腔炎"属祖国医学的"癥瘕""带下病"范畴。一般分为实与虚实夹杂两类型,实者邪实正虚,药可直祛病邪。虚实夹杂者,有攻有利,用药颇难权衡。但二者均属慢性疾患,不能急欲求其告愈。亦有反复感染所致,但如论内外之邪,其病理均在阻碍气机,气血运行不畅,瘀血郁阻胞脉,导致附件增粗增厚,甚或结成包块,故小腹疼痛,或因静脉失于济养,随病情的浅深而为隐痛,或掣痛。症现黄白带下,大便秘结,舌质暗,苔黄厚,脉滑数等湿邪毒邪之象,使胞脉受阻,冲任失调,自难孕育。本方使瘀去热清,气血调畅,冲任通盛,诸症自解,而孕育矣。

编者注:本方为刘云鹏教授名方之一。刘云鹏,20世纪40年代即为沙市八大名医之一,擅长妇科研究,多有论著。

女阴瘙痒症(阴道炎)

本病又名外阴瘙痒症。属于中医阴痒范畴,多见于中年妇女。其临床特点以外阴及阴道瘙痒不堪,甚或痒痛难忍,坐卧不安,或伴带下增多为主症。其病因多为虫蚀、湿热、阴虚。病机为湿热蕴结,注于下焦;或肝肾不足,阴液亏耗,化燥伤风;或心肝气郁,郁火循经下扰。现代医学常用抗过敏、激素等药物,必要时行外阴神经阻滞法。

方一,苦参洗剂

苦参、土茯苓、蛇床子、生百部各 30g,龙胆草、紫荆皮、黄柏、川椒、苍术各 15g,地肤子 24g。

【功效】清热祛湿、杀虫止痒。

【用法】水煎 2～3 次,去渣取汁,先热熏,后坐浴并洗外阴,每日 2～3 次,每 2 天一剂,8 天为一疗程,一般 8～30 天。

有效率达 97.85%。

方二,虎杖煎

虎杖 100g,加水 1500mL,过滤,待温时,坐浴 10～15 分钟,每日一次,7 天为一疗程。

【功效】清热和湿退黄、活血化瘀。有效率达 100%。

参考文献:

[1]何国兴.加味苦参洗剂治疗妇女外阴瘙痒症 326 例近期效果观察.安徽中医学院学报,1986(1):39.
[2]李武忠.虎杖根治疗霉菌性阴道炎.四川中医,1986(11):26.

更年期综合征

方一,更年燮理汤

附子 10g,桂枝 10g,黄柏 10g,知母 10g,生龙骨、牡蛎各 20g,黄芪 15g,当归 10g,巴戟天 10g,山萸肉 10g,白薇 10g,白芍 15g。

【主治】更年期综合征。

【方解】附子辛热,配巴戟天、山萸肉,补火以温肾中之阳;黄柏、知母苦寒,配龙骨、牡蛎敛阴以摄浮越之阳;黄芪益气;当归养血;白薇清热;黄芪得附子以得表阳;桂枝得芍药以和营卫,共奏温暖肾阳、理冲任、敛阴益气之功。全方配合,寒热并用,气血双补,阴阳兼治,使温阳而不伤阴助火,降火而不损阳耗气,有补偏救弊、燮理阴阳之效。

【加减】心烦、失眠者加枣仁、朱茯神;易怒多虑加甘松、合欢皮;胸脘闷满加陈皮、清半夏或枳壳、青皮。

【体会】妇女届经断之年,肾气渐虚,冲任脉衰,精血不足,阴阳乘违,濡润蕴煦失司,脏腑功能紊乱,更年期综合征之临床表现,均以此为药理基础。拟方选药,以补益肾气,坚阴潜阳立法,意在阳保阴助,阴得阳升,而是生化无穷,源泉不竭,从而达到阴平阳秘、气血调和、治愈疾病的目的。

编者注:本方为连云港市中医院周子芳教授名方之一。

方二,柴胡加牡蛎汤

柴胡、黄芩、半夏、人参、桂枝、茯苓、合欢皮各 10g,龙骨、牡蛎各 30g,百合 20g,甘草 6g。水煎 3 次合并液,分 3 次服,3 天为一疗程。

【加减】肝肾虚加女贞子、旱莲草、生地;肾阳虚加淫羊藿;脾虚加白术、茯苓。

结果痊愈 312 例,好转 42 例,无效 31 例,总有效率 92%。

参考文献:

[1]彭光超.柴胡加龙骨牡蛎汤加减治疗更年期综合征 385 例.河南中医,2006,26(9):13.

习惯性流产

方一,泰山磐石丸(原名泰山磐石散)

党参、黄芪、当归、续断、糯米、黄芩各 30g,熟地黄、川芎、白芍各 24g,炒白术 60g,炙甘草、砂仁各 15g。

共研细末,炼蜜为丸,每丸重 9g,每次一丸,每日 2 次。

【功效】补益气血、安胎。

【主治】妇科气血两亏、倦怠少食、屡有堕胎者,可用于先兆流产、习惯性流产。

编者注:摘自《全国中成药处方集》。

方二,固气锁精汤

人参、熟地黄、黄芪各 30g,白术、当归各 15g,三七 9g,黑荆芥 6g。

水煎服。

【功效】补益气血,补精摄血。

【主治】行房小产,或妊娠早期同床引起"气脱血亏"而现"半产"出血者。

编者注:摘自《傅青主女科校释》。

方三,保胎方

菟丝子 30g、桑寄生 20g、川续断 10g、阿胶 10g(烊化)、党参 15g、山药 30g、生白芍 15g、甘草 10g。

【主治】各种先兆流产及习惯性流产。

【方解】菟丝子能补肾气;桑寄生、川续断固肾系胎;阿胶养血止血。四药合用共奏补肾养血、固冲安胎之功。党参性味甘平,归脾、肺经,能健脾益气;山药既能健脾,还能补肾固精,与党参合用能强后天之本,使气血生化有源,胎得所养;芍药苦酸微寒,归肝、脾经,能敛阴止血;甘草甘平,归十二经,能补脾益气,又能缓急止痛;芍药、甘草相配能缓解挛急腹痛。诸药合用共达补肾健脾、养血安胎之效。

【体会】本方由《医学衷中参西录》的寿胎丸中的菟丝子、桑寄生、川续断、阿胶四味药组成,具有补肾养血、固冲安胎之功。但先兆流产不仅与肾虚有关,与脾虚也有密切关系,因为脾为气血生化之源,胎赖血养,若脾虚化源不足,胎失所养,亦可导致流产。而寿胎丸只偏重于补肾固冲,故在原方中加入党参、山药,健脾益气,并加芍药、甘草缓急止痛,这样本方就可使用于各种先兆流产,尤其对习惯性流产,疗效更为满意。

编者注:本方为中国名老中医专家、中日友好医院妇科主任许润三教授名方之一。

乳头皲裂

方,冰枯鸡子油

明矾 10g、冰片 2g、鸡子油(鸡蛋黄炸的油)6mL。

【主治】乳头皲裂(乳头、乳颈及乳晕部皮肤发生湿烂,出现大小不等的裂口)、剧痛,或流脓水、结黄痂,也有干裂作痛者,甚者出血。

【制法】先将明矾放入干净铁勺内炼化成液体状,用文火煅至不起泡为止,即成枯矾,待冷却后刮下与冰片同研极细末待用。取新鲜生鸡蛋 4~5 个,去蛋清取蛋黄,将蛋黄倒入干净铁勺内置火上,时时搅拌,待炒至蛋黄变成黑色时加压取油 4~6mL,待鸡子油凉后加入研细的冰片和枯矾,调和均匀,即成,贮瓶备用。

【用法】先将皲裂的乳头用温淡盐水洗净擦干后,用消毒棉签蘸冰枯鸡子油涂抹患部,无需包扎,每天 3~5 次,7 天为一疗程,直至痊愈。

注意患侧暂停哺乳 4~5 天,用手或吸奶器挤出乳汁。

总有效率95%。

参考文献:

[1]李万泽.冰枯鸡子油治疗乳头皲裂 100 例疗效观察.新中医,2000,32(10):21.

第七章　儿科疾病

咳　嗽

方,越婢止咳汤

麻黄 6g、生姜 10g、半夏 10g、大枣 7 枚、炙甘草 3g、生石膏 30g。

【主治】风热犯于肺卫,咳嗽不止,或风寒日久,化热伤肺,出现舌红、苔薄或白或黄,脉来浮数。

【方解】麻黄宣肺止咳;生石膏协麻黄宣中有清,升中有降,又兼制麻黄之热,一药而有三功;半夏、生姜化饮涤痰,降逆止咳;甘草、大枣补中扶虚,抗拒邪气。

【加减】咳喘热甚,脉数而疾,可加羚羊角粉 1g(冲服)、鲜枇杷叶 12g、甜葶苈子 10g;痰气壅盛,脉数滑大,可加海蛤壳 15g、青黛 10g(布包),鲜竹沥水三大匙兑汤药服;大便燥结,加风化硝 6g,杏仁泥 10g。

【体会】外感咳嗽一症,实难治之症,或寒或热,或寒热相溷,一锤定音,谈何容易。治疗中如失之温,非但咳嗽不止,而口干、咽肿、头痛不一而足;如寒凉,则胸满憋气,咽喉有痰,夜不成眠矣,语云:"内科不治喘"(包括咳嗽)。

越婢止咳汤为本人止咳之杀手锏,临床用之多验。实际此方即《金匮要略》之越婢加半夏汤。越婢汤为治"风水"而设,然风水与肺相关,水为风激,因风而病水也。此方加半夏,则治咳而上气的肺胀,"其人喘,目如脱状,脉浮大者"。因此体会出仲景的越婢汤而有宣越肺邪兼化痰水之功,此方虽有麻黄、夏、姜而不热,虽有生石膏亦非沉降之苦寒。

此方治外感咳嗽,药少力专,捷若桴鼓;尤以儿科之咳喘试之多效。

编者注:本方为国医大师、北京中医学院刘渡舟教授名方之一。

小儿遗尿

方一,脐疗

丁香、干姜、附子、益智仁、芡实、煅龙骨各等分。

研细末装广口瓶备用。

【适应证】适用于 3 岁以上、无明显器质性病因的儿童。

【用法】先用温开水清洗小儿脐部及周围,然后取药末适量,以醋调成糊状,敷于脐,以填平或略高于脐部为准。用一次性无菌纱布外敷固定,用盛满热水的茶杯旋转温熨脐上纱布 30 分钟。8 小时后取下纱布,隔 2 日治疗一次,10 次为一疗程,一般 2 个疗程。

总有效率为 100%。

方二,遗尿方

党参、菟丝子各 12g,乌梅、补骨脂、覆盆子、石菖蒲各 9g,炙甘草 4.5g,桑螵蛸、黄芪各 15g,生麻黄 6g。

水煎服。服 12 天为一疗程,见效后再巩固 1~2 个疗程。

【主治】肾气不足或气阴两虚的遗尿症。

编者注:①本方为上海医科大学时毓民教授名方之一;②对骶椎阴性脊柱裂疗效较差。

参考文献:

[1]贾红玲.脐疗治疗小儿遗尿 46 例.山东中医杂志,2010,29(1):35.

小儿便秘

方一,四逆散加味

柴胡、枳壳、太子参、炒莱菔子、苦杏仁各 10g,火麻仁、紫菀、炒麦芽各 15g,白芍 20g,鸡内金、炙甘草各 6g。

【加减】肠燥便秘者加生地黄 15g,元参、麦冬各 10g;血虚者加当归 15g、何首乌 10g;气虚便秘者加黄芪 10g、白术 20g。

水煎药剂 2 次约 200mL,5 岁以上每次服 100mL,5 岁以下服 50mL,日 2 次,用蜂蜜调适,2 周为一疗程。并增加青菜、水果、纤维素之食品,减少含蛋白丰富食物,注意按时排便,有效率为 93.33%。

方二,润肠蜜栓

【制法】用纯蜂蜜,炼蜜成珠,趁热温做成栓剂(比花生米稍大即可),凉后即可用(注意要表面光滑,免伤小儿肛门)。

【主治】一切便秘者,便燥干者(成人也可用)。

编者注:无禁忌证,无副作用,简便易行。

参考文献:

[1]妥忠.四逆散加味治疗小儿习惯性便秘 60 例.新中医,2009(7):70.

小儿肾炎

急性期:公英、野菊花、忍冬藤、地丁各 15g,丹参 20g,车前草 12g。

【加减】血尿甚加茅根;外感加荆芥、防风;水肿加猪苓、泽泻;血压高加钩藤、夏枯草。

恢复期:太子参 15g,白术、茯苓、大小蓟、生地各 10g,日一剂。均用青霉素 80 万 U,肌注,日一次,7~10 天。

对照组用芦丁 1~2 片,日 3 次,双氢克尿噻 25mg,2~3 次,部分用利血平 0.25mg,日 2~3 次,双嘧达莫 25mg,日 3 次。

69例,痊愈62例,好转7例,总有效率100%。

参考文献:

[1]齐峥.中西医结合治疗小儿急性肾炎.湖北中医杂志,1998,20(6):17.

小儿多汗症

方一

五倍子研细粉,每次5g,用普通食醋调成软膏状,于睡前敷贴脐中,以布带固定,勿使脱落,次晨取下,连用4夜为一疗程。

【注意事项】个别患儿用药后脐周围出现红赤、瘙痒,轻者无碍,重者可暂停用,红痒自消。

【按】汗出异常与心、肝、肾三脏有关。许多疾病均可见汗出。汗者多有佝偻病、疳积、哮喘等症。但多是发病过程中汗症未愈,故以汗症论症。《本草纲目》谓五倍子主治盗汗,以唾和填脐中。《救急广生集·虚汗门》亦有五倍子末填脐治盗汗的记载。

本作者应用五倍子散醋调敷脐治疗汗症疗效满意,有效率达93.6%。

编者注:本方出自长春中医学院附属医院儿科。

方二

五倍子、煅龙骨各等分温水调成糊状,敷于脐部,再用胶布固定,每天换药一次,一般2~3次。

参考文献:

[1]王烈,李立新,马迪,等.五倍子散敷脐治疗小儿汗症500例报告.中医杂志,1991,32(12):753.
[2]王野樵,周定洪.五倍子外用治疗小儿科汗症和湿疹.中医杂志,1998,39(2):70.

小儿肛门瘙痒

方一

百部适量,加水煎浓液,过滤。

【主治】小儿肛门蛲虫症(小儿多是晚上哭闹或告诉,或用手挠肛门,诉说"发痒",查之可见有蛲虫爬行)。

【用法】用脱脂棉球一个蘸取药液,塞入肛门(大小适度),保留过夜,一般1~2次即愈。

方二

苦参15g、黄柏10g、地肤子15g、穿心莲10g、枯矾5g。

水煎液。

【主治】小儿肛门及臀部、腹股沟部瘙痒伴小皮疹。

【用法】用棉球蘸过滤液,擦洗患处,擦洗后,让其自然风干,勿擦净湿液(也适用于婴幼儿颜面、颈部湿疹)。

方三

五倍子9g(三钱),入白矾一块,水一碗煎汤洗之(先洗净肛门,再用温水洗之)。

编者注:摘自《三因方》。

小儿流涎

吴茱萸研细末备用。

【主治】口疮、口疳,亦治咽喉作痛(口腔溃疡)。

【用法】吴茱萸末适量,加米醋调膏,敷脚双侧涌泉穴处,24小时后取下。

1岁以下用0.5~6g;1~5岁用6~9g;6~15岁用9~12g;15岁以上用12~15g。一般敷药一次即有效。

编者注:摘自《濒湖集间方》。

小儿尿布皮炎

方一

黄柏、苍术、苦参、滑石各等分。

将前三味研至极细加滑石过120目筛,备用。

【用法】将粉末散于红、肿或疱疹的皮面。

方二,紫草油

紫草100g,食用生清油1000mL。将紫草放入食用生清油中浸泡备用。

【主治】小儿尿布皮炎,症见尿布接触处大片皮损,红色斑丘疹、肿胀、渗出、糜烂。

【用法】用温开水清洗患处,然后涂抹紫草油,每天2~3次。

参考文献:

[1]李正荣,杨运惠,刘其毅.紫草油治疗小儿尿布皮炎.新中医,2001,33(7):8.

附:清·吴鞠通"儿科用药论"

世人以小儿为纯阳也,故重用苦寒。夫苦寒药,儿科之大禁也。丹溪谓产妇用白芍,伐生生之气。不知儿科用苦寒,最伐生生之气也。小儿,春令也,东方也,木德也,其味酸甘,酸味人或知之,甘则人多不识。盖弦脉者,木脉也,经谓弦无胃气者死。胃气者,甘味也,木离土则死,再验之木实,则更知其所以然矣。木实惟初春之梅子,酸多甘少,其他皆甘多酸少者也。故调小儿之味,宜甘多酸少,如钱仲阳之六味丸是也。寒苦之所以不可轻用者何?炎上作苦,万物见火而化,苦能渗湿。人俣虫也,体属湿土,湿淫固为人害,人无湿则死,故湿重者肥,湿少者瘦。小儿之湿可尽渗哉。在用药者以为泻火,不知愈泻愈瘦,愈化愈燥。苦先入心,其化以燥也。而且重伐胃汁,直致痉厥而死者有之。小儿之火,惟壮火可减,若少火则所赖以生者,何可恣用苦寒以清之哉。故存阴退热第一妙法。存阴退热莫过六味之酸甘化阴也。惟温湿门中,与辛淡合用,燥火则不可也。余前序温热,虽在大人,凡用苦寒,必多用甘寒监之,惟酒客不禁。

参考文献:

[1]安邦煜.小儿常见病中医治疗.2版.太原:山西人民出版社,1980:129.

第八章 中毒

毒蕈中毒

本病类似中医呕吐、腹痛等症范畴,其临床特点是以食毒蕈后 30 分钟至 2 小时内开始出现呕吐、腹痛或腹泻等为主症,其病因为毒邪。其病机为毒物在胃,胃部失司。

方,甘草解毒汤

甘草 100g 加水 600mL,煎至 200mL,待药温后先服 100mL,半小时后再服 100mL,药渣加水 500mL,煎至 200mL,留作第三次服用。

部分患者服第一次浓甘草汤半小时内会出现呕吐,待吐后再服余下 100mL,1 小时后再服第二煎药物,一般不会出现呕吐。

一般病例全程需甘草 200g,分 4 次煎,6 次服,必要时配合输液。

参考文献:

[1]潘文昭.中药浓甘草汤救治毒蕈中毒.新中医,1978(1):36.

蝎蜇伤

蝎毒与蚊毒相似,是一种神经毒,仅含硫量较少,作用时间短。蝎毒对呼吸中枢有麻痹作用,对心脏及血管有兴奋作用。此外,对小肠、膀胱、骨骼肌有兴奋作用。人被蜇伤后主要作用于中枢神经系统及心脏(先兴奋后麻痹),尤其是儿童,严重者可危及生命(主要是呼吸中枢麻痹)。

【临床表现】有被蜇伤史和痕迹,局部灼痛,麻木或出血,可剧痛或出现水疱,上述表现多见,一般无全身症状。

如被巨大毒蝎蜇伤,可出现全身症状,头晕、头痛、流涎、畏光、流泪、喷嚏、鼻分泌物增多、鼻出血、过敏、全身不适、肌肉疼痛、恶心、呕吐、血压增高、体温下降、心动过缓、出汗、尿少、嗜睡、肌肉痉挛、抽搐等,严重者可出现胃肠道出血、急性肺水肿及呼吸中枢麻痹。

【治疗】

1. 立即拔出毒刺,局部冷敷,减少毒素吸收。

2. 疼痛时可用 3% 吐根碱(依米丁,注意避免过量)注射 1mL,由蜇伤处注入皮下(也可稀释于 5～10mL 生理盐水中)。

3. 较重者如在肢体上,应在近心端扎止血带,切开伤口,抽取毒液,并用 3% 氨水、5% 碳酸氢钠溶液或 1:5000 高锰酸钾溶液清洗;伤口周围可用 0.25% 普鲁卡因做环形封闭,同时给予对症治疗。

4. 有肌肉强直或抽搐者,给予10%葡萄糖酸钙溶液10mL静脉注射及10%水合氯醛15～20mL肛注,或应用氯丙嗪等镇静剂。

5. 重症者,给予促肾上腺皮质激素(25U)或氢化可的松(100mg),静脉滴注,有条件者可注射蝎毒清。

6. 急性肺水肿者按内科急症处理。

7. 中草药

(1)用中成药万应锭或蟾蜍锭加冷水调匀敷患处。

(2)南通蛇药片外敷。

(3)二味拔毒散:雄黄、枯矾各等分,研末用茶水调敷。

参考文献:

[1]青岛医学院. 急性中毒. 北京:人民卫生出版社,1976:499.

蜂蜇伤

蜂毒主要含有蚁酸及蛋白类物质,其分子量较一般蛋白质为低,具有溶血及引起出血的作用,尚含有作用于神经的毒素,对中枢神经系统具有抑制作用。

【临床表现】局部红肿剧痛、灼烧感及水疱形成。个别过敏者可有发热、恶寒、头痛、烦躁不安、痉挛、昏厥及荨麻疹、恶心、呕吐、腹痛、呼吸困难、眼睑水肿、喉头水肿,严重者有血压下降、休克和昏迷。

【治疗】

1. 立即拔出毒刺。

2. 局部涂以南通蛇药。

3. 或用紫花地丁、半边莲、七叶一枝花捣烂外敷。

4. 即刻在伤口上涂上尿液(酸碱中和),止痛、消肿。

5. 将生茄子切开,擦涂患部,或加入白糖一并捣烂涂擦。

6. 或马齿苋挤汁涂擦患处。

7. 人乳涂蜇伤处,止痛、消肿。

8. 野苜蓿捣烂,涂敷蜇伤处。

9. 10%葡萄糖酸钙10mL静注,或10%水合氯醛15～20mL肛注,或应用氯丙嗪等镇静剂。

10. 重者送医院救治。

发芽马铃薯中毒

马铃薯又称土豆、山药蛋、洋山芋,属茄科。

马铃薯中含有一种毒素称为茄碱,此外尚含茄啶－T,一般成熟的马铃薯茄碱含量极微(0.005%～0.01%),不致引起中毒,但在绿色不成熟的发芽马铃薯中,尤其在其皮芽孔部及胚胎部,这种毒素含量较成熟者高5～6倍,达0.25%～0.06%,有时甚至更高,达0.43%。

茄碱是一种弱碱性苷生物碱,遇醋酸加热能分解成无毒的碱性和一些糖。因而吃了未经妥善处理的发芽或不成熟马铃薯,随着食入马铃薯量的多少而发生程度不同的中毒。但多与进食量无关,而与个体对有毒马铃薯敏感性不同有关。

茄碱的毒性在于对胃肠道黏膜有较强的刺激性,对中枢神经系统有麻醉作用,尤其对呼吸中枢作用显著。此外,对红细胞有溶解作用。中毒者病理变化主要为急性脑水肿,其次为胃肠炎及肺、肝、心肌和肾脏皮质的水肿,严重病例可发生呼吸、循环衰竭。

【临床表现】食入含有茄碱的未成熟的或发芽马铃薯后十多分钟或数小时即可发病。首先感到咽喉部瘙痒、烧灼、上腹部烧灼、发热或疼痛,并有恶心、呕吐、腹痛、腹泻等,呕吐及腹泻严重者可发生脱水,酸、碱平衡失调和血压下降。中毒严重者体温常升高,头痛、头晕、烦躁不安、谵妄、意识丧失、瞳孔散大、脉搏细弱、全身抽搐或引起肠源性发绀症、呼吸困难,并有呼吸麻痹等。

【治疗】

1. 目前对发芽马铃薯中毒尚无特殊解毒剂,早期发现争取时间给予洗胃或催吐及导泻。

2. 及时给予静脉补液,对症抢救处理。

乙醇中毒

饮酒后主要是乙醇(酒精)中毒,1/4 是由胃黏膜吸收,其余是小肠上段吸收,空腹及含乙醇浓度低时,其吸收速度加快,一般在饮后 2 小时左右即可全部吸收入血。进入机体的乙醇,几乎均匀而迅速地分布于全身各组织中,在平衡状态时,脑组织中的含量略高于血液中。乙醇在体内的代谢,仅有10%左右是经胃、肺、唾液腺及汗腺排出体外,大部分在体内氧化成二氧化碳和水,少部分成为乙醛。其氧化速度较慢,每小时 10～15mL,肝脏功能不全时氧化速度较慢,故大量饮酒时,由于超过了机体的氧化速度,即发生蓄积而造成中毒。

乙醇的毒理作用为抑制中枢神经系统,开始作用于大脑,以后延及脑和脊髓。对大脑先是减弱其抑制过程,继而出现皮质功能受抑制现象。出现运动及精神失常,严重者呈昏睡及昏迷状态,当进入的乙醇量更多时,延脑及脊髓功能也受到抑制,以致引起呼吸中枢麻痹。

乙醇可使末梢血管扩张,因而使皮肤发红、散热加快、失去寒意、受凉易引起感冒。急性乙醇中毒主要表现为脑及脑膜充血、水肿;胃黏膜充血。

【临床表现】急性乙醇中毒的临床表现因人而异,中毒症状出现的迟早也各不相同,大致可分为三个期间,各期间界限不甚明显,多与进入的乙醇量有关。

1. 兴奋期:一般饮酒后体内乙醇达到 20～40mL 时,患者可感到轻松愉快,语言增多有时粗鲁无礼,易感情用事,时悲时喜,时怒时惧,有时谈话滔滔不绝,有时则寂静入睡。

2. 共济失调期:当进入体内乙醇达 50～100mL 时,即可出现共济失调现象,此时表现动作拙笨,步态蹒跚,走路不稳,语无伦次,且言语含糊不清。

3. 昏睡期:进入体内乙醇达 200mL 以上时,即转入昏睡状态,此时面色苍白或潮红、皮肤湿冷、口唇微紫、心跳加快、呈休克状态、瞳孔散大、呼吸缓慢而带有鼾音、呕吐、骚动,严重时大小便失禁、抽搐、昏迷,最后发生呼吸衰竭。

【治疗】

1. 对一般较轻的酒醉者,多不需要特殊处理,可使其静卧、保温,并给浓茶或咖啡,以促其醒酒。

2. 对较重的昏睡者,可予以洗胃,并可应用中枢兴奋剂,如安纳咖、哌甲酯(利他林)、二甲弗林等。

3. 对症治疗。

4. 病情严重时可考虑用泼尼松类激素治疗。

5. 因乙醇中毒的兴奋状态以后随之以抑制,故禁用镇静催眠药及麻醉剂。

6. 特殊治疗

(1)50% 葡萄糖 40mL,加纳洛酮 $0.4 \sim 0.8$ mg,静注。

(2)10% 葡萄糖 500mL,加维生素 C 1.0g、维生素 B_6 0.1g、肌苷 0.2g,静脉滴注。

参考文献:

[1]曾健,刘启荣,潘志信,等.纳络酮治疗急性乙醇中毒 43 例分析.中国实用内科杂志,1995,15(10):602.

第九章　其他疾病

白细胞减少症

本病属于中医血虚、虚劳范畴。其临床特点以头晕、疲乏、易于感冒、血液检查示白细胞计数持续低于 $4 \times 10^9/L$ 等为特征。其病因为内伤、外邪(包括药毒和放射损伤)。其病机为脾肾亏虚,髓不生血。目前西医治疗本病以维生素类、核苷酸、鲨肝醇为主。

方一

莲子、白芍、远志、酸枣仁各10g,白术、芡实、山药、熟地黄各30g,木香、甘草各6g,党参、何首乌各15g,阿胶(烊化服)15g。

随症加减,每日一剂,6天为一疗程,一般需2个疗程。

方二,

黄芪20~30g、熟地黄15~20g、当归10~15g、阿胶10g(烊化)、鹿茸1~2g。

【加减】少气不足以息加党参、柴胡、升麻、炙甘草;手足心热,舌质红少苔加生地黄、牡丹皮;畏寒肢冷加熟附子、桂枝;阳痿、遗精加肉苁蓉、巴戟天、沙苑子;血小板减少加三七、仙鹤草、茜草;腹胀、便溏加白术、厚朴。

方三,保元汤加味

黄芪、骨碎补各30g,党参20g,甘草8g,肉桂3g,熟地黄、山药、鸡血藤、枸杞子各15g。

每日一剂,水煎服,15天为一疗程。

【加减】便溏、恶心、舌苔白腻去熟地黄,加砂仁、薏苡仁;头昏耳鸣、夜梦多加生龙骨、生牡蛎、珍珠母;全身散在紫斑加生地黄、赤芍;形寒肢冷加制附子。

服药一般1~3个疗程,痊愈64例,好转14例,有效率100%。

方四,八珍汤加味

党参、熟地黄、当归各20g,炙甘草6g,白芍、菟丝子、枸杞子、淫羊藿、茯苓各15g,生黄芪30g。

【加减】纳差加焦山楂、焦神曲、炒麦芽;恶心呕吐加半夏、竹茹、生姜;脘腹胀甚加枳实、陈皮;口干烦渴加玄参、知母;便秘加生大黄、莱菔子。

【用法】均于化疗前一周开始,每日一剂,水煎服,至化疗后10天停服。

经比较明显优于西药,有效率100%。

方五

绞股蓝口服,每次 2 支,日 3 次,1 个月为一疗程,连服 3 个疗程。

对 50 例疗效观察有明显的降低三酯甘油和升高外周白细胞的良好效果,有效率分别为 80.0% 和 93.3%;同时对消除疲劳、心悸、胸闷、气急等也同样有着令人鼓舞的治疗作用。

参考文献:

[1]李华兰.升白汤治疗白细胞减少 120 例.新中医,2002,34(10):52.
[2]朱月洋.升白汤治疗白细胞减少症.吉林中医药,2003,23(8):18.
[3]杨剑红.保元汤加味治疗原因不明性白细胞减少症 78 例.四川中医,2007,25(8):71.
[4]李轶群.八珍汤加味预防肿瘤化疗后白细胞减少症 32 例临床观察.河北中医,2006,28(10):155.
[5]王会仍,张丽珍,郑惠文,等.绞股兰治疗白细胞减少症及高脂血症.中医杂志,1990,31(10):614.

湿　疹

本病属于中医湿毒疮、浸淫疮、湿癣、干癣、纽扣风、瘑疮、谷道痒、肛门作痒、乳头风、口弯风等症范畴,男女老幼均可发病。其临床特点以红斑、丘疹、水疮等多形性皮损,易渗出,自觉瘙痒,常对称分布,反复发作和易慢性化为主症。其病因为风湿热毒,七情内伤。其病机为心火炽盛,脾湿内蕴,肝失血养,肾阴不足。目前现代医学常用抗组胺药、镇静剂、维生素、激素,外用安抚剂、剥脱剂,但易于复发。

方一,四妙丸加减

薏米 50g,苍术、黄芩、赤芍、甘草、川芎、白蒺藜各 15g,苦参、白鲜皮各 20g。
水煎服,每日一剂。
【功效】清热燥湿,祛风止痒,活血化瘀,适用于各部位湿疹。
【加减】渗出多,继发感染者,加板蓝根 30g、银花 20g 或公英 30g;糜烂渗出者,加紫草 20g 或外用紫草油纱条。

方二,苦蛇椒矾煎剂

苦参、白矾、蛇床子各 30g,川椒 10g。
煎汤外洗患处,每日 2~3 次。
【主治】各部位湿疹。

方三,地硫汤

地肤子、五方草(马齿苋)、生大黄各 30g,硫黄 10g,明矾 5g,白鲜皮 15g。
水煎熏洗,每日 2 次,10 次为一疗程。
【主治】臀部湿疹(又名肛门周围湿疹),急慢性均可应用。
【加减】渗出较多者,明矾、白鲜皮用量加倍,有滴虫者加苦参 30g。

方四,熏洗煎

苦参 50g,地肤子、蛇床子、白鲜皮各 30g,花椒 10g,黄柏、苍术、大黄、野菊花各 15g,生甘草 10g。

水煎,先熏后坐浴。

坐浴后擦干肛周,再用滑石粉适量敷于局部,每日 2~3 次。

【主治】臀部及肛周湿疹。

参考文献:

[1]萧佐桃,邹商祈.中医杂病集成.2 版.长沙:湖南科学技术出版社,1992:671.

[2]吴印昌.中药熏洗配合滑石粉外敷治疗肛门湿疹214 例.陕西中医,1989,10(11):515.

老年皮肤瘙痒症

方一,加味止痒合剂配合西药

徐长卿 30g、防风 10g、当归 10g、夜交藤 30g、苦参 15g、白鲜皮 30g、刺蒺藜 30g。

每日一剂,水煎服,分 2~3 次服。

【西药】西咪替丁 0.2g,桂利嗪 25mg,维生素 E 100mg,每日 3 次,10 天为一疗程,一般 1~2 个疗程。

中西医结合治疗 122 例,有效率 100%。

方二,地黄饮子加减

熟地黄、当归、何首乌、生地黄、元参各 20g,牡丹皮、刺蒺藜、白僵蚕各 10g,红花、甘草各 6g,病久加乌梢蛇、全蝎。

日一剂,水煎服,分 2~3 次服,14 天为一疗程。

【附】药渣加黄柏、大黄、地肤子、苦参各 20g,再煎取液 3L,加冰片 10g,洗浴全身。

忌辛辣腥味,酒醇之品。

总有效率 100%。

参考文献:

[1]张继龙,姜秀丽.加味止痒合剂配合西药治疗老年皮肤瘙痒症 130 例.中国中西医结合杂志,1994,14(4):247.

[2]李桂深.地黄饮子加味治疗老年皮肤瘙痒症 58 例.现代中西医结合杂志,2008,17(35):5496.

下肢血栓性深静脉炎

当归、川牛膝、丹参、防己各 12g,赤芍、牡丹皮各 9g,虎杖、草薢、忍冬藤各 15g,野赤豆 18g,丝瓜络 4.5g。用于发病小于 48 小时者。

生黄芪、当归、丹参、川牛膝各 12g,党参、赤芍、桃仁、红花、泽兰、三棱、莪术各 9g,地龙 4.5g(分吞服)。用于发病大于 48 小时者。

水煎服,每日一剂,分 2 ~ 3 次服。

【加减】腰酸腿软加菟丝子、川续断;肢冷麻木加桂枝。

【西药】青霉素 800 万 U(或先锋霉素 V 号 6g),静滴,日一次,均 7 天为一疗程。

治愈 16 例,好转 4 例,无效 2 例,有效率 99%。

化瘀通络汤

当归 40g、鸡血藤 40g、黄芪 20g、地龙 10g、水蛭 10g、川牛膝 10g、大腹皮 30g、全蝎 6g、蜈蚣 4 条。

每日一剂,水煎 2 次,分 2 次服。

【西药】①肝素 50mg,皮下注射,每日一次;②0.9% 氯化钠 250mL,加复方丹参注射液 20mL,静脉滴注,每日一次;③尿激酶 20 万 U 加 0.9% 盐水 200mL,患肢足背静脉推注,每日 1 ~ 2 次;④抬高肢体卧床休息,上述综合治疗 20 天为一疗程;⑤先锋霉素 V 号 5g,加入生理盐水 250mL 中静脉滴注,每天一次。

总有效率为 83.9%。

参考文献:

[1]尤辉.中西医结合治疗血栓性深静脉炎 22 例.中医研究,2003,16(3):61.
[2]霍清萍,祖茂衡,等.中西医结合治疗下肢深静脉血栓形成的临床研究.新中医,2000,32(12):17.

褥　疮

本病属中医席疮范畴,多发生于长期卧床不起的慢性病患者。其临床特点以骨突部位的受压皮肤出现苍白、灰白或青红色,边界清楚,中心颜色较深,逐渐表面可发生水疮,破后形成溃疡,甚至形成坏疽为主症,其病因为久病不起,压迫局部,血运受阻,磨破染毒。其病机为邪毒瘀阻经络而成。

方一

重楼、白及、红花等分,加冰片少许,研细末,装瓶备用。

根据情况可每日或隔日换药一次。

编者注:防止再度挤压患处,并揉捏局部,促进血液循环,清理创面,新洁尔灭消毒,生理盐水清洗,然后薄撒药粉,包扎。

方二,木耳散

木耳 30g、白糖 30g 细末,加水 60mL,即调成膏状,敷于创面。

【用法】分泌物多时木耳与水比例是1:2,愈合期比例多为 1:(8 ~ 10)为宜,一般隔日换药一次。

【按】木耳散出自清·王清任《医林改错》,曰:"治溃烂诸疮,效不可言,不可轻视此方,木耳一两(焙干研末)、白砂糖一两(和匀),以温水浸为糊,敷之缚之。"

方三,中药卷地明粉

卷柏、地榆、明矾三味药,按1:2:1比例配制,研末。

【用法】清洗疮面,消毒、清洗、外敷。日一次或隔日一次。

参考文献:

[1]张善举,张香梅.木耳散治愈四期褥疮的体会.中医杂志,1990,31(9):537.
[2]刘德贵,冯小杰.中药卷地明粉治疗褥疮.中医杂志,1987,28(11):828.

烧 伤

本病可发生于任何年龄和季节(包括水、火、电、油、化学烧伤)。

方一

新鲜鸡蛋清一个,倒入容器充分搅拌、断丝,加入氯霉素针一支2mL(0.25g),冰片细粉少许,再搅拌,装瓶。

【主治】水、火引起的 I°或Ⅱ°小面积烧、烫伤。

【用法】烫、烧后立即将药涂于创面,干后再涂,形成薄膜,可减少起泡、感染、疼痛。方便实用。

方二

煅象皮、血竭、赤石脂、制乳香、制没药、龙骨、儿茶各5g,冰片1.6g,凤凰衣4g,琥珀2.5g,珍珠粉1g,共研细末,装瓶备用。

【功能与主治】生肌、收敛、结痂、排脓。适用于烧伤、褥疮及脓肿的愈合。

【用法】清理创面,外敷患处。

方三,赵氏清凉膏

当归50g,紫草10g,大黄粉7.5g,香油500g,黄蜡200g(或300g)。

【制法】以香油浸泡当归、紫草。3天后用微火熬至焦黄,离火将油滤净去渣,再加入黄蜡加火熔化,待冷后加入大黄粉(每500g油加大黄粉7.5g)搅匀成膏备用。

【功能与主治】清热解毒,凉血止痛。适用于烫烧伤、冻伤等,清洁疮面、多型红斑(血风疮)、牛皮癣(白疕)等炎症性干燥脱屑皮损。

【用法】外敷患处。

阴疮、阴疽慎用。

编者注:本方来自《赵炳南临床经验集》,摘自王家忠《精选八百外用验方》(长春:吉林科学技术出版社,1990:137)。

方四,烧伤涂液

虎杖(计量)水煎浓缩(含鞣质5%)加万分之二呋喃西林。

【主治】早期Ⅱ°烧烫伤创面。

【用法】创面清洁干净后，将药液直接涂于去除水疱皮的创面。0.5~1 小时涂一次，一般涂 3~5 次即可结痂，必要时，可再重复 1~2 次，直至创面完全干燥结痂为止。

涂药开始，患者有痛感，但成痂后即觉爽适，涂药后创面以暴露为佳，并注意防止受压。

方五，地白忍合剂

地榆、白及、忍冬藤、虎杖各等分，冰片适量。

【制法】水煎浓缩，加适量冰片。

【主治】用于浅Ⅱ°或深Ⅱ°新鲜烧伤创面，可迅速结成褐黄色痂膜（中、小面积烧伤使用方便），减少感染、渗液。

编者注：方四、方五来自第三军医大学烧伤防治研究协作组主编的《烧伤治疗学》（北京：人民卫生出版社，1977：145）。

手癣（鹅掌风）

手癣病原菌多为红色发癣菌、絮状表皮癣菌、石膏样发癣菌或白色念珠菌等。常因足癣感染而来，但亦有仅患手癣而无足癣者。手癣多自一侧发生，日久亦可蔓延至对侧。

中医"鹅掌风"属于手癣范畴。《外科正宗》："鹅掌风由足阳明胃经火热、血燥，外受寒凉所凝，致皮枯槁……初起紫斑白点，久则皮肤枯厚，破裂不已。"

临床一般分为三型：汗疱型、鳞屑角化型及指间型。

方一

荆芥、防风、地骨皮、五加皮、红花、大枫子各9g，皂刺、明矾各6g。

【用法】好米醋 500~1000mL，将药物浸入 24 小时后，泡手 15~20 分钟，日 2 次。

有皲裂者忌用。

方二

苦参50g，蛇床子、百部、花椒、土槿皮、白鲜皮各25g。

【用法】水煎浸泡，每日 1~2 次，每次 15~20 分钟。

每日一剂，5~7 剂为一疗程。

编者注：本方也适用于足癣。

足跟病

多由足跟骨刺或外伤、挫伤造成疼痛，X 线片可诊断。

方一

透骨草50g、威灵仙50g、花椒30g、米醋 1.5kg。

【主治】骨质增生。

【用法】①用醋将药泡 5～10 小时后煎煮 10 多分钟,然后熏洗患处 20～30 分钟,早晚各一次,一剂用 2 天,药液保留继续用;②用水适量加米醋 250mL,浸泡药物数小时,加温煮沸 10～15 分钟,先熏后洗,适温时浸泡半小时,每日早晚一次,每剂用 2 天。

方二,三生散

生南星、生半夏、生草乌等分,细末备用。

【主治】足跟痛(无论任何原因者)。

【用法】①取三生散适量,用鸡蛋清调外敷脚跟包扎,每日一次,7 次为一疗程。②或用镇江膏药在火上烤化,用三生散适量散放膏药上,趁热贴放患处,用绷带或胶布固定(不影响走路、活动)。每 5～7 天换药一次,2 次为一疗程。③同时口服六味地黄丸,日 2 次,或丹参 10g 冲茶服,日 2 次,一个月为一疗程。

方三,白芷外敷

白芷、白芥子、川芎以 3:1:1 组成,细粉末。

【主治】足跟骨骨刺。

【用法】药末适量,醋调成稠膏状,用伤湿止痛膏覆盖。

3 天换药一次,10 次为一疗程。

有效率为 96%。

编者注:①王明远.中药治疗足跟痛 151 例临床观察.中国中西医结合杂志,2000,20(2):144。张佑田在本刊[《中国中西医结合杂志》2003 年 23 卷 1 期 9 页]反馈,文中"疗效满意"。②足跟痛在农村多见,多为劳损过度、肾虚精亏所致,西药治疗不佳,骨刺手术也不理想。三生散加用镇江膏能镇静止痛、解毒、消肿、活血化瘀以治其标;六味地黄丸有补肾益精之效,以治其本,该方经济、简便,没有明显副作用。

参考文献:

[1]方约生.白芷外敷治疗脚跟骨骨刺.中医杂志,2000,41(1):394.

淋　病

方一,萆薢分清饮加味

萆薢 15g、黄柏 12g、石菖蒲 12g、土茯苓 20g、白花蛇舌草 25g、车前草 15g、石韦 12g、败酱草 15g、甘草 10g。

随症加减,每日一剂,水煎服,分 2～3 次服。

【加减】尿涩痛者加滑石、琥珀末;血尿加小蓟、茅根、瞿麦。

【西药】大观霉素 4g,日一次,肌注;诺氟沙星 200mg,日 2 次,均以 7 天为一疗程。

编者注:①本治疗方案适用于临床症状表现明显并经检验淋球菌涂片阳性者;②上方中药也适用于一般性泌尿系感染或尿急、尿痛、尿频、尿不净者,是实践方。

方二,清淋消毒饮

栀子 12g,黄柏、木通、萹蓄、瞿麦、石菖蒲、王不留行各 10g,滑石 24g,石韦、蒲公英各 20g,泽泻 15g,甘草 3g。

日一剂,水煎 2～3 次服。

【加减】便秘去泽泻加大黄;尿痛甚加琥珀末;发热去石菖蒲,加知母;苔黄腻去泽泻,加黄连;血尿去王不留行,加小蓟;下腹部疼痛去泽泻,加川楝子。

【外用】解淋汤:金钱草、苦参各 30g,白鲜皮、金银花、龙胆草、黄柏各 20g。水煎 2～3 次液合并,放凉后冲洗外阴,日 2～3 次,或每次小便后即冲洗。

【西药】大观霉素 4g,日一次,肌注;环丙沙星 0.5g,多西环素 0.1g,日 2 次,口服,均 7 天为一疗程。

本方治疗 164 例,有效率为 100%。

方三,治淋汤

苦参、红藤、土茯苓、败酱草各 30g,黄柏、萆薢、白头翁各 15g,赤芍、丹皮、木通各 10g,甘草 5g。

每日一剂,10 天为一疗程。

【主治】淋菌性尿道炎。

【方解】苦参、红藤、土茯苓通淋泄浊;黄柏、败酱草、白头翁清热解毒;土茯苓、木通、萆薢利湿清热;赤芍、丹皮清热凉血;甘草解毒和中,合药共奏奇效。据现代医学研究,上药均有较强的抑制淋球菌的作用。

【加减】小便热痛严重者加龙胆草、栀子;血尿者加小蓟、白茅根各 10g,生地 30g;伴发热恶寒者加二花、连翘、竹叶;便秘者加大黄 10g。

【外洗】蛇床子、黄柏、苦参各 30g,白芷 20g,明矾 15g。煎水外洗。每 2 天一剂,每日 2～3 次。

参考文献:

[1]蔡子鸿.中西医结合治疗急性淋病体会.实用中医杂志,1995,11(2):25.
[2]陶之卿.治淋汤治疗淋球菌性尿道炎.中级医刊,1995,30(6):377.

肛　裂

方一,止痛如神汤合芍药甘草汤

秦艽、桃仁、皂角刺、苍术、防风、黄柏、当归尾、泽泻、槟榔、熟大黄各 15g,白芍 50g,炙甘草 10g。

【主治】肛裂。

【用法】水煎 3 次,分 4 次服,早晚各一次,药渣另煎,熏洗肛门,3 剂为一疗程。

结果痊愈 154 例,好转 7 例,总有效率 100%。

方二,中药熏洗、外涂

五倍子、苦参、芒硝、侧柏叶、苍术、地榆、防风、赤芍、黄柏各 15g,蒲公英 30g,甘草、花椒各 10g。随症加减,水煎取液,熏洗坐浴,每次 30 分钟,每天 2 次。7 天为一疗程。

黄连 15g,大黄、乳香、没药、地榆、三七、白及各 10g,枯矾、冰片各 5g。研细,用凡士林制成膏,每日 2 次外涂患处。每日洗后涂患处。

忌酒、辛辣刺激之品。

编者注:也可外涂马应龙麝香痔疮膏。治愈 119 例,好转 14 例,未愈 5 例,总有效率 96.4%。

参考文献:

[1]沈国樑.止痛如神汤合芍药甘草汤治疗肛裂 161 例临床观察.云南中医杂志,2007,28(5):22.
[2]曹志强.中药熏洗外涂治疗肛裂 138 例.河北中医,2007,29(2):123.

治验选录篇
（附部分附方、验方）

临床经验，治疗观察

斑秃(普秃、脱发、全秃)治疗例案

本病中医属油风脱发范围,多发生于青年人,男女差异不大。为局限性成片脱落,其特点为脱发处无炎症,亦无任何自觉症状,严重可成全秃。亦有眉毛脱落、手背汗毛脱落者,中医称"鬼舐头""油风"。《诸病源候论》:"人有风邪,在于头,有偏虚处,则发秃落,肌肉枯死……或如钱大,或如指大。发不生亦不痒,故谓鬼舐头。"

本病病因不明,可能与高级神经活动障碍有关,如神经创伤及过度紧张,亦可能与内分泌障碍、局部病灶感染、中毒、肠寄生虫或其他内脏疾病有关,发病机制可能是血管运动中枢功能紊乱,交感神经及副交感神经失调,引起患部毛细血管持久性收缩,毛乳头供血障碍引起毛发营养不良而致本病。遗传也可能为发病原因之一。

王清任:"伤寒、瘟病后头发脱落,各医书皆言伤血,不知皮里肉外血瘀,阻塞血路,新血不能养发,故发脱;无病脱发,亦是血瘀。"

中医认为本病多因肝肾虚亏,阴血不足,腠理不固,风邪则乘虚而入,风盛血燥,毛发失荣,发枯而脱。此外,情志不遂、气血失和也与本病的发生有关。

例案一

宋某某,女,28岁,干部,于2010年2月22日初诊。

胸闷、失眠半年,脱发3个月。患者于半年前精神受挫生气,渐而失眠、胸闷、头发脱落(呈斑块性),至近期头发96%脱落,左眉毛伴随脱落1/3,月经量少、推迟、色暗,经前胸痛、乳胀,伴下腹部疼痛。脉沉弦,舌暗绛,苔黄白。中医辨证属肝气郁滞、冲任失调,治以疏肝理气、调补肝肾。

【方药】党参20g、黄芪20g、桑葚12g、炒白术12g、柴胡12g、炒白芍10g、当归12g、何首乌12g、天麻12g、熟地黄20g、鹿角胶12g(另熬服)、凌霄花6g、夜交藤20g、柏子仁12g、甘草6g。

每日一服,先服15服。

外用生发灵,每日涂擦2~3次。

【二诊】2010年3月12日,患者自觉胸闷、睡眠较好些。舌绛、苔白。原方加女贞子15g、茺蔚子12g。10服,加服生发胶囊,6粒/次,日3次。

【三诊】2010年3月24日,自述胸闷、胸痛、经期乳胀基本缓解,月经量明显增加。根据原方减凌霄花加何首乌至25g,休息7天,再服15剂。

【四诊】2010年4月18日,头发有不同程度地长出,左眼眉毛明显长出,疗效很好,中药每服15剂,休息7天,随症有所加减,生发胶囊坚持按量服用,按时外擦。坚持4个月一切较好,满头乌发,停药后月余,偶有斑秃斑,仍服汤药10剂,再没复发。并说已怀孕月余,后生一男,一切正常。追访3年未见复发。

例案二

张某某,女,26岁,教师,初诊于2012年1月10日。

患者由斑秃扩散至普秃、全秃,反复发作5~6年,经各地求治疗效不佳。检查显示免疫系列T淋巴细胞亚群,$CD_3 + CD_4 + CD_{25}$:0.025减低(联合免疫功能减低)。

头部脱发 90% 以上,伴眉毛及手背、腕汗毛脱落,手指发凉。脉沉细,舌质白嫩,苔白薄。治以调补肝肾,益气养血,兼祛风活血。

【方药】生发汤加减:黄芪 30g、柏子仁 12g、桑葚 25g、当归 15g、川芎 15g、刺蒺藜 20g、女贞子 15g、熟地黄 20g、枸杞子 12g、赤芍药 12g、路路通 15g、制附子 12g、何首乌 25g、羌活 10g、红花 12g、桂枝 8g、鹿角胶 15g(烊化服)、鸡血藤 20g、炙甘草 8g。

每日一剂,水煎服,15 剂为一疗程。休息 5~7 天,再服下一疗程。

生发胶囊 6 粒/次,日 3 次。

外擦生发灵液,每日 2~3 次。

嘱:减少每日食盐量。

综合治疗 3 个疗程后头发生长满意,普遍长发,特别是左眉毛生长较好。汤剂改为水煎 3 次,合并药液分 3 次服,早、晚各一次,休息 7 天(即为一个月为一疗程)。又 3 个疗程后,基本痊愈,满头黑发,但偶有长发脱落及散在小块(<0.5cm^2)的脱发,手指发凉缓解。患者心情较重,怕再次复发,坚持服汤剂和生发胶囊 7 个月,疗效满意。

【随访】2 年未有复发,较其他疗法好。

附方

1. 自拟生发汤一

黄芪 15~30g,柏子仁、桑葚、当归、川芎、刺蒺藜、女贞子、天麻各 10~15g,熟地、枸杞子、鹿角胶各 15~20g,羌活 5~10g,红花 3~5g(胶另熬化可加鸭蛋 1~2 枚煮熟同服)。

依调补肝肾,滋养精血,兼祛风活血之法。

肝气不舒、情志不畅者加柴胡、白芍;失眠者加夜交藤、龙骨;手足发凉者加桂枝、附子、淫羊藿;月经不调者加益母草;中气不足者加党参、黄芪之类。随症加减。

2. 生发胶囊(自拟)

太子参 38g、熟地 69g、枸杞子 38g、当归 38g、陈皮 38g、蒸首乌 63g、川芎 19g、夜交藤 51g、白蒺藜 48g、炒白芍 32g、明天麻 36g、紫河车 48g、菟丝子 35g,研细末,另加鸡血藤 300g、旱莲草 200g、女贞子 200g。

经浓缩后混合细末。6~8 粒/次,日 3 次。

3. 外擦生发灵

人参、黄芪、当归、川芎、干姜、桃仁、毛姜(骨碎补)、红花、丹参、三七、鹿茸、70% 乙醇。
每日 2~3 次,15 天为一疗程。

4. 乌藤合剂

乌藤合剂(首乌、当归、黄芪、川芎、桃仁、雷公藤等)每日服 3 次,每次 10mL。
转移因子 2mL/次,每周 2 次,2 个月为一疗程。总有效率为 100%。

5. 自拟生发汤二

熟地、制首乌各 24g,杞果、当归、生白芍、菟丝子、党参各 12g,茯苓 10g,川芎、防风、羌活各

6g。

每日一剂,水煎,分 2～3 次服。

【加减】肝肾阴虚加女贞子 12g、山萸肉 10g;肾阳虚加补骨脂、仙灵脾各 10g;脾气虚加炙黄芪、炒白术各 12g;肝气郁结加柴胡 6g、制香附、白蒺藜各 10g;血瘀明显去白芍加丹参 15g、赤芍 10g、红花 6g;痰多加姜半夏 10g、陈皮 5g;湿重加苦参、白鲜皮各 10g。

参考文献:

[1]沈家骥.辨病为主治疗油风 102 例报道.云南中医杂志,1988(5):9.

[2]吴惠俐.乌藤合剂加转移因子治疗 60 例斑秃的疗效观察.上海医科大学学报,1995,22(6):479.

[3]吴滋气.自拟生发汤治疗脱发验案三则.上海中医药杂志,1995(8):36.

颈淋巴癌一例治验

牛某某,男,63 岁,农民。右颈部菜花样肿块疼痛,伴脓血性分泌物半个月。于 1998 年 4 月 12 日来诊:患者于两年前右颈颌下长一肿块,不疼不痒,半年前突然肿大,伴声音嘶哑,经某医院诊断为"颈淋巴细胞癌"。偶发疼痛、肿大,穿刺部位溃破,肿大较快,"呈菜花样"(图 2.1 和图 2.2),约 6.5cm×3.4cm,动之出血,伴吞咽不畅,午后低热 37.6℃左右,精神欠佳。脉沉细,舌淡,苔白腻。

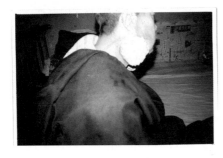
图 2.1(见彩图)

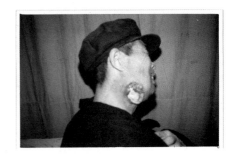
图 2.2(见彩图)

【中医治疗】扶正破瘀,健脾滋阴。外敷化腐膏(自拟)。

【方药】黄芪 40g,白术 12g,茯苓 12g,北沙参 20g,猫爪草 15g,蚤休 12g,炙穿山甲 12g,蟾皮 10g,夏枯草 20g,泽漆、牡蛎、蝉蜕、麦芽、健曲随症加减,甘草 6g。

一日一剂。

外敷化腐膏散(蚤休、猫爪草、蟾酥等研细末)隔日换药一次。

并口服消癖胶囊(自拟)(含山慈菇、壁虎、蟾皮、猫爪草、泽漆、夏枯草、白花蛇舌草、蚤休等),每粒含生药约 7.5g,每次服 6～8 粒,日 3 次。

【西药】氯霉素片 0.5g,每 8 小时一次,及必要的止痛剂。3 个月后肿瘤消失(图 2.3),声音嘶哑基本消失,食欲正常,继续口服消癖胶囊 3 个月(附方于后),生活自理,并能参加一般性劳动。

【随访】两年后(2000 年 4 月)突逝于"脑血管病"。

【按】本患者治疗较为满意,但缺乏进一步的检查和继续治疗,疑问:①是否为癌细胞转移

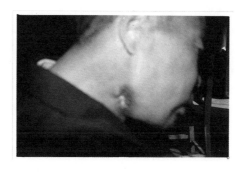

图 2.3(见彩图)

至脑部所致死亡? ②其他部位有无转移病灶? 没有条件再查。但本方法谨供同道们参考。

颞下颌关节功能紊乱综合征一例

韩某某,女,36岁,农民,2007年6月7日初诊。

患者颞颌关节疼痛,张口、说话受限,嘴稍张大即痛,咀嚼尤痛,影响进食,有时伴张口时"弹响"八九个月,曾在某医院诊断为颞下颌关节功能紊乱综合征,住院半月余,疗效不佳,而求治。

【刻诊】患者体质较差,颜面华白,耳屏前关节区压痛、强直,张口、说话受限,咀嚼时酸困,进食困难,遇天气变化加重。脉沉细,苔白薄。

【方药】秦艽、当归、炒白芍、川芎、僵蚕、羌活各12g,茯苓、炒白术、白附子、白芷、防风各10g,熟地20g,桂枝15g,葛根15g,细辛4g,全蝎5g(冲服),炙甘草8g,白花蛇舌草20g。

每服药煎3次,合并药液分3次服,每日一剂。

【二诊】2007年6月16日。患者自述症状有明显改善,但遇冷仍有加重感觉。原方加黄芪20g,白附子加至15g。再服6剂,服法同前述。

嘱:注意勿受风寒。服完后休息5天。

患者共服药21剂即痊愈。追访半年再未复发,疗效满意。

【按】本病属中医痹证范畴,多发于青壮年,其临床特点以关节区疼痛,关节强直、弹响,张口受限,咀嚼肌酸痛和咀嚼无力,X线检查多见关节间隙变宽或正常等为特征。本病多由风寒之邪,乘虚入侵手足阳明之经,导致风痰夹瘀,流窜经脉,中阻经络,络道壅塞不利,气血痹阻,筋脉失养,则颞颌关节疼痛,张口、咀嚼受阻。本病拟以大秦艽汤加味合牵正散,以调理气血,解肌祛风,缓肌肉挛急。牵正散功擅祛风化痰,治面瘫之主方。葛根常走颈项,上达头面,舒缓经络,对于驱散头面之风寒有引经报使之功。故用之疗效满意,仅供参考。

眩晕(梅尼埃病)例案

郭某某,男,54岁,干部。以眩晕、呕吐、胸闷3天于2011年8月5日初诊。患者20多天前突发眩晕、呕吐、胸闷。住院半个月,诊断为梅尼埃综合征,稍有好转,但活动时或休息不佳时仍有加重感。近日又复发,伴耳鸣、恶心,头不能左右转动,动之则呕。脉迟弦,舌红,苔黄腻。BP140/90mmHg,既往有高血压、吸烟、嗜酒史。

【方药】天麻12g(另包)、钩藤18g、泽泻25g、野菊花15g、仙鹤草30g、磁石40g(另包先煎)、珍珠母30g(另包先煎)、茯苓12g、黄芩12g、苍术12g、陈皮15g、甘草6g。

每日一服,随症加减。6剂为一疗程。

共服3个疗程,基本痊愈。

【按】本病又称美尼尔综合征、膜迷络积水、耳源性眩晕、内耳眩晕症,属于中医眩晕、眩冒等病症范畴。多发生于成年人,其临床特点以发作性旋转性眩晕、耳鸣、耳聋、恶心、呕吐、自发性眼震、前庭功能减退、听力曲线呈感音性聋等为主症。其病理因素为风、火、痰、虚。其病机多为肝郁化火、风火上扰清窍或肝肾阴虚、精血亏损、清窍失养;或脾运失健、痰浊内生、阻遏阳气、蒙蔽清窍所致。

附方,泽牡天仙麻珍汤(自拟方)

泽泻30～100g,生牡蛎30～60g,天麻(另煎兑服)、陈皮各10～12g,仙鹤草20～35g,钩藤(后下)20g,珍珠母30g(先煎),党参、茯苓各15g,半夏10g,菖蒲5g,炙甘草4g。

【加减】胸闷呕恶甚者加枳实、代赭石、竹茹;血压高加夏枯草、草决明、益母草;失眠多梦加炒枣仁、夜交藤、合欢皮;痰湿盛加苍术、制南星;耳鸣加磁石。日一剂,6剂为一疗程。忌辛辣、油腻、刺激物。一般1～3个疗程。

参考文献:

[1]李铎贤.仙鹤草治疗梅尼埃病50例.新中医,2000(2):50.

面神经麻痹(周围性)例案

本病属中医中风(中经络)范畴。但应区别中枢性中风和周围性中风。中枢性中风多见于年龄较大的患者,多伴有肢体症状及高血压、高血脂的病史。周围性中风患者年龄较轻,20～40岁者(本节只治此类)最多见,男性略多。西医多称面神经炎、Bell麻痹。其特点以单侧面神经麻痹瘫痪,口眼㖞斜,前额皱纹消失,睑裂增大,鼻沟变浅,不能闭目、鼓颊、噘嘴,进食时食物滞留患侧,齿颊内流涎,面部被牵向健侧等为主症。其病因为外风袭络、痰浊内生。面神经经过狭窄的面神经管出颅,当面部、耳后受风寒侵袭,引起该管内组织充血水肿,面神经受压或本身病变而出现神经麻痹。其病机为风痰阻于经络,经络不利,筋脉失养。

例案一

李某某,男,32岁,农民,1993年7月13日初诊。

患者于20多天前雨后午睡起床后右侧感觉不适,说话不利,至下午加重,口眼㖞斜,吃东西右侧填塞。经某医院检查,诊断为"右侧面神经麻痹",住院20多天(输液、打针、吃药),疗效不佳,而求治。

【刻诊】右面㖞斜,右眼不能闭目,睑裂增大,鼓腮漏气,右前额皱纹消失,右腮吃东西填塞,伴流涎。脉沉弦,舌白腻。BP 115/80mmHg。

【方药】黄芪45g、党参20g、桂枝12g、麻黄8g、白附子10g、全虫5g(冲服)、蜈蚣2条(去头冲服)、僵蚕 12g、蝉蜕 6g、红花 10g、防风 12g、当归 12g、羌活 10g、生姜 10g。

水煎,每日一剂,早晚服。忌辛、凉食,避风。

【西药】复合维生素 B,3 片,日 3 次;维生素 B$_{12}$,0.25mg,日 3 次。

外敷蓖麻千锤膏,隔日换药一次。

患者随症加减服药 8 剂,换药 6 次而痊愈。

例案二

张某某,女,36 岁,农民,1996 年 4 月 8 日初诊。

患者 3 天前左侧"牙痛",随之感觉麻木不适,至昨晚加重,今早视口眼㖞斜而求治。

【刻诊】吃东西轻度填塞,鼓腮不能,左眼闭不合,左额皱纹消失,左面部向右侧㖞斜。脉浮迟,舌苔白薄。BP 115/75mmHg。

【方药】黄芪 20g、当归 12g、制附子 3g、麻黄 5g、防风 15g、白附子 6g、全虫 5g(冲服)、僵蚕 10g、桂枝 10g、羌活 12g、炒白芍 15g、生姜 10g。

水煎服,每日一剂,早晚服。前两剂加服:服药后再服生姜煎水 100～150mL,使其有微汗出。忌辛、辣、生冷,避风、别着凉。

外敷皂角膏敷于患侧,隔日换药一次。

随症加减,服药 6 剂,换药 4 次而痊愈。

附 方

1. 以祛风散寒通络的小续命汤合祛风化痰止痉的牵正散加减

制附子、麻黄各 4g,防风 20g,桂枝 10g,白芍 12g,川芎 10g,白附子 6g,全虫 5g(冲服),蜈蚣 2 条(冲服),僵蚕 10g,党参 15g,生姜 10g,黄芪 30g,当归 10g,羌活 12g。

【加减】脉弱体虚、寒重者加重参、桂、附药量;风重者适当增加麻黄、防风、蜈蚣用量;头痛者加川芎量;血压高者加夏枯草;内生痰浊者加胆南星、浙贝;失眠多梦者加夜交藤、龙齿、枣仁。

【西药】维生素 B$_1$ 100mg,维生素 B$_{12}$ 0.25μg,(口服或肌注)加兰他敏 10mg,早期必要时可给予泼尼松、利巴韦林。

【外用】

(1)皂角膏:大皂角 1500g,加水煎成膏时加制马钱子粉 8g、蜈蚣 3 条(粉)备用。

制法:先将洗净的皂角放入锅内煮透成泥,滤过渣,浓缩成糊时加入马钱子粉再熬成膏,密封。

(2)蓖麻千锤膏:红蓖麻 60g、松香 60g、乳香 9g、马钱子粉 13g(改制千锤膏)混合用铁锤砸之成膏,备用。

制法:红蓖麻剥去外壳净仁称重,混合捣之极细成膏,瓷器密藏。

使用时用生白布或麝香风湿膏摊贴患处。

【按】本人用上方根据患者情况进行辨证施治数例,疗效满意,有效率 95% 以上。施用外敷膏时早期用大皂角膏,隔日换一次,超过 10 多天者,选用蓖麻千锤膏隔日换敷。同时服用中药日一剂,或再配合西药口服或肌注,最短者 7 天,最长者 16 天,平均 11.5 天即痊愈。

2. 治疗口眼㖞斜（面神经麻痹）方

红皮蓖麻 3 个、巴豆 4 个。

【用法】将蓖麻、巴豆剥去硬壳，共捣烂成膏，摊在洁净的白布上或纸上，贴患侧太阳穴处。同时用红糖、生姜（捣烂）各四两煎汤内服，发汗，24 小时后将膏取掉，避风 3 天。

【注意】卧位贴膏于患侧，巴豆毒性大，个别有小水泡，一般不需处理。

3. 补阳还五汤加减

黄芪 60～120g、归尾 6g、赤芍 6g、地龙 3g、川芎 3g、桃仁 3g、红花 3g。每日一剂，水煎分 2 次服。

牵正散：白附子、僵蚕、全虫各等分制末，每次 15g 和姜汁为糊，外敷患处，一昼夜换药一次。

其他治疗同对照组：地塞米松 10mg，维生素 B_6 200mg 加 5% 葡萄糖，静滴，每日一次；地巴唑 20mg 口服，日 3 次，维生素 B_1 100mg，维生素 B_{12} 500μg，肌内注射，每日一次；于患处侧乳突神经出口，下关、颊车、迎香、太阳等穴位或沿面神经用低频脉冲治疗，两组 15 天为一疗程，一般 1～3 个疗程。有效率 100%。

4. 自拟牵正散加味

白附子 10g、僵蚕 10g、全虫 5g、蜈蚣 2 条、羌活 10g、防风 10g、当归 12g、赤芍 12g、桃仁 10g、红花 10g、黄芪 30g、桂枝 15g、香附 10g、白芥子 10g、胆南星 10g、甘草 10g。

风寒偏重加细辛 3g；风热偏重加二花 15g、菊花 10g；肝风内动眩晕、肢体麻木加天麻 10g、钩藤 20g。

10 天为一疗程，有效率 100%。

【配针灸】以手足阳明经穴为主，辅以少阳经穴。主穴（患侧）：阳白透鱼腰，太阳透率谷，下关透颊车，地仓、颊车对刺。配穴：双侧翳风、牵正、风池、合谷、足三里、三阴交、太冲，平补平泻，可以下关、阳白为一组，地仓、牵正为一组行电针，30 分钟，10 天为一疗程。

【讨论】面神经炎的发生，西医认为因局部营养神经的血管受外来因素刺激发生痉挛引起神经缺血、水肿，受压髓鞘和轴突有不同程度的变性，神经功能障碍导致面瘫。西医一般采取激素抗感染、消除水肿和地巴唑扩张血管等。中医认为本病是机体正气不足，寒邪、风邪乘虚而入，伤及经脉所致。治疗主张扶正祛邪，活血化瘀，采用补阳还五汤加减治疗，补气扶正，兼以活血化瘀。方中重用黄芪，使气旺血行，祛瘀而不伤正，为主药，辅以归尾、芎、赤、桃、红、地龙活血通络，因其主要不在于祛瘀，而在于补气通络……加以加味牵正散为治疗面神经炎的名方，外敷于患处以使药力直达头面受病之所，发挥祛风化瘀止痉作用。此外，低频脉冲能促使瘫痪面肌，被动而有规律的收缩和舒张……在面神经出口处的脉冲治疗可直接消除茎突孔内的面神经水肿，避免了急性期针灸易损伤血管神经而引起面痉挛后遗症。

参考文献：

[1] 王圣鲁. 治疗口眼歪斜（面神经麻痹）方. 赤脚医生杂志，1977（6）：22.

[2] 李毅颖. 中西医结合治疗急性面神经炎 23 例. 山东中医杂志，2001（9）：544.

[3]杨丽荣.综合疗法治疗周围性面神经麻痹66例.山东中医杂志,2008(5):316.
[4]吉林医科大学神经精神教研室.实用神经内科.长春:吉林人民出版社,1974.

三叉神经痛

三叉神经痛或称原发性三叉神经痛。表现为面部三叉神经分布区的发作性剧烈疼痛为主症,属中医"面游风""偏头风""齿槽风""面风"等病的范畴。《名医别录》曰:"面上游风来去,目泪出,多唾,忽忽如醉……"。其病部位属三阳经,病因多是三阳经筋受邪所致。"巅顶之上,惟风可到",多因风寒、痰饮、瘀血所致。病机为气滞血瘀,营卫凝涩。目前现代医学对病因尚不明确,常用止痛、镇静、封闭、手术等,但复发率较高。

例案一

薛某,女,72岁,农民,1972年4月12日初诊。以左侧颜面突发性间断疼痛半个月加重5天,求治。半个月前野外"挖菜"而突发左侧"齿槽"外疼痛,认为是"牙痛",但不痛后又说不清牙痛部位,随之遇凉、冷或"吃饭"时疼痛上至太阳穴部位,流泪、流涎,不能说话,疼痛难忍。偶于夜间发作。突发不疼,一切如常。吾师刘老给予眶下孔,无水乙醇封闭,并口服复合维生素B、卡马西平、苯妥英钠,疗效很好,缓解,但自觉颜面麻木。

【二诊】半年后,即1972年11月4日患者去野外劳作着凉,又复发疼痛依旧,自服止痛剂无效。脉沉细,苔薄白。

【方药】当归10g、川芎30g、桃仁10g、红花10g、赤芍12g、防风15g、僵蚕10g、麻黄9g、附子6g、细辛4g、白芷10g、甘草4g、全虫6g(冲服)。

日一剂,服3剂后疼痛明显缓解,效不更方继续服12剂,症状消失。停药嘱患者半个月后加黄芪20g,再服6剂以巩固疗效。前后共服18剂,追访3年再未复发。

【按】该例是经络受外寒风邪所致,经脉瘀滞,宜以祛风散寒、温经活血,拟以麻黄附子细辛汤合血府逐瘀汤加减治之,散寒温经,疏风通络。又因年高久病,故再加黄芪,再服以巩固疗效,实很满意。

例案二

于某,男,58岁,农民,1987年11月18日初诊。

左侧颜面疼痛,时痛时止七八天。患者于七八天前在野外干活,午饭是在野外,食后胃不适、嗳气,晚上即"牙痛"伴"颜面部疼痛"。随之每遇胃受凉,胃不适,就发病逐渐加重,近日更加难忍,时重时轻,上至太阳穴处,下至口角处,痛时伴眼流泪,若即止,一切如常。脉沉细,苔白腻。

【方药】党参15g、茯苓10g、炒白术12g、附子8g、川芎25g、僵蚕10g、细辛4g、砂仁6g、全虫6g、桂枝9g、甘草4g、干姜6g。

4剂,水煎服,日一剂,早晚服。

【二诊】1987年11月26日,服后颜面疼痛明显好转,胃仍有些不适。脉沉缓,苔薄白。原方加吴茱萸5g、砂仁6g、党参加至20g、炒白术加至15g,再服7剂,并配以卡马西平100mg,日2次;苯妥英钠50mg,日2次,连服7天。

【三诊】1987 年 12 月 3 日,服上述药后疗效满意,疼痛基本消失,胃肠也较舒服。原方减吴茱萸、肉桂,加桂枝 10g,再服 7 剂以巩固疗效,并停服西药,至今再未复发。

【按】该例是由胃肠三焦受寒而引发病症,是三阳经所经之处发病。以香砂六君汤合麻黄附子细辛汤加减,健胃益气,温中散寒,疏风通络,助阳解表,仍获满意疗效。

附 方

1. 四白胆地汤

白僵蚕、蔓荆子、炒没药、龙胆草、白蒺藜各 9g,白芷 12g,白芍、生地各 15g,石决明 30g,全蝎 6g,甘草 3g。

每日一剂,一个月为一疗程。

【体会】三叉神经痛属中医学头风、面痛之范畴,病因病机较复杂,多由素体阴虚、外风易侵、内风易动、虚阳易亢、肝胆风火升腾无度所致,故以滋阴潜阳、降火息风为治则。自拟四白胆地汤,地黄、白芍滋阴养血;白蒺藜、石决明平肝潜阳;胆草降肝胆火;僵蚕、全蝎息风通络,解痉止痛;更加白芷、蔓荆子二药寒热平调,祛外风止疼痛;没药活血化瘀而止痛。诸药合用,滋阴虚之体,消内外之风,潜亢奋之阳,降升腾之火,活血通络,解痉止痛,扶正祛邪,标本兼顾,药合病机。故收效满意。

2. 自拟止痛饮

白芍 30g、制乳没 10g、甘草 15g、延胡索 15g、丹参 30g、钩藤 15g(后下)、生牡蛎 30g(先煎)、白芷 15g。

【加减】兼肝经风火者加黄芪 15g、龙胆草 15g、全蝎 4.5g;风寒袭络者加川芎 15g、细辛 3g、桂枝 10g;胃热炽盛者加生石膏 30g(先煎)、大黄 10g(后下);瘀血阻络加红花 15g、川芎 30g、当归 10g。

每日一剂,水煎分 2 次服。有效率 71.0% ~96.5% 。

3. 三叉神经痛方

荜茇 50g、细辛 5g、川芎 50g、炙川乌 10g、苍耳子 15g。

【主治】风寒型齿槽风,即三叉神经痛。

【方解】主药荜茇辛热,入大肠经、胃经,温中散寒止痛,治头痛齿痛;川芎辛温,入肝、胆经,活血行气,祛风止痛,辛香善升,能升行头目巅顶,主头痛寒痹,筋挛缓急;辅以炙川乌辛温,祛风湿,散寒止痛,主风寒湿痹;苍耳子甘温,散风止痛,主风寒头痛、齿痛;佐使以细辛辛温,入肝、胆经,辛香善升,祛风止痛,主头痛、齿痛,五药合用辛温散寒,故善治风寒型齿槽风即三叉神经痛。

【加减】若一支疼痛加防风 25g;二支疼痛加高良姜 15g;三支痛加藁本 15g;一、二、三支痛加白芷 50g;恶心、纳呆加半夏 15g;身畏风寒加羌活 25g。

【体会】风寒型齿槽风即三叉神经痛,多因外感寒邪、三阳受邪引起经脉拘急,气血流通不畅,不通则痛。手阳明大肠经脉,贯颊,入下齿中;足阳明胃经,循颊车,本病疼痛部位恰与手、足阳明经脉的循行相吻合,故选用本方。方中妙在重用川芎,若服 2 周无效,川芎每剂加至

75～100g。《别录》载："川芎治面上游风去来,目泪出,多涕唾,忽忽如醉。"这一描述符合三叉神经痛的发作表现,凡治此病无效者,多因川芎用量不足所致。

编者注:卢祥之为哈尔滨市中医医院院长、教授、主任医师,地处东北,热药用量较重,应用时应注意患者体质。

参考文献:

[1]张静,车义.四白胆地汤治疗三叉神经痛30例.新中医,1999,31(2):42.
[2]付关琴.自拟止痛饮治疗三叉神经痛.山西中医杂志,2002(4):53.
[3]卢祥之.中国名医名方.北京:中国医药出版社,1991:86.
[4]魏少波.三叉神经痛防治130问.北京:金盾出版社,1977.
[5]张德英.原发性三叉神经痛57例分析及病因探讨.实用内科杂志,1991,11(6):302.

治疗顽固性头痛例案

李某某,女,41岁,农民。1994年8月7日初诊。头痛、眩晕,偶伴恶心13年,加重5天。患者于13年前第二胎后"遗留"头痛症,每遇经期似有加重感,平时时痛时轻,从未间断过,多以头顶、头后痛较多,重时伴有恶心、眩晕。近日疼痛如撕裂,偶有夜间疼痛失眠。精神尚可。脉沉弦,苔白薄。血压125/80mmHg。

【方药】川芎35g、当归15g、熟地15g、赤芍20g、桃仁12g、红花10g、细辛3g、芥穗12g、藁本15g、羌活12g、半夏10g、夜交藤20g、白芷10g。

水煎3次合并药液分3次服,早晚各一次。4剂。

【二诊】1999年8月18日。头痛明显好转,睡眠仍不佳,原方加合欢皮8g、柴胡6g。4剂,服法同上。

【三诊】1999年8月26日。患者自服药后头再未疼,月经期也没有再复发,睡眠明显好转。效不更方,再服6剂,并将原方带回老家以备复发再服。随访3年再未复发。

寻常性痤疮治验

本病又名青年痤疮,是一种毛囊皮脂腺结构的慢性炎症性疾患。主发于颜面及胸背等处,以黑头粉刺、炎性丘疹、继发脓疱或结节为主症。属中医"肺风粉刺"范畴。如《医学金鉴·外科心法》曰:"此证由肺经血热而成,每发于面鼻,起碎疙瘩,形如黍屑,色赤肿痛,破出白粉汁。"

病因目前多不十分明了,可能与体内雄性激素分泌量增多有关,增多的雄性激素可使皮脂腺肥大,皮脂分泌增多淤积于毛囊内形成脂栓类,影响皮脂腺分泌物不易排出形成粉刺。在厌氧环境下存在于毛囊内的粉刺棒状杆菌等大量增生繁殖,产生溶脂酶,分解皮脂中的三酯甘油,刺激毛囊引起炎症反应,形成痤疮。它与遗传、内分泌障碍、多脂多糖类及刺激性饮食(饮酒、辛、辣)、高温气候环境及某些化学因素等有一定的关系。

中医认为本病多因饮食不节,过食肥甘厚味,及气滞血瘀,致肺胃湿热,复感毒邪而发病。

例案

郭某某,女,28 岁,农民,初诊 1998 年 7 月 13 日。颜面至双颊侧,呈豌豆至樱桃大小的暗红色坚硬结节 2 年余,近日肿胀有时疼痛。曾经外地某医院诊断为寻常性痤疮,经多家医院近半年的治疗,疗效不佳,故而求治。

【刻诊】体质较肥胖,结节暗红较硬,伴见部分青紫色聚集结节。近期月经不调,颜面偶尔发痒、痛。脉沉弦,舌苔白薄。

【颜面汤加减】桑白皮 20g、知母 12g、白花蛇舌草 25g、白鲜皮 12g、牡丹皮 10g、连翘 15g、生地 20g、赤芍 12g、黄芩 12g、野菊花 15g、丹参 15g、当归 12g、皂刺 12g、益母草 20g、甘草 8g、地丁 15g。

5 剂,水煎 3 次,合并药液,分 3 次服,日 2 次。嘱:煎后药渣布包,蒸后,热敷颜面患处,注意勿烫伤,每日 2～3 次。

【西药】四环素 0.5g,日 3 次,服 6 天。忌辛、辣及油腻性食物、化妆品。

【二诊】1998 年 7 月 22 日。瘙痒、疼痛消失,结节软而消失,效不更方,原方 7 剂,用法同前述。患者随症加减前后共服药 26 剂,治疗 40 余天,痊愈,未留任何瘢痕,疗效满意。

【体会】本方是根据病症特点,辨证与辨病相结合,由 5 个对药组成,再随症加减,结合西药的病理、病因加用西药,经临床验证疗效满意,供同道们参考。

附方

1. 消痤养颜汤

桑白皮 15～25g、生地黄 30g、赤芍 10～12g、知母 10～12g、白花蛇舌草 15～30g、白鲜皮 10～12g、牡丹皮 10～12g、金银花 15g、连翘 15～20g、黄芩 10～12g、野菊花 10～15g、丹参 12～15g、当归 10～12g。

【功效】清肺胃湿热、活血解毒。

【方解】桑白皮、知母清肺胃湿热、滋阴润燥;白花蛇舌草、白鲜皮清热利湿、祛风解毒;牡丹皮、连翘清血热、活血解毒;生地、赤芍养阴生津、清热凉血;黄芩、野菊花清肺胃之热、泻火消肿;丹参、当归养阴、活血、散瘀。其方清而不燥,活血不滞。

【加减】结节者加夏枯草、浙贝、山慈菇、皂刺;脓疮、囊肿者加败酱草、地丁、白芷;月经不调者加当归、白芍、益母草、郁金;痉挛者加蝉蜕、紫荆皮。

【西药】

(1)广谱抗生素,适用于激发化脓或形成硬结囊肿者,如四环素或红霉素。

(2)激素疗法:仅用于对其他疗法无效的重症者,配合使用,男性患者可用雌激素,如己烯雌酚,每日内服或注射 1～2mg,连续 2～3 周。女性患者有月经障碍者,可给黄体酮或绒毛膜促性腺激素 500～1000U,每周 1～2 次,10 次为一疗程。

2. 复方氯霉素液

氯霉素 2g、甲硝唑 2g、苯甲酸雌二醇 3mg、螺内酯 100mg、地塞米松 5mg、75% 乙醇 100mL,每日 2 次,外涂,半个月为一疗程。也可加入白玉霜 100g 中,混合作底膜,石膏造膜,10 天一次,4 次为一疗程。有效率 82.5%。

3.石膏四黄汤治疗面部痤疮

生石膏 30g,黄连、黄柏、连翘各 10g,黄芩、生地、赤芍各 12g,大黄(后下)8g,二花 20g,生甘草 5g,蝉蜕 8g。

水煎,每日一剂,12 剂为一疗程,总有效率 100%。

参考文献:

[1]任小丽.复方氯霉素液治疗痤疮疗效观察.中国皮肤性病杂志,1995,9(4):215.
[2]董淑侠.石膏四黄汤治疗面部痤疮 60 例.中国医学文摘——皮肤科学,1996,13(3):128.
[3]刘辅仁.实用皮肤科学.北京:人民卫生出版社,1984:495.
[4]何毅.消痤去脂汤治疗寻常性痤疮 120 例临床观察.中医文摘,2008(4):69.
[5]欧柏生,刘卫兵,王健民,等.栀子消痤合剂治疗寻常性痤疮 100 例.新中医,2005,37(7):68.

扁平疣治验

本病取名青年扁平疣,是由人类乳头瘤病毒(HPV)感染所引起的一种良性表皮赘生物。其临床特点以颜面、手背和前臂外侧面约帽针头至扁豆大小的圆形、椭圆形或多角形的无炎症性的扁平丘疹。表面光滑,浅褐色或正常肤色。散在或密集,可相互融合,偶有微痒为主症。病因为 HPV。通过直接接触或少见的自体接种或经污物传播,病毒以一种染色体外的形式复制。并刺激细胞增殖,最终形成自限性瘤体。

中医属"扁瘊"等病范畴。中医认为本病多由脾失健运,湿浊内蕴,复感风毒之邪,凝聚肌肤所致;或风邪侵袭,客于肌表,风毒久留,郁久化热,气血凝滞而发;或肝火妄动,气血不和,阻于腠理而生。本病的病位在肌肤,与肝、脾、肺等有关。病性属实,以实证为主,也有虚实夹杂者。

自拟消疣解毒汤

薏米 30～60g、白花蛇舌草 30～50g、白鲜皮 10～15g、蟾皮 3～5g、蜂房 12g、紫草 10g、生甘草 10g。

【方解】薏米、白花蛇舌草清热渗湿,健脾除痹,薏米对除疣有明显的疗效。白鲜皮、蟾皮、蜂房具有祛风攻毒、清热燥湿之效。现代医学证明,蟾皮、蜂房对多种病毒有效(如乙肝病毒 HBV、丙肝 HCV 等)。同时又非选择性地杀伤肿瘤细胞、抑制瘤体增殖、促进瘤体细胞凋亡。而对静息状态下的人外周血、淋巴细胞无毒性作用。紫草、甘草凉血活血、补脾益气、调和诸药。

本方是依据现代药理拟定,由 7 味组成。但仍需随症加减。

【加减】对女性多加用当归、益母草,补血活血;男性多加用牡丹皮、栀子,凉血活血,泻热除烦;口苦、咽干者加茵陈、生地;皮肤瘙痒者加防风、地肤子;发生于颜面、上肢者加桑叶、桑枝,下肢者加牛膝。

西医治疗:维生素 B_{12}100μg/d,乌洛托品 0.5～1.0g,日 3 次。

也有用吗啉胍治疗者,或激光、电灼、冷冻、外用5-FU擦涂,日2~3次,但较易复发。

例案

李某某,男,36岁,农民(司机),2012年6月29日初诊。

患者颜面、双手背至肘前外侧面多发性扁平丘疹,大者似黄豆,小者似芝麻粒,5~6年,伴手掌发痒脱皮2~3年,曾用"电疗""打针""服西药",无效,近日又有增多现象。

【刻诊】体质肥胖,颜面、手背明显多发而较大,丘疹色灰暗,伴手掌发痒脱皮、口苦、心烦。脉弦数,舌苔微黄腻。

【方药】消疣解毒汤加味。薏米40g、白花蛇舌草35g、白鲜皮12g、蜂房12g、蟾皮4g、紫草12g、栀子12g、牡丹皮12g、柴胡10g、木贼12g、生甘草10g。

4剂,水煎3次,合并药液,分3次服,日一剂。

忌辛、辣、高脂肪食物,忌酒(包括啤酒)。

【二诊】2012年7月5日。患者自述,服药后,口苦、心烦稍减,皮肤无变化。

原方4剂,服法同前述。

服后休息10天。

【三诊】2012年7月21日。患者服后,手掌瘙痒脱皮明显减轻,扁平丘疹有轻度瘙痒感。

原方8剂,改为水煎3次,合并药液,分3次服,每日2次。

完后休息7天。

【随访】至2012年8月10日,患者自来复检,大小扁平丘疹全部脱落,手掌瘙痒脱皮痊愈,很是满意。

【体会】

1. 患者患病时间长,范围大,丘疹大而多,病例典型。

2. 用药分三个阶段,中间休息10天,让其药物充分发挥作用。

3. 本患者共服药16剂,治疗40天痊愈,疗效满意。治疗中最少者6剂即痊愈,供同道们参考。

附方

方一

生半夏若干,烘干,过100目筛,装瓶备用。

根据扁平疣瘤体大小,取粉末加好米醋少许调糊状,外敷于疣瘤体,2~3天换一次,2~3次即自行脱落。

本方适应于手背、腕或颜面单个疣。

编者注:过敏者慎用。

方二,斯奇康注射液

斯奇康(卡介苗多糖核酸)0.5mg(一支)肌注,隔日一次,连续2~6周为一疗程,有效率80.4%。

方三,消疣汤

木贼草、板蓝根、马齿苋各 30g,香附、红花、夏枯草、赤芍各 15g,生薏仁、丹参各 20g,穿山甲 6g。

水煎服,日一剂,分 2 ~ 3 次服,药渣复煎,先熏后洗,用药渣轻轻搓擦患处,以微微发红、发热为度,每次 15 分钟,日一次。

【西药】聚肌胞 2mg,隔日注射一次。外用 0.1% 维 A 酸霜软膏,每晚一次外擦患处。均以 10 天为一疗程,一般 3 个疗程。

总有效率为 100%。

【按】

1. 西药也可用利巴韦林 0.1g,日 3 次;卡介苗多糖核酸注射液 2mL,2 天注射一次。外用 0.1% 迪维软膏擦患处。

2. 中药:将上方穿山甲改为蟾皮 3 ~ 5g,薏仁用量 30g 以上,加用八月札 20g、白花蛇舌草 30g,疗效较满意。

参考文献:

[1]彭峰,李波,黄宁.斯奇康注射液治疗扁平疣 46 例.临床皮肤科杂志,2001,30(3):185.
[2]刘凤强.中西医结合治疗扁平疣 42 例疗效观察.山东中医杂志,2007,26(1):40.
[3]刘辅仁.实用皮肤科学.北京:人民卫生出版社,1984:115.
[4]杨志波,何清湖.皮肤病特色方药.北京:人民卫生出版社,2006:15.
[5]唐信威,肖洁,宋健,等.酯蟾毒配基选择性杀伤肿瘤细胞的研究.中国癌症杂志,2012,22(3):199.
[6]孙继玮,孔胜利,赵英剑.皮肤病诊治与康复.北京:人民军医出版社,2009:42.
[7]林启寿.中草药成分化学.北京:科学出版社,1977:720,766.

中西医结合治疗胆结石例案

刘某某,女,19 岁,学生,2010 年 9 月 12 日。

患者偶发"胃痛"半年,近日嗳气、腹胀、疼痛,伴右肩胛疼痛,逐渐加剧难忍,偶伴恶心一天。

【刻诊】急病容,上腹部右侧疼痛,拒按,胃胀恶心,口苦便干。脉弦数,舌苔微黄腻。彩超显示"胆囊稍大,壁欠光滑,胆内可见多个强回声,最大约 0.4cm,肝内外胆管未见异常。诊断:胆囊多发结石,胆囊炎"。体温 37.1℃;CT 检查:低密度多发结石。属肝胆湿热证。

【治法】清热祛湿,利胆通下。

【方药】茵陈利胆汤加减。茵陈 40g、栀子 12g、生大黄 10g(后下)、金钱草 50g、黄芩 15g、川楝子 15g、郁金 12g、延胡索 12g、木香 6g、鸡内金 15g(冲服)、枳壳 12g、甘草 6g、虎杖 12g。

2 剂,水煎 3 次,分 2 次服,早晚一次。

【西药】即给曲马朵 100mL,肌内注射;熊去氧胆酸 100mg,日 2 次,口服。

随症加减服药 6 剂,症状消失,但结石仍存在,因升学不能继续服汤药,改服自拟"利胆排石胶囊"。

附 方

1. 利胆排石胶囊

黄芪 55g、生大黄 33g、茵陈 110g、海金沙 165g、金钱草 440g、莪术 135g、甘草 55g、生山楂 66g、柴胡 55g、桂枝 55g。

水煎液,浓缩。

白芍、郁金、枳壳、姜黄各 55g,鸡内金 165g。上五味粉碎加入浓缩液,低温烘干,装胶囊,每粒 0.47g。每次 6 粒,日 3 次,服 20 天后改为日 2 次。

【西药】熊去氧胆酸 100mg,日 2 次;苯丙醇 0.2g,日 3 次。

服药 60 天后复检,胆结石消失,停服西药;改服中药胶囊 6 粒/次,日 2 次,再服 30 天,以加巩固,至今一切很好,疗效确切。

【体会】

(1)利胆排石胶囊是根据李培荫(湖南中医学院教授、内科主任)清胆汤、卜莹通胆排石丸化裁而成。因患者是学生不便服汤剂而拟以胶囊,配合西药治疗 2 个月疗效满意。

(2)熊/鹅去氧胆酸可减少胆固醇合成,降低胆汁中胆固醇饱和度,从而使胆固醇结石溶解。熊去氧胆酸副作用较少。

(3)借助 CT 检查,确定胆结石的性质为溶石提供依据。一般而言,高密度结石为胆色素结石(CT 值在 50HU 以上);等密度或低密度结石为胆固醇结石(CT 值在 40HU 以下),其可靠性可达 93%。

【简述】胆结石属于中医胁痛、黄疸、结胸发黄等证范畴,多发于成年女性。临床特点以上腹部阵发性绞痛、腹胀、嗳气及放射性右肩背疼痛为特点,偶伴有黄疸、寒战或发热、腹肌紧张等。B 超、磁共振检查发现胆及胆道结石为特征。

(1)病因:中医多认为由饮食不节(嗜食膏粱厚味),情志忧郁,劳累,虫毒(蛔虫)上窜肝胆等伤及肝胆脾胃。胆者"中清之腑",位于胁下而附于肝,与肝相表里,输胆液而不传化水谷糟粕。它的功能是以通降下行为顺,任何因素当影响到胆的"中清不浊"和"通降下行"即可发病,即:①因情志忧郁不畅,致使肝胆之气郁结,疏泄失常;②因饮食不节,过食油腻,致使脾胃运化失健,继而生湿蕴热,阻碍肝胆疏泄功能;③因蛔虫上扰,导致肝胆气血运行不畅及脾胃运化失司等而发病。

(2)病理:肝胆之气郁结,继则血瘀化热,热与湿蕴结,则成肝胆湿热;若湿热久蕴不散,则胆液久瘀不畅,凝结而成砂石;如此反复发作,则可迁延而致慢性。胆气不通则痛,胆液逆溢肌肤而发黄。若热积不散,则血肉腐败,酝而成脓。病情再进一步发展,则热毒化火,火毒炽盛,深入营血,甚至邪盛正竭,出现"亡阴""亡阳"。

(3)辨证:胆石症依据患者体质。现代检查(超声波、化验)认为胆结石的形成基本因素有胆汁理化状态的改变、胆汁瘀滞、感染 3 种,且常为 2 种以上的因素联合致病。按构成结石的主要成分可分为胆红素结石、胆固醇结石、混合结石 3 种。进行分型分期,胆结石多伴有胆囊炎,有急性发作或伴慢性迁延,有结石而无炎症者较少见。根据临床表现大体可分为三型(三期),即气滞型(早期)、湿热型(中期)、热毒型(晚期),借以从原则上划分手术与非手术界限和作为立法处方的依据。

1)肝胆气滞证

主症:右胁及胃脘隐痛、胀痛、痛引右肩背者,食少腹胀、嗳气口苦、大便不调、厌食油腻。舌红,苔薄黄,脉弦。

治法:疏肝理气,利胆排石。

方药:柴胡疏肝散合金铃子散加减。柴胡10g、白芍15g、枳实15g、木香10g、青皮15g、川芎10g、香附10g、延胡索15g、川楝子10g、金钱草30g、郁金15g、鸡内金10g、甘草6g。

加减:食后脘胀加陈皮、砂仁、焦三仙;大便干结加生大黄;溏泻加炒薏仁、焦山楂、炒白术。

2)肝胆湿热证

主症:起病急,右胁及胃脘胀痛拒按,恶心呕吐,身热口苦,大便秘结,小便黄或面目肌肤黄染。舌红,苔黄腻,脉弦滑数。

治法:清热祛湿,利胆通下。

方药:龙胆泻肝汤加减。龙胆草10g、山栀子10g、柴胡15g、黄芩15g、生大黄10g、枳实15g、生地黄15g、茵陈30g、泽泻15g、车前子15g、延胡索20g、金钱草30g、蒲公英15g、鸡内金10g、甘草6g。

加减:热重者加双花、连翘;口干渴加芦根、玉米须、麦冬;胁痛加郁金、川楝子,大便仍干加芒硝。

3)热毒炽盛证

主症:寒战高热,右胁下绞痛,痛处拒按可扪及包块,全身发黄,恶心呕吐,腹部胀满,大便秘结,小便黄赤,心烦急躁,甚至神昏谵语。舌质红绛,舌苔黄腻,少津,脉弦数或洪数。

治法:泻火解毒,通里攻下。

方药:茵陈蒿汤合黄连解毒汤。茵陈15~60g、山栀子15g、生大黄10~24g(后下)、芒硝10g(冲服)、黄连6g、黄芩10g、胆草6g、板蓝根15g、蒲公英15g、丹皮10g、柴胡10g、郁金10g、甘草3g。

加减:高热不退者加双花、地丁;胁痛明显者加皂刺、制乳没;邪热内陷,正气不支,见神情淡漠,息促汗多,舌红津少,血压下降,可取生脉饮加味;高丽参10g(另煎)、麦冬15g、五味子10g、生龙牡30g。煎水频饮。

(4)西医治疗:低脂饮食,忌暴饮暴食,促进胆汁排泄(利胆):50%硫酸镁液(10~15mL,日3次,餐后服)。腹痛明显可用抗胆碱能药物,解除平滑肌痉挛。溶石疗法仅适用于胆固醇结石,胆囊管通畅,胆囊收缩功能正常者,熊去氧胆酸8~12mg/(kg·d)。

(5)新排石汤:金钱草60g,茵陈30g,郁金30g,滑石18g,柴胡、生大黄、川楝子、王不留行、枳实各10g。

适应证:胆结石术后。

特点优于传统的排石方法,患者对本法依从性较好。

2.疏肝利胆排石汤

柴胡6g、山栀子9g、生大黄6g(后下)、陈皮6g、元明粉15g(冲服)、茵陈30g、延胡索30g、金钱草30g、玉米须30g、木香6g、制香附12g、郁金9g、当归15g、白芍15g。

【主治】胆道结石。

【方解】柴胡、山栀子疏肝清热;生大黄、元明粉通里攻下;茵陈、金钱草、玉米须利胆排石;木香、郁金、陈皮理气开郁;延胡索、香附解痉定痛;当归、白芍养血柔肝。

本方有缓解疼痛,排出结石的功效。

【加减】热甚者加板蓝根30g、黄连3g、黄芩9g、双花15g;纳呆者加鸡内金9g、山奈9g、炒谷麦芽各12g;嗳气者加姜半夏9g、旋覆花9g、竹茹9g;腹胀者加枳实9g、厚朴6g、乌药9g;大便次数多者去生大黄、元明粉;小便较少者加泽泻15g、车前子30g(包)、木通6g。

编者注:该方为王義明之名方,摘自《名医名方录》。

3. 中西医

忍冬藤、蒲公英、金钱草、益母草、白茯苓各20g,虎杖15g,茵陈30g,香附、郁金、柴胡、丹参、玉片、乌梅、决明子各10g。

每日一剂。

【西药】熊去氧胆酸0.1g,日3次。

【效果】治愈36例,显效28例,有效14例,无效10例,总有效率88.6%。

4. 通胆排石丸

茵陈40g,栀子、生大黄、柴胡、延胡索、乌梅、焦三仙各15g,虎杖、枳壳、川楝子各30g,玉片、青皮、甘草各10g,麦芽、鸡内金各20g,金钱草60g,白芍60g。

共制小蜜丸,6丸约1g,10g/次,日2次。

10天为一疗程。2个疗程疗效为:治愈18例,好转80例,无效2例,总有效率98%。

参考文献:

[1]曾凡鹏.中西医结合治疗胆石症88例.中西结合消化杂志,2004(3):175.

[2]卜莹.通胆排石丸治疗胆石症100例.辽宁中医杂志,2008(6):894.

[3]刘燕玲,洪慧闻.肝胆病手册/现代中医诊疗手册.北京:人民卫生出版社,2004:283.

[4]范秀英,陈志刚.中西医结合内科疾病诊疗手册.北京:中国中医药出版社,2008:128.

[5]江杨清.中西医结合临床内科学.北京:人民卫生出版社,2012:413.

[6]丁杰.胆结石.中国实用内科杂志,1998,18(7):391.

中西医结合治疗泌尿系结石

本病属于中医腰痛、石淋、砂淋等证范畴,多见于30~45岁男性。其临床特点以突然一侧腰腹部阵发性绞痛,小便频数,短赤、刺痛、血尿(或偶有砂石排出)为主症,其病因为下焦湿热郁积,肾虚禀赋不足(如禀赋不足、发育不足或尿路狭窄,排石不畅或畸形变异,如解剖学上的马蹄肾、多囊肾都可形成结石),老年肾虚气化不利(前列腺炎常为产生原因),伏案少动者亦可生成结石。西医多主张手术或超声碎石治疗本病。

本人认为单纯性的中西医治疗缺乏整体性,应当辨证或辨病相结合。石淋多为下焦湿热导致肾阴亏损,当宜攻补兼施,中西医结合治疗较好,比如经彩超、X线片证实在肾出口或上、下输尿管者容易治疗,若在肾内者应配合超声碎石机治疗,再根据患者体质辨证给药。

自拟三金排石汤

随症加减,结合西医西药治疗。

【方药】金钱草60g、海金沙20g、鸡内金20g(冲服)、郁金20g、琥珀6g、石韦30g、滑石15g、生甘草10g、地龙15g。

【方解】金钱草、海金沙、石韦、滑石有清利之功,有溶石碎石作用;琥珀、鸡内金有利结石变小排出作用;地龙、郁金可减少肾、输尿管痉挛,扩张输尿管,增宽结石排出通路,有利结石排出。

【加减】气滞型:以行气利水排石,加枳壳、川楝子、木通、车前草。湿热型:以清利湿热,通淋排石,加大黄、栀子、川草薢、黄柏。肾虚型:加黄芪、怀牛膝、白芍。

【西药】合并感染者,加用抗生素(氨苄西林6g或先锋霉素5g)静脉滴注,每日一次,未合并感染者用黄体酮20mg,日2次,肌内注射。

剧痛者配合解痉药(阿托品、654-2)或5%葡萄糖加硫酸镁,加654-2(小壶)滴注。冲击法;解痉后,5%葡萄糖加20%甘露醇滴注。

例案

王某某,男,37岁,农民。2009年6月16日初诊。

患者右侧腰部间断疼痛20多天、剧烈疼痛2个多小时而求治。患者20多天前偶然右侧腰部疼痛难忍,急到某医院诊治。

彩超检查示"右肾上输尿管约1.3cm亮光点,伴右肾水肿",做超声碎石治疗,已经间断作碎石3次,今上午饭后"突然剧痛"而求治。

【刻诊】面色苍白,剧痛难忍,大汗淋漓。脉浮数,舌质红、苔微黄。

【拟】益气滋阴,行气止痛,利尿排石。

【方药】黄芪25g、生地30g、金钱草50g、海金沙20g(包煎)、川楝子15g、延胡索10g、鸡内金20g(冲服)、郁金15g、地龙15g、枳壳12g、琥珀6g、滑石15g、甘草10g。

2剂,水煎3次,分2次服。

【西药】曲马朵100mg,肌内注射。半小时后疼仍不解,即哌替啶25mg,肌内注射;疼痛缓解,即口服中药300mL,黄体酮20mg,肌内注射。

用药后患者再未痛过,即于第二天(6月17日)再次彩超复检:结石仍存在,右肾水肿。

原方减生地、川楝子、延胡索,加栀子12g、川草薢12g、王不留行15g。

5剂,水煎3次,分3次服,每日一剂。

黄体酮20mg,肌内注射,日2次。嘱:多饮水,多运动,尿时单独留尿;至第三天用5%葡萄糖100mL加20%甘露醇150mL,日2次;至第四天下午患者感觉也看到排出"结石"一块,继续服完药,复检一切正常,治疗7天,疗效很满意。

【体会】

1.本病年轻患者多是湿热所致,剧痛易引起虚脱,方中可加用黄芪、生地黄,并用西药先止痛,缓解痉挛,然正视其部位(在输尿管者)可以在服中药的同时行冲击疗法,一般在服药后的第3~4天开始用冲击疗法,日2~3次,连续2天,无效不可再冲击,可隔日后再冲击。

2.老年患者多为肾虚所致,亦有成石后而致虚者,气虚则无力排石,阴液不足则浊质易凝,无以行"舟",故应在方中加黄芪、牛膝、白芍,益气补肾滋阴。冲击要缓而行之,日可一次,不可过急。

3. 对在肾内者结石,可配合超声碎石,让其松动,再加以中药、西药和运动均可获得满意疗效。

此为本人体会,仅供参考。

附 方

三金排石汤:海金沙60g、金钱草60g、鸡内金12g、石韦12g、冬葵子9g、滑石15g(包)、车前子12g(包)。

【主治】尿急、尿频、尿痛,少腹痛及腰,尿血、寒热甚盛的肾、膀胱及输尿管等处的结石。

【体会】肾、膀胱及输尿管结石病相当于中医淋证范畴,一般分湿热与寒湿两类论治,但事实上临床以湿热互结于下焦为多见。检出有砂石证者即可用之,颇为有效。

编者注:本方为中日友好医院印会河教授(副院长,中华全国中医学会理事等)之名方。

参考文献:

[1] 崔晓莹,李富玉.治疗泌尿系结石经验.山东中医杂志,2002(3):183.

[2] 张振中,李建国,翟海宁,等.排石冲剂治疗肾结石40例.山东中医杂志,2000(8):462.

[3] 陈宏伟,王莉.中西医结合治疗泌尿系结石60例疗效观察.新中医,2004(1):54.

[4] 王伟.黄芪三金汤治疗泌尿系结石84例.山东中医杂志,2009(6):400.

中药治疗骨折延期愈合症

外伤性骨折中西医命名大体相似。各种性别、年龄均可发病,其主要以受间接或直接暴力而致骨折,局部肿胀,青紫瘀斑,关节功能丧失,局部压痛,X线片显示骨折类型及移位情况等为特征。本治疗是以复位或手术后骨痂2个月或几个月未见骨痂形成或年龄过高者为适应对象。

例案一

裴某某,男,8岁。左上肢尺骨闭合性骨折2个多月,于1999年4月8日初诊。

患者于2个多月前跌倒,左手腕部肿痛。X线片:尺骨斜行骨折。随即用石膏托固定。近日复查折伤未见骨痂形成,没有愈合,仍有轻度肿胀。

患者发育正常,食欲欠佳,服中药较难,随之服"骨宝胶囊"4粒,日2次。伤处用夹板固定。连服3周,复查,X线片对照明显愈合,裂隙消失,再巩固服一周。拆除夹板,注意活动度。5月12日再次复检,一切都好。

例案二

李某某,女,92岁。1997年7月12日检查,右髋关节损伤。X线片:右股骨头颈部骨折。用"克氏钢针"固定,因年龄较高,愈合差,配合服"骨宝胶囊"4粒/次,日3次,服40多天后患者不愿再连续服用,随便日服1~2次,至半年后丢掉双拐,3年后完全康复,只是象征性地挂一拐杖。高寿 98 岁,一切活动自如。

附:骨宝胶囊(自拟配方)

主要由土鳖虫、三七、紫河车、骨碎补、自然铜、刘寄奴、血竭、落跌打等组成。

【方解】

土鳖虫:能使损伤部位血管形成加快,使骨细胞生长活动增强,钙盐沉积加速,并能吸收多余骨质及使髓腔再通,加快骨折愈合。

自然铜:含骨折所需要的钙、磷、铜、铁等无机盐离子,可诱导成纤维细胞转变为成骨细胞,促进骨痂生长,还能促进骨髓本身及周围血液中红细胞和血色素的增生,加快骨痂胶原合成,促进钙、磷沉积,而加速骨折愈合。

落跌打:又名积雪草。为魏氏伤科治伤常用药味。跌打损伤发生骨折、关节脱位、软组织损伤等,血瘀停积,肿胀疼痛。或内伤瘀凝气滞,呼吸、咳呛、转侧疼痛。落跌打既有活血消肿止痛的作用,又有清热解毒利水的功效。

三七:活血化瘀,《本草纲目》记载“止血、散血、定痛、金刃箭伤、跌扑杖疮”。

血竭:被誉为伤科之圣药,具有较强的活血止痛作用。《海药本草》云:“主打伤折损,一切疼痛,补虚及血气搅刺,内伤血聚,并宜酒服。”

文献摘选

《疡医大全》卷 36,1357 页:“夫伤损不须求其源,看其病之轻重,审其损之浅深。凡人一身之间,自顶至足,有矿伤、打伤、跌伤及诸刃伤者皆有之。凡此数证,各有其说,有当先表里而后服损药者,为医者当循其理治之。然医者意也,不知其意者,非良医也,或者秉性愚昧,不能观其证之轻重,明其损之浅深,未经表里通利,先服损药,误人事矣,有因此痰涎上攻,有因此大小脏腑闭结,差之毫厘谬以千里,所谓医不三世,不服其药,信哉……凡损伤妙在补气血,俗二不知,惟要速效,多用自然铜,多成痼疾也。初伤只用苏木活血,黄连降火,白术和中,童便煎服。在下者可下瘀血,须先补托……”。陈实功曰:“跌扑者有已破、未破之分,亡血、瘀血之别。从高处坠未伤皮血者,必有瘀血流注脏腑,人必昏沉不醒。二便必难,当以大承气汤通二便,其人自甦,不能醒者独参汤救之。”(《外科正宗》)

通遵散:折伤跌扑极重,大小便不通,最危之症,先用此药,打下夹血,然后服补药。枳壳、大黄、芒硝各 6g,陈皮、厚朴、当归、木通、红花、苏木各 3g,甘草 1.5g。小儿孕妇忌服。(《疡医大全》1375 页)

接骨紫金丹:土鳖虫 10 个,骨碎补 25g,自然铜(火煅醋淬 7 次)、巴豆霜、乳香(去油)、没药(去油)、血竭各 15g,当归尾(酒浸)9g,硼砂 9g,地龙 14 条(酒浸去土晒干),每服 1g,酒送服。(《疡医大全》1374 页)

【按】骨折延迟愈合是指骨折经过治疗固定时间已超过同类骨折愈合所需要的最长期限。而骨痂仍不能将骨折端坚强地连在一起,肢体活动时断端有明显异常活动,局部有疼痛或压痛,X 线片示断端边缘不整齐,模糊甚至呈囊性改变,骨质吸收疏松,骨痂生长较少,断端间隙增宽,但无硬化及髓腔闭塞证者,骨折延迟愈合是骨科治疗的一大难题,尽管各种新的治疗手段不断涌现,但都或多或少存在一定的局限性,中医治疗该病历史悠久,经验丰富,认为骨折延期愈合与肝肾亏虚、气虚血瘀关系密切。

骨折延期愈合病位在筋骨,其本在肾,血瘀是重要的环节。"肾主骨""肾藏精,精生髓""诸髓者皆属于脑""脑为髓海,肾气主之",说明肾与神经系统关系密切,特别是脑下垂体。现代医学认为骨生长发育所必需的物质胶原、硫酸软骨素以及钙质在骨的沉积过程中所需要的生长激素以及维生素 D_2、维生素 D_3,均是由肾脏激活而完成的,这充分说明了肾脏与骨骼生长发育的关系,也证明了肾主骨的科学性。

不安腿综合征治疗例案

例案一

程某某,男,80 岁,干部。2011 年 6 月 18 日初诊:两腿休息时"疲劳发困",时重时轻,已多年,近期加重,休息时"发困""拘急"。行走、捶打不能缓解,难以忍受,夜间最难受,难以睡眠,中午休息时也会"难受",不能休息。经多方治疗,疗效欠佳。患者精神较好,稍有肥胖。脉沉迟,舌质胖嫩,苔薄白。BP125/85mmHg, WBC 5.7×10^9/L, HGB 94.8/L, RBC 4.29×10^{12}/L。体检报告:心、脑、肾、血脂、血糖均在正常范围。既往有失眠症 20 多年。近期随着病情变化更是难以休息,心烦意乱。

【方药】黄芪20g、炒白芍25g、鸡血藤30g、炒白术12g、僵蚕10g、穿山龙20g、怀牛膝15g、夜交藤25g、桂枝8g、炙甘草10g、淫羊藿10g。

6 剂,日一剂,水煎 3 次,合并药液分 3 次服,日 2 次。

【西药】每晚睡前服地西泮(2.5mg)2 片,卡马西平(0.1g)一片。

【二诊】2011 年 6 月 23 日。患者自述"拘急"稍好转。晚上能休息几个小时了。查心电图:窦性心律,大致正常,心律 68 次/分,原方加丹参15g,效不更方,再服上剂,并建议结合老干部体检做一次全面检查,休息 3 天后再服药。

【三诊】2011 年 8 月 14 日。患者自述明显好转,每晚基本可以休息。某医院将地西泮改服"多塞平"等,体检基本正常(HGB 98g/L)。已不影响中午休息,患者有"肠炎"史,多有稀便,并未查出"贫血"之因果。

再 3 剂,隔日一剂,以巩固疗效。

2012 年 1 月 28 日,患者原病复发,并伴有水肿,贫血貌,两腿"拘急"夜不能眠,午不能休。查 HGB 6.1g/L。住院输血后好转,再度治疗效果欠佳,于 2012 年 4 月 21 日出现低烧、水肿,5月 13 日确诊为结肠癌,随之其 RLS 就没有缓解过。

例案二

郭某某,女,79 岁,农民。2012 年 6 月 7 日初诊:夜晚"腿困""疲劳""难受"八九个月,近日加重,不能入睡。脉沉迟,苔薄白。BP110/70mmHg。既往:两年前曾患过"脑梗死",住院治疗恢复较好,除做家务还能参加一般体力劳动,基本无后遗症,有便秘史多年。

【拟】舒筋汤:黄芪30g、当归12g、炒白芍30g、鸡血藤30g、怀牛膝10g、僵蚕10g、淫羊藿10g、桂枝8g、生白术12g、火麻仁12g、炙甘草10g。

4 剂,水煎 3 次,合并药液分 3 次服,早晚各一次。

【二诊】2012 年 7 月 8 日。自述明显好转,症状减轻,睡眠差。脉细弦,苔白薄。效不更方,原方加夜交藤 20g。

4 剂,服法同前述。

西药加服力勃隆,4 片,日 3 次(服一个月)。

随访半年没有复发。

例案三

曹某某,女,84 岁,干部。2013 年 6 月 18 日初诊:患者左下肢"拘急""难受"多年,近半个月加重,夜不能入睡,须起来行走,捶打、按摩也不能缓解,很痛苦,心烦意乱,白天中午休息时也是"难受"。患者精神很好,耳不聋,眼不花,BP125/80mmHg。脉沉细,舌质嫩,苔白薄。既往有便秘史,近日偶发"胃灼热"呕酸。

【方药】黄芪 25g、当归 12g、炒白芍 25g、鸡血藤 30g、怀牛膝 10g、淫羊藿 10g、桂枝 8g、瓦楞子(煅)25g、郁李仁 8g、穿山龙 25g、炙甘草 12g、生白术 12g。

4 剂,水煎 3 次,合并药液分 2 次,早晚各服一次。

【二诊】2013 年 6 月 28 日。患者自述明显好转,晚上不再"行走""按摩"了,自能"承受",胃灼热消失,便秘缓解,但睡觉较差。原方加夜交藤 20g、茯苓 10g。4 剂,水煎,服法同前,随访基本痊愈。

附:不安腿综合征的认识与治疗

不安腿综合征也叫不宁腿综合征,是现代医学的命名(1960 年 Ekbom)(RLS)。多见于中老年人及妇女,另外妊娠后的妇女也常常有较高的患病率。其临床特点是以休息时小腿深部肌肉出现难以忍受的不适感(拘急),尤其以腓肠肌最为常见,特别是夜间或中午休息时发病,经捶打、按摩或强迫性活动后症状可暂时缓解为主症,严重影响休息和睡眠,其病因不明。(2000 年美国有报道 RLS 与贫血、血清铁蛋白低下有关,特别是缺铁性贫血者发病率较高,说明铁代谢的异常参与了本病的发病机制,也有人对 RLS 用多巴胺类药物或多巴胺受体激动剂有较好疗效,这也说明多巴胺系统异常也有可能在其发病机制中扮演了重要角色。目前西医认为 RLS 属于中枢神经系统疾病,虽然病因不明但分为原发性和继发性。原发性往往有家族史,目前认为和基因有关,为 BTBD9、Meisl、MAP2K5 等。继发性多见于贫血、孕妇、产妇、肾脏疾病后期、风湿性疾病、糖尿病、尿毒症、乙醇中毒、癌肿、高胆固醇血症及血卟啉病,说明与内分泌、代谢系统有关。其他如下肢静脉血栓形成和曲张,部分胃切除或服用氢氯噻嗪类和巴比妥类药物等,与焦虑或抑郁等精神因素有关。)

许多报道归属中医虚劳、痹证等病范畴,多与受凉、疲劳、外伤有关,其病机多由脾胃失健、肝血不足、营卫失调、筋脉失养或脉络瘀阻、经脉不行,或风邪趁虚入侵肌肤所致。(西医认为病理生理机制虽不明,但可能跟铁离子代谢或多巴胺系统异常有关,铁是酪氨酸羟化酶的重要辅因子,铁缺乏能导致多巴胺信号通路改变,从而导致尾状核和壳核细胞外多巴胺水平增高,可能提示了通过转运体的多巴胺清除能力下降。)

一、诊断依据

1. 异常感觉:由于肢体难以忍受的不适感,导致有运动肢体的强烈愿望,主要是下肢,这异常感觉常发生在肢体的深部而不在表面,如皮肤。

2. 运动症状:不能入睡、休息,不停运动肢体以缓解异常感觉,主要表现为来回走动、晃动、或屈伸肢体,或在床上辗转反复。

3. 症状以休息时加重,活动时缓解。

4. 夜间加重,深夜达高峰。

5. 检查:血清铁蛋白、铁蛋白、血清铁结合力、叶酸、维生素 B_{12}、肌酐、促甲状腺激素、肾功能、血糖、CT、MRI、肌电图等必要的检查。

二、治疗

1. 西医治疗

(1)首选多巴胺能药物:左旋多巴(美多巴)每晚睡前服用左旋多巴一片(含左旋多巴 100mg,苄丝肼 25mg),服药一周后有 85% 的患者临床症状可完全消失,该药可迅速补充中枢神经系统内的多巴胺成分。

(2)可乐定:每晚睡前服用 0.1～0.3mg,可使临床症状迅速消除,但停药一个月后又可复发,重新应用仍然有效,可乐定是肾上腺素能激动药,通过激活突触前膜和抑制 α_2 受体而阻滞去甲肾上腺能的作用。用可乐定治疗长期治疗的患者,均获显著疗效,提示本病的发病机制可能与肾上腺素能的介导有关。

(3)卡马西平:第一周每晚 100mg,以后 2 周依治疗反应与副作用情况,每周增加 100mg,直至每晚服 300mg,维持此量再服 2 周,总疗程 5 周,服 3 周后可明显改善症状,效果满意后,可逐渐减量至维持量(100～200mg),长期服用。副作用可能有头晕、嗜睡和乏力等,一般无其他副作用。

(4)溴隐停:为多巴胺受体激动剂,具有兴奋多巴胺受体的作用,每晚睡前服 7.5mg,服用一个月以上可见全部患者每夜睡眠中的周期性腿动次数明显减少,不安和感觉异常症状也明显减轻。以往有报道称多巴胺阻滞剂可加重 RLS 的症状,甚至可引起安定剂而致的不安表现,如静坐不能,因此认为多巴胺系统可能参与了 RLS 的发病机制。

(5)氯硝西泮:每晚睡前服用 0.5～2mg,连服 3～4 周,可使失眠情况获得改善,睡眠中的腿运动次数明显减少。

(6)补充铁剂、叶酸是很必要的。

2. 中医治疗

舒筋汤(自拟):白芍 20～30g、淫羊藿 8～12g、怀牛膝 10～15g、鸡血藤 20～30g、炙甘草 10～15g、僵蚕 10～12g、穿山龙 25～50g、桂枝 8～12g、白术 10～15g。

【加减】气虚加黄芪 20～60g;血虚加当归 10～20g;失眠加夜交藤 15～20g;便秘加麻仁 10～15g 或郁李仁 6～10g;缺铁加磁石 20～30g(加醋先煎)或醋煅磁石。

【方解】白芍、鸡血藤养血敛阴、补血行血、舒筋活络;怀牛膝、淫羊藿补肝肾壮阳强筋骨;桂枝、穿山龙温经通阳、活血通络;白术、僵蚕健脾益气、息风止痉;炙甘草补脾益气、缓急止痛、调和诸药。

总之本方具有养血敛阴、补肝益肾、通阳健脾、活血通络、止痛止痉作用,对下肢"拘急"虚劳腰腿痛及四肢发凉有一定的疗效。

体会

1. 本病据报道发病率只有30%前来就诊,有部分可自行缓解,不太受重视,但其后果多是造成精神损伤、失眠、心烦、疲劳。

2. 与其他疾病相参合,如例一可能是肿瘤的早期表现,例三与脾胃不健、便秘相参合所致。

3. 本方是以《伤寒论》芍药甘草汤和桂枝甘草汤为主演变而来,芍药甘草汤是用于汗后亡阳之证之"拘挛"。"……若厥于足温者,更作芍药甘草汤与之,其脚即伸"。"发汗过多,其人又手自冒心,心下悸,欲得按者,桂枝甘草汤主之"。《汤本求真》曰:"太阳篇之芍药及甘草之医治效用,其腹证现腹直肌挛急。故以此腹证而处本方时,不仅主治下肢而已,即上肢之挛急,及其他因一般脏器组织之紧缩急剧,而发诸证"。

4. 本病发病多是夜间/休息时,不是"抽动"(既肌肉紧张－挛急)而是"发困",多是阳气内衰,津血内竭,不能营养经脉,血虚不能养筋(休息时血流缓慢)所致。故组方再加用淫羊藿、鸡血藤、怀牛膝、白术,在原方功效基础上再加以壮阳补血、益肾健脾、补肝肾更为有效。

中西医结合治疗带状疱疹

本病属于中医的缠腰火丹范畴。多发生于春秋季,以成人居多,是水痘－带状疱疹病毒的潜伏性感染被激活而发病,因接触传染者极少。其临床表现以沿外周神经分布呈簇状丘疹、水疱,患处皮肤灼红,剧痛为主症。其病因是情志内伤,脾湿内蕴,感染邪毒,其病机多为肝气郁结,久而化火,或脾失健运,蕴湿化热,湿热相搏,并感染邪毒所致。西药认为本病有自限性,一般采取局部干燥、消炎、止痛、抗病毒等对症治疗和支持疗法。

方一

红藤30～60g、全瓜蒌20～30g、赤芍10～15g、白花蛇舌草30～40g、炮山甲5～8g、胆草5～10g、丹皮10g、甘草9g。

湿热甚者加车前子、黄芩;气阴两亏者加北沙参、石斛。

方二

生大黄20g、黄柏20g、黄连20g、青黛10g、五倍子10g、芒硝10g、乳香10g、没药10g、冰片5g、凡士林100g。

除青黛、乳香、没药、冰片、芒硝外,余药烘干,共研细粉,过120目筛,调和,根据大小纱布外敷(5分硬币厚),每天换药一次,10次为一疗程。

方三

阿昔洛韦200mg/次,每4小时一次,日总量为1000mg,10天为一疗程。外用阿昔洛韦软膏,聚肌胞针2mg,维生素B_{12}500μg,日一次,肌内注射。

附方

1.治疗带状疱疹后遗疼痛症

胸腺素穴位注射加中药治疗带状疱疹后遗疼痛 42 例:取阿是穴两处,或外关、足三里,胸腺素 10mg 加注射用水 4mL,每穴 1mL,每周 2 次。

【中药】黄芪、党参各 30g,白术、茯苓、川芎、归尾、赤芍、柴胡各 10g,甘草 5g,全虫 3g。

湿热者去党参、白术,加龙胆草、车前子、黄芩;气阴两虚者加石斛、北沙参。

日一剂,4 周汤为一疗程。

2.中西结合治疗带状疱疹

热盛型:胆草 15g,栀子、柴胡、泽泻各 10g,黄芩 12g,大青叶、板蓝根各 20g,甘草 6g。

湿盛型:陈皮 12g,白术、茯苓、泽泻、苍术、川朴各 10g,板蓝根 20g,生薏仁 30g,甘草 6g。

气滞血瘀型:当归、白芍、桃仁、红花、延胡索、虎杖、枳壳各 10g,丹参 12g,红藤 15g。

随症加减。

【西药】阿昔洛韦 500mg,西咪替丁针 0.4g,分别用 5% 葡萄糖 500mL、250mL 静滴。聚肌胞针 2mg,维生素 B_{12} 500μg,日一次,肌内注射。口服阿昔洛韦片 0.2g/次,日 4 次;吲哚美辛 250mg/次,日 3 次。

结果痊愈 19 例,好转 4 例,无效 2 例。

3.中西医结合治疗带状疱疹

【本组】

肝胆湿热型用龙胆泻肝汤加减:龙胆草 20g,泽泻、木通、板蓝根、车前子、陈皮各 10g,柴胡 5g,甘草 5g。

气阴两虚型用炙甘草汤加减:蒲公英 20g,炙甘草、生地黄、麦冬、火麻仁、龙胆、丹参、板蓝根、薏苡仁各 10g。

气滞血瘀型用复元活血汤加减:蒲公英 20g,当归、板蓝根、车前子、川楝子、陈皮各 10g,柴胡、红花、桃仁各 6g,甘草 5g。

患处红赤疼痛加乳香;大便硬结加大黄、芒硝。

日一剂,水煎,分 3 次服。

【对照组】59 例均用阿昔洛韦 0.4g,每天 4 次口服。中老年患者早期加醋酸泼尼松片 15mg,每日 2 次口服;炉甘石洗剂,局部外用,每天 3 次,用 7 天;维生素 B_1 片 20mg,每天 3 次口服,用 21 天。

【结果】两组分别治愈 43、20 例,显效 21、17 例,有效 6、12 例,总有效率 98.59%、83.05%,见后遗神经痛分别为 1、8 例。

4.复元活血汤治疗带状疱疹后遗神经痛

【本组用方】柴胡、天花粉、当归、桃仁各 9g,红花、甘草各 6g,大黄、黄芪各 12g。

头面较甚加川芎、天麻;上肢甚加桑枝;下肢甚加川牛膝。

日一剂,水煎服。

【对照组】腺苷钴胺 0.5mg,维生素 B_1 片 20mg,日 3 次,奥沙普秦分散片 0.2g,每天一次,口服。均 15 天为一疗程,禁烟酒,辛辣刺激食物,多饮水。用 2 个疗程。

【结果】分别治愈 41、32 例,显效 12、10 例,有效 6、12 例,总有效率 88%、70% ,不良反应(食欲不振、恶心)分别为 0、3 例。

5. 导赤散加味治疗带状疱疹

【方药】生地 15g、木通 15g、竹叶 15g、甘草 6g、细辛 3g、银花 60g、连翘 60g。

【加减】如口渴者加重生地;疱疹大而浆液多者重用木通;心烦甚者重用竹叶;剧痛者细辛可加至 5g,但需久煎;位于肋部者加柴胡 6g;位于下肢者加牛膝 6g。

每日一剂,水煎分 2 次口服,脾胃弱者分 4 次服,一般 6~8 剂均可。

【小结】本病机心火内炽,复感外邪,湿毒外溢肌肤所致,故选用导赤散加减治疗。方中生地凉血,竹叶清心火而除烦,木通降心火而通淋利湿,合甘草可增清心火之力。加细辛祛风止痛,加银花、连翘增强泻火解毒之效。通过对 12 例临床观察,对带状疱疹止痛效果甚捷,且无一例留有疱疹后遗神经痛者,并能缩短病程而获愈。

6. 雄蚣散

白芷 12g,蜈蚣 2 条,雄黄、青黛各 30g,冰片 10g,白醋。

【主治】带状疱疹。

【制法与用法】将白芷、蜈蚣研细末过 100 目筛,再加雄黄、青黛、冰片混合研之无声,加之白醋适量调成稀糊状。由内向外涂患处,每天 4~6 次,不需洗换,用 7 天为一疗程。

本方治愈 183 例,显效 2 例,总有效率 99.47%。

参考文献:

[1]张文晨. 治疗带状疱疹后遗疼痛症. 浙江中医结合杂志,2003(3):114.
[2]王建利. 中西结合治疗带状疱疹 25 例. 辽宁中医杂志,2004(1):32.
[3]黄烈生. 中西医结合治疗带状疱疹 71 例. 江西中医药,2012,43(6):26 – 27.
[4]杨敏芳. 复元活血汤治疗带状疱疹后遗神经痛的疗效观察. 现代中西医结合杂志,2012,21(21):2326 – 2327.
[5]张岐山,殷翠玲. 导赤散加味治疗带状疱疹 12 例. 中医杂志,1987,28(6):434.
[6]邹波. 雄蚣散醋调涂治疗带状疱疹 186 例. 中医外治杂志,2007,16(1):11.

贫血(慢性再障)例案

例案一

患者,韩某某,女,62 岁,农民。2009 年 10 月 5 日初诊:神情倦怠,腰膝酸软无力 6 个多月,头晕,心悸,失眠半月余。患者 6 个月前经某某血研所确定为"再生障碍性贫血",住院治疗 4 个月,回家疗养。近半个月头晕、失眠较重,伴有感冒,面华,懒言。舌质淡嫩,苔薄白,舌边有齿痕。脉沉细。查:WBC $3.2 \times 10^9/L$,HGB 74g/L,PLT $98 \times 10^9/L$。既往有肺结核史。生有三男。

【方药】人参 15g、茯苓 12g、炒白术 12g、当归 12g、熟地黄 20g、炒白芍 12g、炙黄芪 15g、杜仲 12g、沙苑子 15g、鸡血藤 25g、旱莲草 12g、女贞子 12g、丹皮 10g、鹿角胶 10g（另冲服）、炙甘草 6g，日一剂，随症加减。食欲不振加健曲、麦芽、炒山楂、鸡内金、陈皮等；失眠加夜交藤、炒枣仁、合欢花等。

每服 15 剂，休息 7 天。

另加配服生血胶囊，6～7 粒/次，日 2～3 次。

经上述治疗 6 个多月，体重增加，一切恢复正常。查：WBC 5.7×10^9/L，GBC 5.6×10^{12}/L，HGB 133g/L，PLT 280×10^9/L。停汤剂，再服胶囊 3 个月。

随访 5 年，未见复发，劳动、生活一切均好。

例案二

张某某，女，37 岁（暂住泰国）。2012 年 1 月 11 日初诊。

本患者是我同道之女，电话告之：小女疲之、面白、偶有气短、心悸三四个月，周围血象三系细胞均低。即：WBC 3.4×10^9/L，Gra 48%，Lrmph 45%，HGB 105g/L，RBC 3.2×10^{12}/L，PLT 108×10^9/L。经量少，商量用中药治疗，以"慢性再障"治疗，并商量方便服药，一试之，拟益气补肾、填精益髓之法，服生血胶囊。

6～8 粒/次，日 3 次，连服 3 个月。

患者服之 1 个多月即精神好转，服之 2 个月，查周围血象三系细胞均达正常范围，精神、月事均可，服 3 个月后，至今再未见异常，疗效满意。

【按】本人生于本地，偶到异地，气候、湿热、情志失调，饮食不节，引起脏腑亏虚，肾精匮乏，致生髓无力而致。肾主骨生髓、藏精、化血，因忧郁思虑，损伤心脾，或因情志不遂，肝郁脾虚，致气血阴阳虚衰而发为髓劳。病之根在肾，病位在骨髓。益气补肾是治疗的关键，对提高治愈率至关重要。

【阐述】本病属于中医血虚、血枯、血证、虚劳等证范畴，多发于青壮年。其临床特点以贫血（皮肤黏膜苍白、头晕目眩、倦怠、心悸）、出血倾向（紫癜、衄血、尿血）、血液检查示全血细胞减少、网织红细胞减少、酸性溶血实验阴性、骨髓检查示有核细胞甚少为特征。其病因为脾虚、肾虚、热毒（环境污染）、血瘀。其病机西医尚无完满的学说：造血干细胞、造血微循环的损伤、淋巴细胞、单核细胞、免疫复合物的抑制作用等都可造成贫血、细胞再障的发生。而中医认为其病机为脾肾亏虚、精血生化不足或血瘀阻络、血失常道所致。西药多用睾酮、氯化钴、激素、脾切除，或骨髓移植等方法。本人根据著名中西结合者裴正学教授"西医诊断、中医辨证、中药为主、西药为辅"及其中西医结合内涵，在内科范围包括三方面的内容：宏观与微观相结合；病源致病观与机体反应观相结合；整体观与局部观相结合。他认为"无西医诊断的中医辨证，就如大海捕鱼，十捕一获；而有西医诊断的中医辨证，就如网中捞鱼，每捞必获"。在中医辨证论治上，肾主骨髓，脾统血。再生障碍性贫血是因为骨髓造血功能障碍而致，以外周血三系细胞减少为特点，所以他认为当从肾论治。其表现颜面萎黄，食欲不振，疲乏无力，少气懒言，心悸健忘，失眠多梦之心脾两虚证，当从脾论治，即所谓"肾主先天，脾主后天"。脾肾双补是为正治。"有形之血难以骤生，无形之气顺当急补"。欲要使"有形之血"三系细胞"生"，顺当急补"无形之气"。治疗的根本环节是补气，"气为血帅"。缓则治脾肾，脾肾宜相承，因证而变。

急则治出血,清热又解毒,泻火而凉血。清热解毒就是消炎抗感染,泻火即是止血。配合活血化瘀,标本同治。裴教授认为白细胞、血小板从功能属性来看,白细胞属阳,血小板属阴,因而壮阳"升白",养阴"升板"。红细胞为有形之血,因而"升红"之妙尽在补气养血,此观点虽然仅为朴素之经验,但的确具有临床实践的内涵,是中西医结合辨证的潜心之所在。

附方

1. 兰州方及加减经验

生地 12g、山药 20g、山萸肉 20g、丹皮 10g、茯苓 12g、泽泻 10g、人参须 15g、太子参 15g、北沙参 15g、党参(西洋参)15g、元参 15g、麦冬 10g、五味子 6g、桂枝 10g、白芍 10g、生姜 6g、大枣 4 枚、炙甘草 6g、浮小麦 30g。

【加减药物】升白细胞为主:选用附片或川乌、草乌、马钱子、肉桂、当归、补骨脂、菟丝子、沙苑子、鸡血藤、黄芪、西洋参、鹿茸等。升血小板为主:女贞子、旱莲草、玉竹、黄精、大枣、阿胶、连翘、土大黄、墓头回等。升红细胞为主:归脾汤加人参须、太子参、北沙参、元参、西洋参、何首乌、二至丸、水蛭等。清热解毒:多用黄连解毒汤加新五味消毒饮(半枝莲、白花蛇舌草、夏枯草、虎杖、蚤休)。泻火凉血:犀角地黄汤加减,无犀角用水牛角、羚羊角。活血化瘀:常用汉三七、三棱、莪术、黄药子、香附、红花、丹参、水蛭。并肝病者,加减小柴胡汤更是妙不秘传。重点药物剂量:山萸肉 30g,川乌、草乌各 15g(先煎 60 分钟),龙眼肉 30g,土大黄 15～30g,墓头回 15g,黄芪、丹参各 30g。

2. 生血胶囊配方及制作

(1)黄芪 30g、熟地 30g、山药 25g、山萸肉 30g、丹皮 20g、人参 63g、太子参 54g、北沙参 63g、西洋参 27g、元参 30g、沙苑子 30g、女贞子 20g、阿胶 81g、茯苓 20g、鹿角胶 81g、制附子 20g、当归 20g、肉桂 20g、菟丝子 20g、紫河车 54g、炒白芍 20g、川乌 24g。共为细末。

(2)再将黄芪 33g、元参 30g、沙苑子 24g、附子 10g、当归 34g、丹皮 10g、旱莲草 120g、女贞子 40g、桂枝 20g、菟丝子 35g、鸡血藤 180g、炒白芍 30g、桑葚 50g、草乌 30g、霜柿叶 200g。水煎浓缩加入上述药末,低温烘干(不超过 80℃),粉碎过 100 目筛,装零号胶囊,6～7 粒/次,日 2～3 次。

【按】上方是根据"兰州方"和温肾益髓发展而成的,若配以西药的对症药物,疗效会更好。裴教授的方药是采用了西医明确的诊断、中医辨证针对性的配方,确实很好,一并述出供同道们参考。

参考文献:

[1]杨崇礼.再生障碍性贫血的发病机理.实用内科杂志,1986,6(2):69.
[2]周霭祥.再生障碍性贫血的中医治疗.实用内科杂志,1986,6(2):80.
[3]张太峰.裴正学教授中西结合治疗再生障碍性贫血经验.中西医结合杂志,2009(5):451.

中西医结合治愈糖尿病2例

（附:祝谌予、吕仁和治疗经验）

例案一

李某某,女,56岁,干部。2010年6月4日初诊。患者半年前自觉口渴、咽干、乏力,2个月前经某糖尿病医院检查,诊断为2型糖尿病。服"降糖药"2个月,自觉疗效欠佳。

【刻诊】体质较肥胖,有高血压史,无家族史,孕2育2。脉沉弦,苔白腻。口干,咽燥,夜多尿,偶有阵咳,无痰。

查:BP 155/95mmHg,TC 6.8mmol/L,TG 3.2mmol/L,空腹血糖(FPG)8.2mmol/L,餐后2小时(2HPG)16.2mmol/L,尿糖(+)。

【拟】益胰降糖汤加减。黄芪20g、生地30g、元参20g、苍术12g、知母15g、北沙参15g、僵蚕12g、鸡内金15g(冲服)、麦冬10g、葛根15g、坤草15g、山萸肉12g、女贞子15g、炒白芍12g、霜桑叶18g。

6剂,水煎3次,合并药液分3次服,每日早晚各一次。

消渴丸10粒/次,日2次,早晚餐前服。

知柏地黄丸(水丸)15粒/次,日2次。

【二诊】2010年6月15日。患者自述咳嗽基本消失,口干、咽燥明显减轻。脉沉弦,苔白薄。

查:BP 140/90mmHg。

原方加草决明15g。

6剂,服法同前述,其他药同服。

【三诊】2010年6月23日。患者自述口干、咽燥、疲劳基本消失,夜尿量相对减少。脉沉弦,苔白薄。

查:BP 140/90mmHg,FPG 6.4mmol/L,2HPG 11.3mmol/L,尿(-)。

原方6剂,服法同前。

【四诊】2010年7月7日。患者自述一切均较好。脉沉弦,苔白薄。

查:FPG 4.7mmol/L,2HPG 8.5mmol/L。

改服降糖胶囊(方附后),6、5、5服法(即早上6粒、中午5粒、晚上5粒)餐前服;消渴丸8粒/次,日2次,餐前服;知柏地黄丸(浓缩水丸)25粒/次,日2次。

【五诊】2010年7月20日。

查:FPG 4.8~5.2mmol/L,2HPG 6.7mmol/L。

改服消渴丸6粒/次,日2次,餐前服,其他药物用量、用法不变,注意饮食。

【六诊】2010年8月6日。

查:FPG 4.6~5.1mmol/L,2HPG 5.5~6.3mmol/L。

改服消渴丸4粒/次,日2次,餐前服,其他药物用量、用法不变,注意饮食。

【七诊】2010年9月21日。

查:FPG 4.5mmol/L,2HPG 6.7mmol/L。

停服消渴丸;服降糖胶囊6、5、5服法;六味地黄丸25粒/次,日2次。

坚持服胶囊和六味地黄丸或知柏地黄丸4个多月。

查:FPG 4.9~6.0mmol/L,2HPG 6.9~7.4mmol/L。

于2010年12月23日停服一切药,嘱患者一定注意饮食和饮食结构。

【随访】3年,患者血糖维持正常范围,血脂、血压无变化,疗效满意。

例案二

张某某,女,61岁,农民。2010年7月16日初诊。

患者疲劳、口干、口渴、消瘦、疲乏、头晕,视力模糊,夜尿多,20多天。

【刻诊】脉沉数,苔白薄燥。

查:BP 135/80mmHg,FPG 5.74mmol/L,2HPG 16.3mmol/L,尿PG(++)。

既往健康,孕4育4,无家族史。确诊为2型糖尿病。

【拟】益胰降糖汤。黄芪20g、生地30g、元参20g、苍术10g、玉竹12g、知母12g、北沙参20g、山萸肉12g、葛根15g、女贞子12g、天花粉12g、益母草20g、鸡内金15g(冲服)。

6剂,水煎3次,合并药液分3次服,每日早晚各一次。

二甲双胍0.5g,日2次,餐前15分钟服,早晚各一次,口服。

六味地黄丸(浓缩水丸)20粒/次,日2次,口服。

【二诊】2010年7月27日。患者自述自觉口干、口渴有所减轻,其他自觉症状也有不同程度缓解。脉沉、苔白薄。

查:FPG 5.62mmol/L,2HPG 12.8mmol/L,尿PG(-)。

效不更方,再6剂,服法同前述,其他药物不减。

加服:降糖胶囊5、4、6(即早上5粒、中午4粒、晚上6粒)。

【三诊】2010年8月9日。患者自述一切症状基本消失,精神感觉很好。脉沉迟,舌苔白薄。

查:BP 125/80mmHg,FPG 4.67mmol/L,2HPG 7.80mmol/L。

原方6剂,服法同前述,其他药物同服。嘱:汤药服完后继续服二甲双胍、降糖胶囊、六味地黄丸。注意饮食。

【四诊】2010年9月27日。患者自述感觉良好,不愿再服汤剂。嘱:继续服原来药物,随时检查血糖变化,调整剂量,巩固疗效。

【五诊】2010年10月20日。

查:FPG 5.86~6.1mmol/L,2HPG 7.2~7.6mmol/L(根据随查记录)。

嘱:减二甲双胍0.25g,早晚餐前服;六味地黄丸(浓缩水丸)15粒/次,日2次;降糖胶囊5、5、6粒/次,早、中、晚服。

【六诊】2010年11月26日。

查:血糖维持满意。

嘱:停服二甲双胍、六味地黄丸,继续服降糖胶囊。

【访】服一个月后,降糖胶囊改为7粒/次,日一次。并随时查血糖,观察变化,至一个多月后血糖仍无差异,停服降糖胶囊,随访3年,血糖稳定,疗效满意。

附:降糖胶囊(自拟名)配方与制作

生地黄 75g、知母 75g、黄芪 50g、白术 50g、淮山药 30g、鸡内金 30g、三棱 15g、莪术 15g、肉桂 5g、红花 5g、黄连 20g、鬼箭羽 500g、人参 20g、西洋参 10g、红景天 30g。

【功效】益气养阴清热,活血化瘀,用于 2 型糖尿病。

【制作与用法】将生地黄、知母、黄芪、白术、山药、鬼箭羽、红景天水煎浓缩,提取浸膏,同三棱、莪术、肉桂、红花、黄连、人参、西洋参等共研粉过 100 目筛,装 0 号胶囊。每次 6~8 粒,日 3 次,口服。30 天为一疗程。

临床观察:治疗64 例,治愈(症状基本消失,空腹血糖正常)32 例,占 50%;好转(症状大多消失或减轻,空腹血糖下降,但仍高于正常值)24 例,占 37.5%;无效(治疗前后无变化)8 例,占 12.5%。总有效率占 87.5%。实践证明本方案对早、中期糖尿病有确切的疗效,但对有家族史者疗效较差。

编者注:根据中医理论辨证与辨病相结合,急则治其标;用西医理论治其标,用现代的降糖药物控制血糖,缓解病情,减少体耗。依中医理论,求治其本,用汤剂补救气虚的不足,激活/调节胰岛的功能,用胶囊即补而破瘀,加强巩固。

【阐述】糖尿病是一组由于胰岛素分泌缺陷及(或)胰岛素作用缺陷导致的以血糖升高为主要特征的代谢性疾病群。糖尿病早期可无临床症状,在血糖升高时可出现多尿、烦渴、多食及体重减轻等临床表现,病情严重或机体处于应激状态时可发生急性代谢紊乱,如酮症酸中毒、高渗性昏迷等。长期血糖控制不佳的糖尿病患者,可导致身体器官病变,尤其是眼部、心脏、血管、肾脏、神经系统损害,甚至脏器功能不全或衰竭,导致患者残废或者早亡。它属于中医学的"消渴病"范畴。

其病因病机现代医学可归纳为遗传因素及环境因素两大类,不同类型糖尿病中此两类因素在性质、程度上有明显不同,最常见 1 型糖尿病,2 型糖尿病则是遗传因素与环境因素共同呈正性或负性参与以及相互作用的结果。

1. 病因:中医学同样认为,一是"先天禀赋不足"即之气虚,"五脏皆柔弱"即免疫功能低下及遗传基因的存在是相互关联的,这是发病的基础。二是外因即饮食失节、劳倦内伤和情志失调等仅为诱发本病的一个条件,老年人发病率显著增高,说明肾气虚是糖尿病的重要因素,肥胖致多湿多痰造成脾气虚亦为发病因素,妊娠期糖尿病即说明与气虚尤其是肾气虚有关。

"乏力"。《诸病源候论·大渴后虚乏候》云:"夫人渴病者,皆由脏腑不和,经络皆虚所为,故病虽瘥,气血未复,仍虚乏也。"又《千金要方》云:"夫内消之为病,当有热中所作也,小便多于所饮,令人虚极,短气。""虚乏无力"贯穿于糖尿病的始终,随着病情发展而加重。说明虚乏之重要性。

2. 病机

(1)阴虚为本,燥热为标:阴虚与燥热两者往往互为因果,其病变部位主要在肺、脾(胃)、肾。《临证指南医案·三消》指出:"三消一证,虽有上、中、下之分,其实不越阴亏阳亢、津涸热淫而已。"可知本证病机特点在于阴虚热淫。热伤肺阴,则津液干枯,不能敷布,故多饮而烦渴不止;热伤胃阴,则胃火炽盛而善饥多食,肌肉消瘦;热伤肾阴,则肾阴不足,精气亏虚,固摄无权,精微不藏,多尿而频,或尿为脂膏或发甜。临床表现为多饮、多食、多尿、消瘦等症状。

(2)气虚为本,血瘀为标:糖尿病以高血糖为主要标志,血糖系饮食所化之精微,饮食的消化和吸收主要在脾,脾虚失运,肾虚失固而泄,致精微之糖泄之,尿以甘甜,即肾、脾为先后天之关系。尽管糖尿病有阴虚、燥热、湿热、血瘀、阳虚和寒湿等的病理演变,但"三多一少"的症候或有或无,其乏力、嗜卧或动则汗出的症候,气虚贯穿于病程的全过程。今人祝谌予道破了消渴以气虚为本的机关。汉·张仲景在《金匮》中简述了瘀血作渴"患者胸满,唇萎舌青……脉微大来迟……口干燥而渴……是瘀血也"。其血瘀的形成可因热灼津亏,或因气滞,或因虚血,或因阳虚寒凝,或因痰浊阻络。清·唐容川在《血证·发渴篇》云:"瘀血发渴者,以津之生,其根在肾……"。近年来许多医家对糖尿病瘀血证进行了广泛的研究。

(3)气阴两伤,阴阳俱虚:病久既损,阴损及阳,可见气阴两伤或阴阳俱虚,甚则表现肾阳式微之候。如肾阳亏损,肝失涵养,肝肾损精而致白内障、雀盲、耳聋;燥热内结,经络瘀阻,蕴毒发疖,痈疽;阴虚燥热内炽,炼液成痰,痰阻经络,蒙蔽心窍而为中风偏瘫。阴损及阳,脾肾衰败,水湿泛滥,水肿、尿浊、头痛、烦躁、恶心、呕吐、目眶内陷等症,最后可因阴竭阳亡而见昏迷、四肢厥冷、脉微细欲绝等危症。

3. 治疗:近10年来医家在临床实践中,对糖尿病的研究可概括为以下几个方面。

(1)重肾论治:重肾论治仍以阴虚为本,燥热为标的立论辨证。结合现代医学邝氏证实2型糖尿病血浆中雌二醇(E_2)、睾酮(T)的比值(E_2/T)增高。经补肾调节阴阳使血浆性激素的改变得到改善,支持了糖尿病病机在于肾阴肾阳两虚的观点。

(2)从脾论治:依中医观点,胰为脾之副脏,现代医学胰腺为消化腺的生理解剖理论,均提示本病重点从脾胃揭示其病机,即脾胃为后天、肾为先天,先天生后天,后天养先天的理论。

(3)从肝论治:消渴病虽与肺、脾、肾关系密切,但肝主疏泄,司气机之通畅,推津血之运行,调气机之升降,助水谷精微之吸收和糟粕之排出。如怒郁伤肝、肝郁气结、郁久化热、热炽失泄、木郁不达、运化失职、瘀血内停、升降失常、中焦不利导致生及消渴或加重病变。由此可见中医之肝与消渴有着重要的关系。

(4)气血论治:补气扶正之法是治疗消渴病之总纲。遗传为先天不足即是气虚,消渴者多疲倦乏力,气虚也;病久邪恋,导致气血双虚也;气虚者血行无力,祛邪无能,故扶正者补气为上,然补气之重点着眼于健脾补肾,多以滋阴润燥、壮水制阳,此为消渴治肾的常用大法,然阴阳互根,阴病及阳、温补肾命、阴中求阳,尤当以重视。

【按】现代医学对糖尿病的病因尚未完全阐明,至今尚无根治措施,目前治疗法多采用饮食、运动、中医药、西药等。最具体现采用吕仁和教授的"二、五、八"方案。"二"即两个治疗目标,包括长寿和健康,着眼于整体、长远、靶器官的保护,而不以单纯降糖为目标。"五"即五项观察指标:①血糖(空腹、餐后)、糖化血红蛋白;②血脂;③血压;④体重;⑤症状(包括糖尿病本身症状和多种并发症症状)。"八"即八项措施:包括三项基本治疗措施和五项选择措施。三项基本措施是:①合理饮食;②适当运动;③平衡心态的心理治疗(让所有患者学会)。五项选择措施:①中医药治疗;②口服降糖药治疗;③胰岛素;④针灸按摩;⑤气功锻炼,可根据病情选择一种和(或)几种治疗措施。让患者了解糖尿病,会自我保健,吕老的"三自如意表"就很好,即自查、自找、自调的方法,达到健康、长寿的目的。现代医学在控制血糖,纠正糖尿病急性并发症方面具有明显优势,但对其多种慢性并发症缺乏有效的治疗措施。中医药对防治糖尿病及并发症有着近2000年的历史,实践表明中医药对治疗糖尿病的优势在于:①显著地改善临床症状;②具有改善胰岛素抵抗、降低血糖和血脂、调整糖脂代谢紊乱、抑制血小板黏附聚集、降低血液黏度、改善微循环、增强机体免疫力功能等多方面作用;③对糖尿病慢性并发症的防治更具优势。

糖尿病诊断指标

1.有典型糖尿病症状(多饮、多尿和不能解释的体重下降)和一天内任何时候测血糖≥200mg/dL(11.0mmol/L);或空腹血糖(FPG)≥126mg/dL(7.0mmol/L);或OGTT(葡萄糖75g)服后小时血糖(2HPG)≥200mg/dL(11.0mmol/L)。

2.如果①FPG<110mg/dL(6.1mmol/L)为正常空腹血糖;②FPG≥110mg/dL而<126mg/dL(或7.0mmol/L)为空腹血糖受损;③2HPG:<140mg/dL(7.8mmol/L)为糖耐量正常;④140mg/dL<2HPG<200mg/dL为糖耐量减低(IGT)。

参考文献:

[1]韩宏妮,段英春,侯毅敏,等.消渴灵治疗2型糖尿病的临床观察和实验研究.新中医,1994(1):26.

[2]钱荣立.对糖尿病诊断与分型新建议的讨论.中国糖尿病杂志,1998,6(2):67.

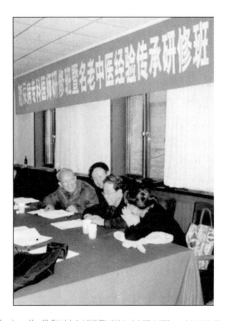

图2.4   作者和吕仁和教授(右二)在一起(见彩图)

附:当代名医经验

一、祝谌予诊治经验

1.阐发病机,辨证结合辨病

(1)素体阴亏、禀赋不足的体质有关,嗜啖酒醇、喜食膏腴和精神过度紧张三者居多。初起炽热伤阴、燥热炽盛,虽有上、中、下三消之分,其病位在肾,因肾藏精、主水,为全身阴液之根本。祝氏观察大多数2型糖尿病患者具有神疲、乏力、少气懒言、不耐劳累、易感冒、舌体胖大或有齿痕、舌质淡黯、脉虚无力的气虚见证。

(2)祝氏强调了既要明确中医的证,又要明确西医的病。如患者虽有三消症状,但血糖尿糖正常者,并不一定是糖尿病,如尿崩症、甲状腺功能亢进等疾病;亦有已确诊为糖尿病而无三消表现者,如老年性糖尿病、隐性糖尿病。所以糖尿病属于消渴病范畴,但不等于糖尿病。二者不能混淆,必须辨证辨病相结合。

(3)祝氏诊治糖尿病,倡中西医结合,运用中医传统的宏观辨证法的同时,结合血糖、尿糖、酮体、血液流变学测定等的微观检查指标,综合分析,有利辨证、分型、增强选方用药的针对性。判断病性的进退趋势,一候主症状消除,血糖、尿糖检查仍然偏高,则重用经药理研究证实有降糖作用的中药,侧重于辨病治疗。

2. 自出机杼,首创活血化瘀

(1)祝氏通过研究发现,糖尿病发展到一定程度,尤其是合并有慢性血管、神经病变时或长期使用胰岛素注射治疗者常常伴有血瘀表现(如肢体疼痛、麻木、皮肤青紫、心前区疼痛、痛处固定不移、面晦暗、半身不遂、妇女闭经或经量稀少、黑紫血块、舌质淡黯、舌边瘀斑等)。祝氏最先提出采用活瘀法,开创治疗糖尿病的新途径。

(2)现代病理解剖发现,部分糖尿病患者胰腺血管存在着闭塞不通现象。约70%的糖尿病患者死于心、脑血管并发症,这是由于动脉粥样斑块的形成,血管壁增厚,管腔狭窄,血液流变性异常,血黏度增高,血小板和红细胞聚集性增强造成血流缓慢,血液瘀滞,血栓形成和微循环障碍,均说明糖尿病血瘀证是有其病理生理学基础的。

(3)祝氏认为,糖尿病血瘀证主要是由气阴两虚所致。气为血帅、血为气母,气虚推动无力,血行不畅,缓慢涩滞,而成瘀血,即所谓"气虚浊留";阴虚火旺,煎熬津液,津亏液黏亦可成瘀,即所谓"阴虚血滞"。瘀血形成后可阻滞气机,津液失于敷布,加重糖尿病病情而出现多种并发症;瘀阻心脉可致胸痹心痛;瘀阻脑络则成中风偏枯,瘀阻肢体则麻木,刺痛,甚至脱疽;瘀阻目络,可致视瞻昏渺,瘀阻肾络则尿闭水肿。

3. 对药组方,重在培补脾肾

祝氏通过长期大量的临床观察,系统总结了糖尿病的中医辨证分型。他提出传统的三消辨证分型法不适于糖尿病病情,主张用阴阳、脏腑、气血辨证全身,将本病分为5型进行辨证论治。

(1)气阴两虚型:治宜益气养阴,兼予活血。方用自拟降糖药方:生黄芪、生地黄、苍术、玄参、葛根、丹参。

(2)阴虚火旺型:治宜滋阴降火。方用一贯煎加味:北沙参、麦门冬、枸杞子、生地黄、当归、川楝子、黄芩、黄连。

(3)燥热入血型:治宜清热凉血,兼予益气养阴。方用温清饮加味:黄芩、黄连、黄柏、山栀子、川芎、当归、生地黄、白芍、生黄芪、苍术、玄参。

(4)阴阳俱虚型:治宜温阳育阴,益气生津。方用桂附地黄汤加味:炮附子、肉桂、生地黄、熟地黄、山萸肉、淮山药、牡丹皮、茯苓、泽泻、生黄芪、苍术、玄参。

(5)瘀血阻络型:治宜活血化瘀,益气养阴。方用自拟降糖活血方:广木香、当归、益母草、赤芍药、川芎、丹参、葛根、苍术、玄参、生地黄、生黄芪。

由于阴阳互根,气血相关,阴可及阳,阳可及阴,气病延血,血病碍气。临床所见糖尿病单纯的、简单的类型少见,交错复合的类型多见,所以辨证分为5型并不是绝对的,尤其是气阴两伤,脉络瘀阻贯穿于疾病的始终,故祝氏常把降糖对药方作为基本方加减化裁。

降糖对药方由生黄芪30g、生地黄30g、苍术15g、玄参30g、丹参30g、葛根10g。共三组对药构成。方中生黄芪配生地黄降尿糖,是取黄芪的补中益气,升阳、固膝理与生地黄的滋阴凉血、补肾固精之作用,防止饮食精微漏泄,使尿糖转为阴性。苍术配玄参降血糖系施今墨先生之经验。

上述两组对药,黄芪益气,生地养阴;黄芪、苍术补气健脾;生地黄、玄参滋阴固肾,总以脾肾为重点,从先、后天两脏入手扶正培本,降低血糖、尿糖。葛根配丹参活血化瘀,去瘀生新,降低血糖为祝氏研究所得。糖尿病患者多瘀、血液呈浓、黏、聚状态,流动不畅,葛根伍用丹参,生津止渴,通脉活血,使气血流畅,提高降糖疗效。三组对药相伍,益气养血治其本,活血化瘀治其标,标本兼顾,经药理研究证实均有降低血糖之功效。

祝氏应用本方加减法:尿糖不降加天花粉 20g、乌梅 10g;血糖不降加白虎、人参汤;饥饿感明显加玉竹 15g、熟地黄 30g;烘热阵作加黄芩 10g、黄连 5g;上身燥热、下肢发凉加黄连 5g、桂枝 10g;尿酮体阳性加黄芩 10g、黄连 5g、茯苓 15g;皮肤瘙痒加白蒺藜 10g、地肤子 15g;下身瘙痒加知母 10g、远志 10g;失眠加女贞子 10g、鸡血藤 10g;大便溏薄去生地黄,加熟地黄 30g、白术 15g;阳痿不举加仙茅 10g、淫羊藿 10g、肉苁蓉 15g,甚或加大蜈蚣 2 条;腰痛加川续断 15g、桑寄生 20g、枸杞子 10g;两膝酸软无力加千年健 15g、金毛狗脊 15g。

患者若经服汤剂治疗数月,达到空腹血糖基本正常,24 小时尿糖阴性时,则改配水丸长期服用。

祝氏强调活血化瘀法必须辨证、气血相关,不可分离。气虚血瘀则益气活血;气滞血瘀宜行气活血;阴虚血瘀则养阴活血。如对并发中风偏瘫者常用补阳还五汤加味,并发高血压者常用血府逐瘀汤加味,合并肝硬化,肝脾大者常用膈下逐瘀汤加味等,皆不脱离辨证论治的原则。

4. 标本兼顾,探索并发症的防治

祝氏认为糖尿病的慢性并发症属于本虚标实之证:气阴两伤,脾肾阳虚,阴阳两虚为本;瘀血阻络,痰浊不化,水湿不运等为标。治疗宜标本兼顾,常用降糖对药方化裁治之。

(1)合并心血管病变,症见胸闷刺痛。心悸气短者加冠心Ⅱ号方(川芎、丹参、赤芍药、红花、羌活)或生脉散加石菖蒲 10g、郁金 10g、羌活 10g、菊花 1g。

(2)合并脑血管病变者,症见半身不遂。舌謇语涩者,证属气虚血瘀加补阳还五汤;气郁血瘀加血府逐瘀汤,再加生蒲黄、白术、豨莶草、鸡血藤等通络之品。

(3)合并糖尿病肾病,多为脾肾不足,阴阳两虚,挟有瘀血。蛋白尿重者,用生黄芪 50g,再加淮山药 10g、益母草 30g、川续断 15g、白花蛇舌草 30g;镜下血尿者加生荷叶 10g、生侧柏叶 10g、生艾叶 10g、生地榆 30g;肢肿尿少者,加车前草 30g、旱莲草 15g、川萆薢 15g、石韦 15g、防己 10g、茯苓 20g。

(4)合并下肢闭塞性脉管炎,症见患肢胀痛。皮色及趾甲青紫,末梢发凉者,加紫苏木 10g、刘寄奴 10g、鸡血藤 30g、地龙 10g、红花 10g、桂枝 10g、当归 15g。

(5)合并视网膜病变,症见视物模糊、视力下降者,加川芎 10g、白芷 10g、菊花 10g、青葙子 10g、谷精草 10g、草决明 30g;眼底出血加茺蔚子 10g、大、小蓟各 15g 或云南白药,每服 1/8 瓶,每日 2 次。

(6)合并周围神经病变,症见肢体麻木、刺痛或灼痛。四末不温者,以自拟四藤一仙汤(鸡血藤 30g、钩藤 15g、海风藤 15g、络石藤 15g、威灵仙 10g)加豨莶草 20g、桑枝 30g、木瓜 10g。

(7)合并糖尿病性腹泻,症见大便溏泻,腹胀肠鸣。喜温、喜按者用熟地黄易生地黄,再加紫苏梗 10g、藿香梗 10g、白芷 10g、生薏苡仁 30g、诃子肉 10g、肉豆蔻 10g,健脾行气,燥湿止泻。

二、吕仁和诊治经验

吕仁和,1934 年生,山西原平人。北京中医药大学东直门医院肾病糖尿病研究室主任,博士生导师,兼任世界中医联合会糖尿病专业委员会会长,中华中医药学会糖尿病专业委员会会长,中华中医药学会糖尿病分会名誉主任委员、肾病专业委员会顾问。

吕老 1990 年首创了中华医学会糖尿病专业委员会,首先明确了中医"消渴病"的概念、范畴,统一病名。糖尿病属中医"消渴病"范畴,不是"消渴"。汇聚学会专家的集体智慧,提出了临床实用的消渴病(糖尿病)中医分期辨证标准,即三期辨证标准,并由中华中医药学会消渴病(糖尿病)专业委员会第三次大会(1992 年 5 月 18 日,山东明水)通过。制定了第一个中医药防治糖尿病临床疗效评定标准。吕老在总结前人防治糖尿病经验的基础上,结合自己多年经验,提出了防治糖尿病的"二、五、八"方案和以人为本的"三自如意表"及治疗糖尿病的"六对论治"的治疗思想。

(一)消渴病(糖尿病)中医分期辨证标准

1. I 期:消渴病(糖尿病)隐匿期

(1)临床特征:①多为肥胖型体,体质尚壮,食欲旺盛,耐久力有所减退,舌红,脉数;②血糖偏高,常无尿糖,应激状态下血糖明显升高,出现尿糖,血脂多数偏高(胆固醇、三酯甘油其中一项高即是)。

(2)病机特点与症候:阴虚为主。常见以下三种症候:①阴虚肝旺:食欲旺盛,便干尿黄,急躁易怒,舌红苔黄,脉弦细数;②阴虚阳亢:阴虚加头晕目眩;③气阴两虚:气虚加阴虚。

2. II 期:消渴病(糖尿病)期

(1)临床特征:①常有多尿、多饮、多食、消瘦、疲乏、怕热喜凉、口舌咽干、尿黄便干、舌红苔黄、脉数;②血糖、糖化血红蛋白、尿糖均高,血脂偏高。

(2)病机特点与症候:阴虚化热为主。常见以下 5 种症候:①胃肠结热:大便干结,消谷善饥,口咽干燥,多饮多尿,怕热喜凉,舌红苔黄,脉数有力;②湿热困脾:胸脘腹胀,纳后饱满,渴不多饮,肌肉酸胀,四肢沉重,舌胖嫩红,苔黄厚腻,脉滑数;③肝郁化热:胸胁苦满,急躁易怒,常有太息,口苦咽干,头晕目眩,易于疲乏,舌质红,舌苔薄黄,脉沉弦;④燥热伤阴:口咽干燥,多饮多尿,大便干结,怕热喜凉,舌红有裂,舌苔燥黄,脉细数;⑤气阴两伤,经脉失养:气虚、阴虚基础上加肢体酸软,不耐劳作。

3. III 期:消渴病(糖尿病)并发症期

由于个体差异,并发症的发生不完全相同,III 期又可分为早、中、晚期,但总体上以全身病变及主要脏器的损害程度分辨。

(1)早期。①主要病机:气阴两虚,经脉不合;②临床特征:气阴两虚加腰背或肢体酸痛,或有胸闷,心悸,心痛,记忆力减退,头晕,视力减退,手足麻痛,性功能减退等。但其功能仍可代偿,即维持原有的工作和生活。

(2)中期。①主要病机:痰瘀互结,阴损及阳;②临床特征:神疲乏力,胸闷心悸,咳有黏痰,心悸气短,头晕目眩,记忆力减退,下肢水肿,手足发凉,口唇舌暗,脉弱等。如视网膜病变进入III~IV期,冠心病心绞痛频发;肾功能失代偿致血红蛋白下降,肌酐、尿素氮升高;脑血管病致脑供血不足而眩晕,记忆力减退不能正常工作;因神经疼痛,血管坏疽;肌肉萎缩,致不能正常生活和工作。

（3）晚期。①主要病机:气血阴阳俱虚,痰湿瘀互结;②临床特征:在中期基础上发展成肢体残疾,脏器严重受损甚至危及生命。如冠心病发展为心肌梗死,严重的心律失常,心力衰竭;肾衰竭尿毒症期;视网膜病变Ⅲ～Ⅳ期;脑血栓形成或脑出血等。

（二）辨证强调个体,提出糖尿病"六对论治"的治疗思想

"六对论"是指中医诊治疾病常用的6种方法:

1. 对病分期辨证论治;

2. 对病辨证论治;

3. 对病论治;

4. 对症论治;

5. 对症辨证论治;

6. 对症辨病与辨病相结合论治。

（三）分期治疗

1. Ⅰ期:

（1）阴虚肝旺:特征(略,参照标准篇)

【法拟】养阴清肝,活血凉血。

【方药】大生地黄、玄参各20g,醋柴胡、黄芩各10g,茵陈30g,赤芍、白芍各15g,牡丹皮15g,丹参30g,龙胆草6g,黄连、栀子、砂仁(后下)、竹叶各10g,生甘草6g。

每日一剂,水煎,分2次服。

（2）阴虚阳亢:特征(略,参照标准篇)

【法拟】滋阴潜阳,活血通脉。

【方药】大生地黄、龟板各30g,鳖甲15g,川牛膝、地龙、赤芍各30g,牡丹皮15g,丹参、草决明各30g,枸杞子20g,夏枯草、生甘草各10g。

每日一剂,水煎,分2次服。

（3）气阴两虚:特征(略,参照标准篇)

【法拟】益气养阴,行气活血。

【方药】黄精、地骨皮各30g,砂仁(后下)、香橼、佛手各10g,川芎15g,丹参30g,香附、乌药、枳实各10g。

每日一剂,水煎,分2次服。

2. Ⅱ期:消渴病期

是由于Ⅰ期患者阴虚不解,极易化燥生热。常为结热、郁热、湿热、热毒,从而加重伤阴耗气,久不能解,经脉失养,及至转入Ⅱ期。症见怕热喜凉、疲乏无力、多尿、多饮、舌红苔黄、脉数,检查可见血糖、糖化血红蛋白、尿糖均高,血脂均偏高。

（1）阴虚燥热:以本期常有的症状加便干、尿黄、鼻干、少涕、多尿、多食易饥、目干少泪、咳嗽少痰。舌红有裂,苔黄粗糙,脉细数。

【法拟】滋阴润燥,生津清热。

【方药】滋阴润燥汤。北沙参15g、生地黄30g、玄参20g、玉竹15g、枸杞子10g、石斛20g、

生石膏 30g(先煎)、知母 10g。

若大便干结加生大黄 10g(另包后下)、玄明粉 3g(另包分冲),便通则停。

(2)肝郁化热:表现以常有症状加胸闷太息、胸胁苦满、口干咽干、急躁易怒。舌瘦暗红,舌苔薄黄,脉弦细数。

【法拟】舒肝清热。

【方药】舒肝清热汤。醋柴胡 10g,赤白芍药各 20g,枳壳、枳实各 10g,厚朴 10g,黄芩、黄连各 10g,葛根 10g,天花粉 20g,玄参 20g,生大黄 8g(另包后下,便通则停)。

此症暂不用黏腻滋阴之品,待中焦气机升降转常后,再据病情选用。

(3)二阳结热(胃肠结热与肺胃实热)

1)胃肠结热:以本期常有症状加消谷善饥,大便干燥,舌红苔黄厚粗,脉洪而数。

【法拟】清舒二阳,兼顾气阴。

【方药】清舒二阳汤。柴胡 10g,赤白芍药各 20g,黄芩、黄连各 10g,枳壳、枳实各 10g,大黄 10g(另包后下,便通则停),厚朴 10g,玉竹 20g,玄参 20g,生地黄 15g,玄明粉 3g(另包分冲,便软则停)。

2)肺胃实热:表现为本期常在症状,突出有烦渴引饮喜凉。

【法拟】清泻实热,生津止渴。

【方药】肃降肺胃汤。沙参 20g、麦冬 10g、天门冬 10g、生石膏 30g(先煎)、寒水石 30g(先煎)、葛根 10g、天花粉 30g。

若大便干结加生大黄 10g(另包后下),再加玄明粉 3g(另包冲服)。便通则停。

二阳结热,肺胃实热证在病程中比较短暂,此证出现后第一需快治,第二应防止伤胃,所用药以效为度,不能久用,同时注意配用益气药。

(4)湿热困脾:本期常在症状,加胸脘腹胀,纳后饱满,肌肉酸胀,四肢沉重。舌胖嫩红,舌苔厚腻,脉象滑数。

【法拟】清化湿热,理气健脾。

【方药】清化湿热汤。黄芩、黄连各 10g,苍术 10g,生甘草 6g。

(本方偏燥,不宜久用)若有黄疸出现加茵陈 30g、山栀子 10g、大黄 10g(另包后下);若出现湿热下注用四妙清利汤(验方):苍术 10g,黄柏、黄连各 10g,牛膝 20g,生薏苡仁 30g,葛根 30g(方中有化有清又有利);湿热伤筋加狗脊 15g,川续断 15g,秦艽 15g,刺猬皮 10g。

(5)肺热化毒:表现以本期常有症加发热恶寒、胸闷咳嗽、痰黄稠黏、肢体酸痛、头晕头痛、便干、尿黄。舌红苔黄,脉象浮数。

【法拟】清宣肺气,生津解毒。

【方药】清宣肺气汤(验方)。桑白皮 10g,黄芩 10g,桃仁、杏仁各 10g,桔梗 6g,生甘草 3g,沙参 20g,葛根 10g,天花粉 20g,黄连 10g,银花 30g,连翘 30g,鱼腥草 30g。

(6)气阴虚损,经脉失养:表现以本期常见症状加神疲乏力,肢体疼痛。舌质暗红,脉细弦数。

【法拟】益气养阴,通经活血。

【方药】益养通活汤(验方)。黄精 20g、生地黄 30g、山萸肉 10g、猪苓 20g、泽泻 10g、丹参 20g、鸡血藤 20g、黄连 6g。

3. Ⅲ期:消渴病并发症期,即消瘅期

病致此期气阴劳损,燥热不解,全身经脉既得不到气阴的濡养,又受燥热的熏灼,久而久之,经脉功能失常,血脉流通不畅,经络空虚,经脉瘀阻。因禀赋不同,各脏腑及组织器官素质的差异;六气所伤,七情变化等因素不同,各个患者出现并发症的种类、多少、轻重不定。可涉及全身组织器官。

参考文献:

[1]薛耀明.糖尿病的诊断与治疗.北京:人民军医出版社,1999.

[2]范冠军.专科专病·名医临证经验丛书·糖尿病.北京:人民卫生出版社,2002:10,29,101.

[3]陈艳,夏城东.中医治疗糖尿病良方选.北京:金盾出版社,2005:116.

[4]朱丹溪.丹溪心法.北京:中国医药科技出版社,2012:161.

[5]赵进喜,王耀献.吕仁和临床经验集.北京:人民军医出版社,2009:25,74.

[6]江杨清.中西医结合临床内科学.北京:人民卫生出版社,2012:593.

[7]钱荣立.对糖尿病诊断与分型新建议的讨论.实用糖尿病杂志,1998,6(2):67.

[8]高彦彬.糖尿病医论医案选.北京:人民军医出版社,2005.

雷诺病例案

本病又名肢端动脉痉挛病。属于中医血虚寒厥证范畴。男女之比约为1:10,多发生在18~30岁之间。其临床特点以四肢肢端小血管的小静脉及小动脉阵发性痉挛(主要是手指),并对称的间歇发白与发绀为主症。其病因多为寒邪或七情刺激,其病机多由肾虚。目前西医治疗以交感神经阻滞剂、血管扩张剂为主,必要时施交感神经切除术。

【温肾活血汤加减】当归20g,川芎、赤芍、红花各12g,丹参、鸡血藤、黄芪各24g,党参、桂枝各15g,干姜、附子各10g,炙草9g。

疼痛重者加乳香、没药、延胡索;手指发凉重者加肉桂、吴茱萸;指端有感染者加金银花、蒲公英。

【熏洗法】

1.将内服药渣内加花椒、生姜各30g,葱白3根,加水1500mL,煮沸后去渣熏洗患肢。

2.甘遂、生甘草各30g,加水1000mL,煮沸去渣,熏洗患肢。

例案

赵某某,女,18岁,学生。于1997年11月7日初诊,双手指遇凉水发白后发紫疼痛2个多月,近日加重。患者在2个月前用凉水洗涤时发觉手指发白、疼痛,月经延期,经期小腹发胀,色暗。脉沉细,苔白薄。

【方药】当归15g、川芎12g、赤芍10g、红花12g、黄芪20g、鸡血藤25g、党参15g、桂枝20g、淫羊藿12g、益母草15g、干姜10g、附子8g、炙草6g。

日一剂,水煎服。

【西药】复合维生素B2片,日3次;烟酸100mg,日3次。

【熏洗】甘遂、甘草各30g,加水1000mL,水煎熏洗,日2次。

【二诊】1997年11月26日。服药15天,自觉疼痛缓解,休息5天再继续服药,原方加肉桂10g、毛冬青20g,再服15剂。

【三诊】1997 年 12 月 17 日。经期正常,小腹不痛,色正常,手指基本不疼,患者不愿再服汤剂,将根据原方剂 10 剂的 1/2 粉碎,另 1/2 水煎浓缩,混合粉末烘干,细粉过 100 目筛,加蜜制丸,每丸 6g/次,日 2 次,连服 3 个月,一切正常。为巩固再制丸剂,间断服药 4 个月,追访 3 年未再复发。

中医治疗此病,强调真阴真阳乃心胃中之真气。如肾阳不足即导致心阳不足,而血不能温养四末,故用温养肾阳法以温阳通络。以温阳通络、活血化瘀治疗雷诺氏病,可以治愈,但疗程不少于 4~6 个月。

附方

方一

【方药】炙黄芪 15g~30g、桂枝 9g、白芍 15g、干姜 5g、炙甘草 6g、大枣 6 枚、当归 10g、淡附片 5g、生熟地各 10g、鸡血藤 15g。

连服 20 剂。治愈,用八珍丸每日 2 次,每次 9g,以善后巩固。

【体会】3 例均系中年女性,阳虚、血弱不耐寒邪浸淫,故遇寒则诱发手指冰冷、苍白、麻木等症,所以均选《金匮》黄芪桂枝五物汤加味来治疗,始获益阳益气以祛寒、补血通脉以行痹之功。此外,加辛、热之淡附片温阳散寒,加生熟地黄、鸡血藤补血生精。况附、姜、桂辛燥热而难于久用,佐以生熟地黄、芍药、太子参、炙甘草、大枣等,则具刚柔并济之妙,所以效果尚较满意。

方二,当归四逆汤治疗雷诺病

【方药】当归 15g、桂枝 10g、芍药 10g、细辛 3g、甘草 6g、大枣 6 枚。

后期可加党参、黄芪。共服 28 剂治愈。

参考文献:

[1]蒲蔚安.黄芪桂枝五物汤治疗雷诺氏病.中医杂志,1990,31(8):493.
[2]陈淑长.当归四逆汤治疗雷诺氏病.中医杂志,1987,28(5):350.

小儿紫癜性肾炎一例

王某,女,11 岁。2008 年 2 月 24 日。初诊双下肢对称性出血点,伴血尿月余。患者月余前突然出现四肢对称性出血点并伴有尿血经某医院诊断为"紫癜性肾炎"。住院治疗不佳,再转至省儿童医院治疗半月余好转,出院。在返回途中即复发,两下肢对称性出血点明显,并可见到血尿。尿蛋白(+++),潜血(4+),并伴有轻度下肢关节疼痛和轻度水肿,颜面白花。舌嫩胖伴瘀血点。苔白薄,脉沉细。

【拟】生地 30g、丹皮 8g、泽泻 8g、山萸肉 10g、茯苓 8g、生山药 18g、生白术 10g、紫草 12g、木通 6g、茯苓皮 12g、小蓟 20g、白茅根 20g、薏米 30g、芡实 12g、甘草 4g。

每日一剂,7 剂。水煎,分 3 次服。

【二诊】2008 年 3 月 6 日。双下肢紫癜有明显减少,尿蛋白(++),潜血(+++)。原方加藕节 12g、茜草 10g、茅根加至 30g。

每日一剂,7 剂。水煎 3 次,合并药液,分 3 次服,每日早晚一次。

【三诊】2008 年 3 月 18 日。紫癜消失,舌瘀点消失,脉沉。尿蛋白(+ +),潜血(±)。

效不更方,原方,7 剂。服法同前述,并嘱服完后休息 5 天。

【四诊】2008 年 4 月 6 日。尿蛋白(+),潜血(-)。

原方加党参 15g、黄芪 15g,减去木通、茯苓皮,小蓟减到 12g、茅根减至 15g、薏仁加至 30g。10 剂,服法同前述,休息 5 天。

【五诊】2008 年 4 月 21 日。尿蛋白(±)。

为进一步巩固疗效,根据六味地黄汤加减继续服,每月 15 ~ 20 剂,休息 5 ~ 7 天,共治疗 6 个多月。患者精神很好,并继续上学,再没复发。但尿蛋白仍在(±)中,没能全部消失。

建议家长到省级以上医院再做进一步检查治疗。后到某医院检查 2 次,医生仍建议再服中药。回来后仍以六味地黄汤加减治疗 2 个多月,尿蛋白消失。又服六味地黄丸 2 个月,一切均愈,随访 3 年再没复发。

【体会】本方以六味地黄汤加减为主,主要功效是滋补肝肾,是一个滋补性强壮剂,现代医学研究具有调节免疫功能,增加 T、B 淋巴细胞转化功能,增加巨噬细胞量 Fe 及 C3b 受体活性。能保护肾脏,提高应激能力和激活造血干细胞。紫草配生地又能加强清热凉血,透疹发斑;小蓟、茅根有凉血止血、解毒利尿之功。

薏米、芡实合用利湿、补脾、固肾涩精。现有医学报道可消除尿蛋白,所以联合应用疗效较满意。但注意的是,服药时间要长些,不能少于 5 ~ 6 个月。另外,六味地黄汤中用熟地,本病本方中用生地,且量较大,加重清热凉血,养阴生津作用。本人浅识,仅供同道们参考。

附方

1. 紫肾通络汤治疗小儿紫癜性肾炎

【方药】紫草、牡丹皮、赤芍、川芎、蝉蜕各 6 ~ 10g,当归 4 ~ 6g,生地黄、益母草、鸡血藤、猪苓、茯苓、白茅根各 10 ~ 15g。

【加减】尿中有红、白细胞加藕节、茜草、蒲黄炭等各 6 ~ 10g;水肿加木通 4 ~ 6g、车前子 10g(包煎)、泽泻 6 ~ 10g;腹痛加白芍、延胡索各 6 ~ 12g;关节痛加忍冬藤 15g,川牛膝 10g,乳香、没药各 3g,本病后期兼有气阴虚症候时加黄芪 20g、党参 10g、山药 15g、旱莲草 12g 等。

水煎 100 ~ 200mL,分 2 ~ 3 次服,一个月为一疗程,连治 2 个疗程。

【体会】紫癜性肾炎为过敏性紫癜的继发性肾脏损害,小儿紫癜性肾炎可归属于中医血尿范畴,其发病"关键"是"热""瘀",系热毒内蕴,损络血溢,瘀阻经脉,水液内停而致病,故投清热解毒,凉血活血之剂,以除热分之血毒,疏通血脉之闭阻,方可改善这一病理环节。方中紫草、牡丹皮、生地黄、蝉蜕清热凉血透疹;当归、川芎、赤芍、鸡血藤养血活血通络;益母草、白茅根、猪苓、茯苓活血利水消肿。药理研究证实,紫草、蝉蜕具有增强单核细胞、巨噬细胞吞噬异物的功能,并有抗过敏作用;当归、赤芍、牡丹皮等活血化瘀药物有增加肾血流量,改善微循环,调节免疫功能,并能对抗自由基损伤作用。凉血活血法应贯穿于本病治疗之始终,不宜多用温补之剂,该方对肾炎型证属热盛血瘀者疗效较好。

2. 补肾健脾法治疗慢性原发性血小板减少性紫癜

本组 35 例均符合第二届全国血液会议(洛阳 1984 年)制定诊断标准属慢性型原发性血小板减少性紫癜。年龄 18～57 岁,平均 34.2 岁。病程最长 8 年,最短 10 个月。

【方组】予补肾健脾,佐以养血活血方药。

【基本方】补骨脂、骨碎补、菟丝子、白术、茯苓各 12g,党参、黄芪、地黄各 20g,当归 15g。

【加减】鼻出血、齿衄者加仙鹤草 15～30g;皮肤紫斑加丹参 10～15g;月经过多加乌梅 10～12g、川续断 12～15g;纳容不馨,舌苔腻者可加炒苍术 6～10g、陈皮 6g。

每日一剂,水煎服。早晚各一次,30 天为一疗程,服药期间停用其他中西药物。

【疗效】有效 31 例,服药最短 10 天,最长 45 天。无效 4 例中或因病程较长(其中一例 8 年)或因不能坚持服药而未能继续治疗,以血小板检查明显升高为准。

【讨论】根据临床表现,慢性原发性血小板减少性紫癜可归为中医学"血证"范畴中,《诸病源候论》指出其发病"劳伤损动",明代张景岳提出其治疗"……以甘平剂温养真阴,务令阴气完固,乃成拔本塞浮"。实践中发现本病发生与肾、脾有关,由肾虚脾弱,生血无源,统血无权而致,故兼用补肾健脾为主的治法。同时,出血者多见血虚,离经之血即为瘀血,因而佐以养血活血。

3. 青紫汤治疗过敏性紫癜

200 例过敏性紫癜患儿均排除血小板减少性紫癜之诊断。

【方组】青黛 3g、紫草 9g、乳香 6g、白及 9g。上药加水 300～500mL,煎至 150～200mL,分 2～3 次口服,每日一剂。

【加减】

(1)单纯皮肤型:若皮疹颗粒少而稀疏,伴有表证者加银花 9g、板蓝根 12g、白芷 6g、焦山楂 9g;若紫癜量多呈片状,伴气营热证者去乳香,加寒水石 15g、丹皮 9g、犀角粉 0.5g(冲服)、元参 9g、生地 12g。

(2)皮肤关节型:加钩藤 6g、木瓜 6g、威灵仙 6g、银花藤 12g。

(3)腹型:大便下血,色鲜红,伴肛门灼热,大便不爽者加地榆 10g、白头翁 6g、黄连 4g、赤小豆 30g;大便色黑呈柏油样,紫癜色淡者加伏龙肝 15g、干姜 5g、阿胶珠 9g、黄芪 15g、黄精 9g;腹部窜痛,攻冲起块者加芍药 15g、甘草 6g、延胡索 9g、沉香末 0.5g(冲服)。

(4)肾型:紫癜肾炎血尿者加大小蓟各 9g、白茅根 15g、旱莲草 9g、生地 12g、凤尾草 9g、倒扣草 9g;紫癜肾病加益母草 15g、凤尾草 10g、倒扣草 9g、泽兰 15g、泽泻 30g、生山楂 15g、山药 15g、生地 12g。

【方解】青黛清五脏之热,平肝凉血。紫草凉血,走皮肤,透邪于外,与青黛相伍,清透内外而宁血。白及苦、甘、涩、凉,入肺肾,苦凉清肺治其本,甘缓止痛,能解除胃肠平滑肌痉挛,治疗腹痛及胃肠出血,涩则收敛,止血治其急,入肾经兼以治胃护阴,乳香活血通络,一去凉血弊,一为新血开道。四药合用,妄行之血可宁,越府之血可归,热去血平,适用于各型紫癜,并有较好疗效。总有效率可达 97%。

【提示】本病以"O"型血患者最多,其病机有待探讨。

编者注:①李静,就职于北京儿童医院;②刘吉占,就职于山东省乳山市卫生学校;③官卫星,就职于山东省乳山市人民医院。

参考文献:

[1]刘吉占,官卫星.紫肾通络汤治疗小儿紫癜性肾炎32例.新中医,1998,30(3):48.
[2]高想,汤淳康.补肾健脾法治疗慢性原发性血小板减少性紫癜35例.中医杂志,1991,32(3):24.
[3]李素亭,王瑞霞,陈熙.青紫汤治疗过敏性紫癜200例报告.中医杂志,1990,31(5):286.
[4]祁友松.中医名方药理作用.北京:中国中医药出版社,2012:248.

小儿"发烧"-"肠结纤维"一例治验-小柴胡汤

魏某,男,5岁。于2004年9月7日晚以小儿"发烧"来求治。患儿于10多日前即"发烧",在当地医院治疗不佳后又转某医院住院4天仍然未查清病因,院方建议再观察,而家属出院来求治。询情:患儿健康状况尚可,偶于10天前晚睡后"发烧"39.2℃,给打针(药不详),热退,仍能"上学"。中午又"烧",遂到当地医院治疗,"发烧"很快,吃药或打针,都能退热,热退后,吃、喝、玩一切正常。后再到某某医院住院4天,检查一切正常。"烧"无规律,病因不明,故出院。小儿萎靡疲惫,体温38.8℃,腹平软,苔黄腻。近日稍有恶心,食欲减退。认为可能属伤食。

【方药】党参6g、柴胡10g、黄芩8g、半夏8g、枳实12g、郁李仁6g、桃仁6g、甘草5g、大枣3枚、姜3片。

水煎3次,合并煎液,保守灌肠。

因小儿不能服中药,于当夜灌中药液体50mL(左侧位保守灌肠),肌内注射阿尼利定一支(2mL)。至第二天6时,体温37.6℃,再灌肠100mL(慢滴灌)。于9时多便出来液样臭便,并有6块约3cm×1.5cm×0.2cm白土色花生皮样"皮半卷块",拣出洗净,牵拉有"弹性感",送某某医院病检。至此小儿体温再没高过,精神、食欲大增,再一剂灌肠,痊愈如常。7天后病检报告为"纤维组织"。

10余日后小儿再次"发烧",原方加芒硝5g,再次灌肠2次,大便"四节"同样"物",未给其他药物热退,痊愈。

注:将"病检"找原儿科某主任,认为是目前小食品,小儿食后遇胃酸而形成的"纤维组织",附贴于肠道壁而形成"发烧",未见过此类报道。本人当时认为,西医明确不了诊断,只能对症解热。根据中医伤寒论小柴胡汤症治:"寒热往来……欲饮食(食欲减)",又"有柴胡症,但见一症便是,不必悉具",又加枳实,以消阳明之热。因小儿不配合服药即灌肠促进肠蠕动而奏效。第二次复发只是试看是否胃肠仍有"纤维组织"而加芒硝,连2剂,泻之。实是偶遇其治,仅供参考。

杂谈摘记篇

专家摘述,综合参考

小柴胡汤的临床应用与现代研究

一、小柴胡汤的临床应用

【组方及用法】柴胡半斤(40g)、半夏半斤(21g)、人参三两(15g)、黄芩三两(15g)、甘草三两(炙15g)、生姜三两(15g)、大枣12枚(4枚)。(注:括号为林盛进《经方直解用量》)

上七味,以水一斗2L,煮取6L,去渣,再煎取3L,温服,日3服。若胸中烦而不呕者,去半夏、人参,加栝蒌实一枚(栝蒌实涤淤,而清烦);若渴者,去半夏,加人参合前成四两半,栝蒌根四两(人参、栝蒌根益气而生津、清金而止渴);若腹中痛者,去黄芩,加芍药三两(芍药泻甲木而清相火,息风燥而止腹痛);若胁下痞硬者,去大枣,加牡蛎四两(牡蛎软坚而消痞硬);若心下悸,小便不利者,去黄芩,加茯苓四两(茯苓泄水而去湿,湿去则木达风息,悸动自安);若不渴,外有微热者,去人参,加桂枝四两,温复微汗愈(桂枝解太阳表邪);若咳者,去人参、大枣、生姜,加五味子半升、干姜二两(五味子、干姜,降逆气而止咳)。(注:括号内为清·黄元御《伤寒悬解》之注解)

【方解】此方内扶正气,外解邪热,较桂枝汤之调和荣卫,有表、里、深、浅之别,但不是桂枝汤只能调和荣卫而不治其他,也不是说小柴胡汤只能和解表里而不治他症。是说应用于外感的热性病中,应有分界。

《金鉴》云:邪在半表半里,而角于躯壳之内界,在半表者,是客邪为病也,在半里者,是主气受病者也。邪正在两界之间,各无进退而相持,故立和解一法,而以柴胡解少阳在经之表寒,黄芩解少阳在腑之里热,有恐在里之太阴正气一虚,在经之少阳邪气乘之,故用姜、枣、人参和中而预壮里气,使里不受邪而和,还表以作解也。

小柴胡汤加减法

程应旄云:烦而不渴者,火气燔实逼胸也,故去人参、半夏,加瓜蒌实也;渴者,燥已耗液逼肺也,故去半夏,加瓜蒌根也;腹中痛者,木气散入土中,胃阳受困,故去黄芩以安土,加芍药以戢木也;胁下痞硬者,邪气留则木气实,故去大枣之甘缓,加牡蛎之咸而软也;心下悸而小便不利者,水邪侵乎心,故去黄芩之苦寒,加茯苓之淡渗也;不渴身有微热者,半表之邪,尚滞于肌,故去人参,加桂枝以解之也;咳者,半表之寒,腠于肺,故去参、枣,加五味子,易生姜于干姜以温之。

《苏沉良方》云:此药,伤寒论虽主数十证,大要其间有五证最得当,服之必愈。一者,身热,心中逆,或呕吐者,可服。若因渴饮水而呕者,不可服,身体不温热者,不可服。二者,寒热往来者可服。三者,发潮热者可服。四者,心烦胁下满,或渴或不渴,皆可服。五者,伤寒已瘥后,更发热者,可服。此五证但有一证,更勿疑,便可服,若有两三证以上,更得当也。

陆渊雷《伤寒论今释》:……小柴胡汤之主药柴胡,专治胸胁部及胸膜隔膜之病,又能抑制交感神经之兴奋,能疏涤淋巴之壅滞。神经证,古医书称谓肝,其兴奋过度者,又称为胆,肝胆之经相表里,胆又与淋巴系之三焦称少阳经,故柴胡称肝胆药,又称少阳药。

1.《伤寒论》:少阳之为病,口苦,咽干,目眩也。

【浅解】同时发生口苦、咽干、目眩的三种自觉症,就是少阳病。

【衍义】此条是少阳病的提纲。包括少阳中风和少阳伤寒,是少阳病的基本症。此三症不备就不是少阳病了。少阳何以有此三症呢? 尤在泾云:"足少阳胆也,胆藏精汁三合而其味苦,胆受邪热,其气上溢,故口苦。咽门者,肝胆之候;目锐眦者,胆脉之所起,故咽干,目眩也。"

"口苦,咽干",阳明中风,也有此症,何得为少阳的基本症呢? 因为阳明中风的"口苦、咽干"尚有腹满等症,而无目眩。今三症同时具备,就是少阳病的基本症。

2.《伤寒论》:少阳中风,两耳无所闻,目赤,胸中满而烦者,不可吐下,吐下则悸而惊。

【浅解】患少阳中风症,两耳听不到声音,两目发赤,胸中满闷烦躁的不可用吐法和下法,误用吐下,则发生心悸惊恐的病变。

3.《伤寒论》:伤寒,脉弦细,头痛,发热者,属少阳。少阳不可发汗,发汗则谵语,此属胃。胃和则愈,胃不和烦而悸。

【浅解】患伤寒病,脉搏弦细而头痛发热的,是属于少阳伤寒。少阳不可发汗,发汗则出现谵语症,这是津液亡而胃燥,胃气自和而愈,胃气不和,就要烦躁而心悸了。

郝万山:头痛是偏头痛,是邪在经,发热者,是胆腑郁热。①当寒邪在经的时候,是往来寒热;②热在胆腑时就是持续的发热。

4.《伤寒论》:伤寒五六日中风,往来寒热,胸胁痞满、嘿嘿不欲饮食,心烦喜呕,或胸中烦而不呕,或渴,或腹中痛,或胁下痞硬,或心下悸,小便不利,或不渴,身有微热,或咳者,小柴胡汤主之。

陆渊雷《伤寒论今释》:伤寒五六日中风,系倒句法,谓伤寒或中风,经五六日也。病起五六日,为太阳传入少阳之期。揭五六日,明下文之症候为少阳证也。往来寒热,与恶寒发热不同。恶寒发热者,恶寒之自觉证,与发热之他觉证同时俱见。往来寒热,则恶寒时不知热,发热时不知寒,寒与热间代而见,疟疾其代表型也。胸胁痞满,谓肋骨弓下有困闷之自觉证。满与懑通,懑之音义俱同闷,胸胁之所以痞满,不但肝、脾、胰三脏肿大,亦因胸胁部之淋巴腺肿硬故也。淋巴系即古书所谓三焦,三焦之经为手少阳,故胸胁痞满为少阳证,干性胸膜炎,其代表性也。嘿嘿即默默。喜呕,犹言屡呕。嘿嘿不欲饮食,心烦喜呕,皆因病毒蓄积于隔膜附近,胸胁部有炎症,影响胃功能,故也,自往来寒热之喜呕,为小柴胡汤之主要证。

5. 血弱气尽,腠里开,邪气因入,与正气相搏,结于胁下,正邪纷争,往来寒热,休作有时,嘿嘿不欲饮食,脏腑相连,其痛必下,邪高痛下,故使呕也,小柴胡汤主之。服柴胡汤已,渴者属阳明,以法治之。

【浅解】少阳证的胸胁痞满,是如何来的呢? 它是因为伤寒或中风已经六七日,血已弱而气已虚,腠理不密,邪气内入和正气搏斗而结于胁下的缘故。正邪分争,所以才发生休作有时的往来寒热。神经不舒,所以才不想说话,不想饮食。脏腑是相连的,邪在上而痛在下抗力向上,所以才呕,这是小柴胡主症。倘若服了小柴胡汤,发现口渴,这是病势转入阳明,应以治阳明病的治法治之。

此条是仲景对小柴胡汤主症"往来寒热""胸胁痞满""嘿嘿不欲饮食""心烦喜呕"的主要解释。

陆渊雷《伤寒今释》,此条自嘿嘿不欲饮食以上,文意可解,而理不核,自脏腑相连以下,文意且不可解矣，此非仲景旧文，当删。

《伤寒悬解》：少阳经气不舒，侵逼阳明胃府，胃气上逆，必作呕吐，相火郁蒸，是以发热。少阳之经，往来寒热，此但云发热而不言寒，是半表半里之阳盛，而将传入阳明者，是宜小柴胡汤泻其表热也。

6.本太阳病不解，转入少阳者，胁下硬满，干呕不能食，往来寒热，尚未吐下，脉沉紧者，与小柴胡汤。

【浅解】本来患太阳病表证不解，发展到少阳半表半里证，因而出现了胁下硬满，干呕不能食，往来寒热（脉应弦细），此时未经吐下而脉搏虽然沉紧（非少阳脉象），当凭少阳证，给以小柴胡汤。

【衍义】此条论少阳证治，重在凭证不凭脉。"胁下满，干呕不能食，往来寒热"三症，是少阳小柴胡汤的主症。尚未呕下脉沉紧者，应结合下条而论，虽然出现了内实沉紧的脉象，也应该凭证不凭脉。

7.伤寒，阳脉涩，阴脉弦，法当腹中急痛，先与小建中汤，不差者，小柴胡汤主之。

【浅解】患伤寒证，阳脉见涩象，阴脉见弦象，按这种脉象应当腹中拘急疼痛，先给小建中汤以缓其腹痛。不见好转的，再用小柴胡汤治之。按腹痛例加减。

【衍义】此少阳虚证，补以扶正，和则去邪，只可同时两法先后施治。"阴阳以浮沉言，涩气血虚少，弦又主痛，与建中者温中补虚，缓其痛兼其邪。盖腹中痛亦柴胡证中之一候也，愚以先补后解乃仲景神妙之法。"

《伤寒悬解》：甲乙同气，甲木又降，则寸脉涩，乙木不升，则尺脉弦。甲木上逆，而克戊土，法当痛见胸膈，乙木下陷，而克己土，法当痛见于腹胁。木气枯燥，是以其痛迫急。肝胆合邪，风火郁发，中气被贼，势难延缓，宜用小建中汤，胶饴、甘、枣，补脾经而缓急痛，姜、桂、芍药，达木郁而清风火，若不差者，仍与柴胡（汤）。再泻其相火也。此申明首章腹痛加芍药之义。

郝万山：上7条是经腑受邪，枢机不利之证。

8.伤寒四五日，身热恶风，颈项强，胁下满，手足温而渴者，小柴胡主之。

【衍义】此条指出虽有太阳表证未罢，而未入里，且有显明的少阳胁下满证，是胁在表里之间，所以仍不出小柴胡汤的范围。

9.伤寒瘥后，更发热，小柴胡汤主之。

汤本氏云：此条暗示本方与葛根汤之鉴别法，不可不知。余：实验，柴胡汤之颈项强，乃从肩胛关节部沿锁骨上窝之上缘，向颞颥骨乳突部。此一带肌肉挛急之谓，以此与葛根汤之颈背强区别，在临床上非常重要，不可忽略。

郝万山：小柴胡汤治疗三阳同病属之适应证。

10.伤寒中风，有柴胡证，但见一证便是，不必悉具。

【浅解】"伤寒中风"是指太阳伤寒或中风。在太阳伤寒或中风中，出现了小柴胡汤证，但见其有一证便是，不必柴胡证全具备才用柴胡汤。

11.阳明病，发潮热，大便溏，小便自可，胸胁满不去者，与小柴胡汤。

【浅解】患阳明病发潮热，大便不燥而发溏，小便也调整，但有胸胁满证不消除，给小柴胡汤治之。

【衍义】此条论原有胸胁满证的阳明变证之一，阳明潮热，为阳明正证必有的热型，今大便溏小便调，是热未结于肠胃，而仍在于肌肉。"胸胁满不去"一证，尤在泾解释谓"邪不在于阳明之腑,而入少阳经,由胃实而肠虚,是以邪不得聚而复传也"。此说与伤寒不符,"阳明无所复传",仲景已有明文,而且"胸胁满不去"一句的文义,明是说的原有证,或少阳遗证。吾人当根据"但见一证便是不必悉俱"的指示,先治胸胁满的少阳遗证,后看阳明潮热的发展情形,再想办法。

12. 阳明病,胁下硬满,不大便,而呕,舌上苔白者,可与小柴胡汤。上焦得通,津液得下,胃气因和,身濈然汗出而解。

【浅解】患阳明病胁下硬满,不大便而呕,舌上发生白苔,可以给以小柴胡汤和解剂,上焦得通(舌苔去),津液得下(大便调),胃气因和(呕止),全身汗濈然汗出而解(三焦和、热由表解)。

【衍义】此条系阳明前期的变证之一,"胁下硬满"是少阳证未除。

郝万山:胁下硬满属少阳,不大便属阳明,而呕属胆热反胃,舌上白苔者,三焦失常伴津液不能下达肠道而失调。给小柴胡汤,是和少阳,畅三焦。"上焦得通,津液得下,胃气因和,身濈然汗出而解"是小柴胡汤疗效之机理。此2条说明适应了少阳兼阳明病。

13. 伤寒五六日,头汗出,微恶寒,手足冷,心下满,口不欲食,大便硬,脉微细者,此为阳微结,必有表,复有里也。脉沉亦在里也,汗出为阳微。假令纯阴结,不得复有外证,悉入在里。此为半在里半在外也,脉虽沉紧,不得为少阴病,所以然者,阴不得有汗,今有头汗出,故知非少阴证。可与小柴胡汤。设不了了者,得屎而解。

【浅解】患伤寒病,经过五六天,头上出汗,微微的怕冷,手足发凉,心下满胀,口不能吃饭,大便发硬,脉搏细,这是邪结于阳而阳气未能发挥作用的表现,它必然会有表证又有里证也。脉搏细多是阴虚,脉搏沉是在里,但汗出是阳微的表现。假令单纯的是阴弱,而邪结于阴的话,那就不得有外证,而悉入于里了。此症是半在里半在外也,脉搏虽然沉紧,不能认为是少阴证,所以然者,阴证不得有汗,今头汗出,所以知道不是少阴证。可与小柴胡汤。假设病邪不能尽除,大便通利就好了。

14. 妇人中风,七八日续得寒热,发作有时,经水适断者,此为热入血室,其血必结,故使如疟状发作有时,小柴胡汤主之。

【浅解】妇人患中风症,七八日续得寒热,发作有时,经水适断者,此为热入血室,其血必结,故使如疟状发作有时,小柴胡汤主之。

《妇人大全良方》:妇人伤寒发热,经水适来,昼日明了暮则谵语,如见鬼状,此为热入血室。无犯胃气及上二焦,宜小柴胡汤。妇人伤风七八日,续得寒热,发作有时,经水适断,此为热入血室。其血必结,故使如疟状,宜小柴胡汤。

《伤寒悬解》:妇人中风七八日后,续得寒热往来,发作有时之症,而值经水适断之时者,此为热入血室,其血不当瘀结。热结血分,少阳之经气不得外达,阴阳之争,互相束闭,故使寒热如疟,发作有时也,小柴胡汤发少阳之经邪,热去则血可自下,不下,然后用抵当攻之。

上章因经水适来而热入,是血实之时,此因经水适断而热入,是血虚之时,实宜清泻,虚宜凉补。

《汤本求真》:妇人中风者,妇人之感冒也,七八日续得寒热者,自感冒经过七八日许,得往来寒热也,经水适断者,由月经适来寒热时,月经偶然闭止谓,然亦有因往来寒热而不闭止,或因闭止而往来寒热也。此为热入血室者,感冒之热陷入子宫之意。其血必结者,闭止之经血凝结于生殖器及胃肠等处之义也。故使如疟状,解如字义。然仲景特加此一句者,是示因此而得寒热,因寒热而月经止,凝结也。总而言之,复言其寒热如疟状,发作的往来寒热也。

由是观之热入血室有血虚(贫血)血实(多血)之别,若本方不与治贫血的驱瘀血,或治多血的驱血剂合用,则难达完全所期之目的。以余之经验,前者宜本方加地黄,或本方与当归芍药散合用,或与当归芍药散加地黄合用;后者,宜本方加石膏与桂枝茯苓丸合用,或与桂枝茯苓丸加大黄合用。

15. 呕而发热者,小柴胡汤主之。

《伤寒悬解》:少阳经气不舒,侵逼阳明胃府、胃气上逆,必作呕吐。相火郁蒸,是以发热。少阳之经,往来寒热,此但云发热而不言寒,是半表之阳盛,而将传于阳明者,是宜小柴胡汤泻其表热也。

16. 太阳病,十日以去,反二三下之,脉浮细而嗜卧者,外已解也。设胸满腹痛者,与小柴胡汤,脉但浮者,与麻黄汤。

【浅解】患太阳病,经过十天以上,不现其他症状,只是脉搏浮而细,疲劳好卧,这是表证已解,身体尚未复原。假设有胸部胀满胁下感痛的情况,可用小柴胡汤以和之。若是脉搏但浮而不细,就不能认为是外证已解,仍可用麻黄汤。

【衍义】此条从患者的脉搏和形态上来断定外证已解。则"十日已去"是说太阳症状,与日俱逝。

少阳之脉弦细,少阴之脉微细,今脉浮细而嗜卧,既非少阴之脉微细欲寐,又非少阴之证恶寒卷卧,此脉的浮细,只能看作是由太阳转向少阳,所以有柴胡证的胸满胁痛之假设,若是浮而不细仍在麻黄证的范围内。

《伤寒悬解》:太阳病,十日以外,脉浮细而嗜卧者,是太阳之外证已解也。表邪离太阳而入少阳,故浮紧变而为浮细,少阳之脉弦细也。胆热者善眠,是其嗜卧,必入少阳,设其胸满胁痛者,又见少阳经证,宜与小柴胡汤。若脉但浮而不细者,则未入少阳,而犹是少阳,宜与麻黄汤也。

二、现代方剂研究

本方是一个消炎解热、健胃剂,药性平和,适用范围广泛,祛邪扶正,兼而有之。对于消化系统疾病、肝胆系统疾病、神经衰弱、疟疾以及妇女的月经不调等,均可加减应用。通常是食欲缺乏,胸脘痞满者加炒枳壳、炒三仙;肝炎初期湿热较盛,纳呆口苦,尿黄加茵陈、栀子,转氨酶升高或持续不降加龙胆草;神经衰弱、失眠多梦、遗精者加龙骨、牡蛎;妊娠恶阻,呕恶不止者与旋覆代赭汤加减化裁,常能获效。现代研究表明,本方有利胆作用,能促进胆汁分泌,增加其排泄量,提高胆汁中胆酸及胆红素含量。增大胆固醇-胆盐系数;还能抑制平滑肌痉挛,胆道系统声像图表明有利胆作用,临床上有人以本方为基础加减治疗胆汁反流性胃炎有效。

江长康、江文瑜《经方大师传教录》:江尔逊先生运用小柴胡汤"关于小柴胡汤治瘀血发热"症。

问:"脑震荡后遗症",患者身无痛处,但头晕肢软,乍寒乍热,脉沉涩……是为瘀血发热……却少用血药,而用小柴胡汤加味?

答:瘀血之症状多端,发热非必然之症也,但临床确有瘀血发热者,其病机为腠理气血失和。唐宗海云:"瘀血在腠理,则营卫不和,发热恶寒,腠理在半表半里之间,为气血往来之路。瘀血在此,伤营气则恶寒,伤卫气则恶热,是以寒热如疟之状,小柴胡汤加桃仁、红花、当归、荆芥治之。"柴胡本有推陈致新之功,以之为向导,引导诸血药直入腠理,疏通血气,令营卫调和,则寒热罢也。

《经方大师传教录》:用小柴胡汤治愈的久咳,属于外感咳嗽,迁延不愈,其病机为外寒内热,三焦郁火弥浸肺胃之"三焦咳"。《素问·咳论》云:"五脏六腑皆令人咳,非独肺也。"又云:咳嗽之总病机为"聚于胃,关于肺",而三焦咳者,肺胃症候特别明显:"久咳不已,则三焦受之,三焦咳状,咳而腹满,不欲饮食"。故治三焦咳者,尤当于肺胃上求治法。唐宗海称:"兹有一方,可以统治肺胃者,则莫如小柴胡汤……盖因小柴胡汤能通水津,散郁火,升清降浊,左宜右有,加减合法,则曲尽其妙"。小柴胡汤似可作为治三焦久咳不愈之通剂。

对小柴胡汤的剖析:小柴胡汤由七味药组成,但分三组。其一,柴胡、黄芩为肝胆药,柴胡疏肝达外,为少阳表药;黄芩清胆内泄,为少阳里药,共奏泄肝胆之功。其二,党参、半夏、甘草为脾胃之药,甘草有甘守津回之意,半夏既和胃又顺气,共奏调和脾胃的作用。其三,生姜、大枣从其性味辛甘透达,温养阳气的功用看,实是调和营卫而达表的要药。所以治疗表证,姜枣是不可少的。也说明了太阳与少阳的比邻关系和表里相传的病理反应。小柴胡汤是取其透达外邪,调理脾胃,调和营卫,治邪在半表半里而偏于表证的首选方。治外感表证,既可攻邪又可扶正,有散有收,有攻有补,也是杂病不可多得的良方。但见表里失和,营卫不谐,脾胃不和,肝胆不利,肺气失宣,胸阳不畅,阴阳失衡,气血不调等病机,皆可用小柴胡汤宣畅三焦,运转气机。若以横看表里,竖看三焦,外连肌表,内合脏腑,全看整体的认识小柴胡汤的原理,将其运用于杂病,可达到左右逢源的效果。

三、小柴胡汤的药理研究

基础研究

1. 免疫调节功能

小柴胡汤的和解少阳,通达表里,扶正祛邪作用,相当于现代医学的免疫调整作用。

以小柴胡汤处理巨噬细胞,用胸腺细胞测定证明,可增强产生白细胞介素1(IL-1)和白细胞介素2(IL-2),提示小柴胡汤通过IL-1和IL-2与细胞免疫有关。以小鼠脾脏单核细胞的实验证明,小柴胡汤虽抑制白细胞介素3(IL-3)的产生,但可增强IL-3的敏感性,并呈浓度依赖性。小柴胡汤还增强通过B细胞增殖与抗体产生系统有关的白细胞介素4(IL-4)以及最终诱导B细胞抗体产生的白细胞介素6(IL-6)的产生,说明小柴胡汤具有增强抗体产生的作用。研究说明小柴胡汤既可诱导抑制性T细胞活性,又可激活辅助T细胞活性。

小柴胡汤可以明显促进免疫抑制小鼠淋巴细胞膜表面刺激分子CD28、CD80和CD86的表达,从而调节免疫功能。

2. 解热作用

小柴胡汤对大鼠脂多糖(LPS)发热作用,小柴胡汤合煎液在解热的显效及持续时间上优于分煎合液,小柴胡汤对小鼠肺炎链球菌感染模型及内毒素致大鼠发热模型具有较好的抗感染和解热作用。

3. 保肝作用

由于小柴胡汤能促进生成IL-1、IL-2,所以有诱导γ-干扰素(γ-IFN)的作用。γ-IFN不仅有抗病毒作用,而且增强天然杀伤细胞(NK)和杀伤T细胞的活性。因而使用IFN及诱导剂可以破坏感染的肝细胞排除乙肝病毒,小柴胡汤诱导γ-IFN的作用,是对乙型慢性肝炎有效的机制之一。

由于小柴胡汤可以增强 NK 和淋巴细胞激活的杀伤细胞(LAK)活性,所以(日本)已被试用于预防肝硬化患者的癌变。

小柴胡汤明显降低伴刀豆球蛋白 A(ConA)所致肝损伤后丙氨酸转氨酶(ALT)和谷草转氨酶(GOT)含量,降低 TNF-α 和 IFN-γ 水平,对小鼠肝损伤有保护作用,小柴胡汤明显降低肝脏缺血再灌注(IR),损伤大鼠肝内胆管上皮细胞凋亡指数(AI),降低胆汁中葡萄糖(GIU),谷氨酰转肽酶(γ-GT)、碱性磷酸酶(AKP)水平,减轻肝内胆管上皮细胞损伤,对肝脏具有保护作用。

小柴胡汤对 CCl_4 和半乳糖胺造成的急性肝损伤具有保护作用,不仅抑制肝细胞坏死,而且能下调大鼠肝纤维化模型的蛋白酶抑制因子-1(TIMP-1)信使 RNA(mRNA)的表达,明显降低肝纤维化指标(HA. LA. PCⅢ)水平及脯氨酸(Hyp)含量,从而减轻和抑制肝纤维化进程,其抗肝纤维作用比秋水仙碱更显著。

实验研究表明,预先投予小柴胡汤,可使 70% 的大鼠的各种酶活性明显降低,即明显抑制肝切除后的肝损伤,由切除后的第三天起肝脏的再生较对照组明显加快,RNA 等显著上升。肝组织的有丝分裂指数是对照组的两倍,显示了小柴胡汤促进肝细胞的再生作用。柴胡皂苷具有抑制肝星状细胞活化,减轻肝纤维化的程度。

4. 调节血脂作用

小柴胡汤可显著对抗高脂血症大鼠血脂的升高,明显降低血清 TC、TG、LDL-C 含量,但对 HDL-C 无作用。随着给药时间的延长,调节脂作用明显,并可降低模型大鼠肝脏指数,减轻其肝脂肪变性作用。实验中还发现,辛伐他汀降血脂和肝脂肪的显效作用较快,对 TG 的作用较早,该方的大剂量的调脂作用较小剂量明显。

5. 抗病毒作用

(1)小柴胡汤诱导的 γ-IFN,排除乙肝病毒。

(2)小柴胡汤对 2215 细胞血清中 HBsAg 和 HBeAg 均有一定的抑制作用。对 HBsAg 和 HBeAg 的治疗指数(TI)分别可达 5.15 和 3.00,具有体外抗乙肝病毒(HBV)作用。

(3)小柴胡汤对体外大鼠柯萨奇病毒 B3(CVB3)心肌炎模型具有抗柯萨奇 B 病毒感染、恢复琥珀酸脱氧酶的活性、保护心肌细胞的作用。

6. 抑菌抗内毒素作用

(1)采用体外抑菌试验和尿道致病性大肠杆菌(UEC),尿道上皮细胞黏附试验观察,小柴胡汤可明显抑制大肠杆菌的增殖及尿道致病性大肠杆菌(UEC)对尿道上皮的黏附效应,具有抗尿道感染作用。体外实验小柴胡汤对乙型溶血性链球菌、嗜血流感杆菌、金黄色葡萄球菌、绿脓假单胞菌、大肠杆菌均有抑制作用。

(2)小柴胡汤可以抑制内毒素刺激引起的巨噬细胞凋亡,抑制 TNF-α 生成,增强 SOD 及谷胱甘肽过氧化物酶(GSH-Px)活性,减轻内毒素所致的肝脂质过氧化、防止内毒素 LDH-3,5 同工酶逸出,稳定细胞膜,抑制溶酶体的释放和组织损害,有益于改善败血症休克症状。

(3)小柴胡汤组的小鼠血清对内毒素/重组人肿瘤坏死因子(rhTNF)刺激的单核巨噬细胞(J774A.1)生成的 NO 有抑制作用,通过抑制 NO 生成,对内毒素引起的血压降低有预防作用。

7. 抗炎症反应作用

小柴胡汤可通过对垂体 - 肾上腺皮质轴的促进起到内源性激素样作用,又有非激素样抗感染作用;与激素合用可增强抗感染能力,能拮抗激素对肾上腺皮质功能的抑制。

(1)激素样抗感染作用:用角叉菜胶水肿法测定小柴胡汤的抗感染作用,1g/kg的小柴胡汤提取剂抑制水肿的作用与1mg/kg的泼尼松龙相当。而且小柴胡汤的激素样作用能被类固醇阻断剂所拮抗,说明小柴胡汤有类似类固醇剂的作用机制。小柴胡汤通过促进肾上腺皮质激素因子的分泌,刺激垂体,或抑制糖皮质激素的负反馈抑制作用而促进了促肾上腺皮质激素的分泌。

(2)非激素样抗感染作用:小柴胡汤在促进抗体产生、激活细胞性免疫的同时,从巨噬细胞诱导脂类可的松,抑制磷脂酶 A_2 活性,通过抑制白细胞三烯和前列腺素的产生,起到抗感染的效果。小柴胡汤的体外实验证明,可使中性粒细胞的化学发光率降低 50% 以上,而且浓度越高对中性粒细胞的功能抑制越明显。小柴胡汤通过抑制使组织发生障碍的过氧化物与过氧化氢的产生而发挥抗感染作用,对胸膜炎有一定的防治作用。

8. 促胃肠动力作用和保护胃黏膜作用

小柴胡汤可使大鼠血清和十二指肠组织中的胃泌素(GAS)含量升高,但对胃窦组织中的 GAS 无影响,对血液和十二指肠组织中的血管活性肠肽(VIP)也无影响,将小柴胡汤分为半夏加生姜组,能显著促进小肠的推进功能。柴胡加黄芩也有促进推进功能,但较前者次之,人参加甘草加大枣组成补益剂,则表现出抑制作用。小柴胡汤对氢氧化钠致胃黏膜损伤的大鼠的胃黏膜有明显的保护作用,经十二指肠给药均能显著抑制正常大鼠的胃液分泌量,降低总酸排出量及胃蛋白酶活性,并增加胃壁结合黏液量。所以对胃黏膜有保护作用。

9. 中枢作用与维持机体稳定作用

(1)调节内分泌:小柴胡汤对免疫和内分泌功能的影响,皆与它的中枢作用密切相关,通过中枢,对肾上腺的体液性调节起促进作用,而对神经性调节起抑制作用。

小柴胡汤具有调节丘脑－垂体－肾上腺皮质功能作用。

(2)抗组织胺作用:小柴胡汤对肥大细胞中组胺的游离有明显的抑制作用,而且当抗原浓度为 $5\mu g/mL$ 时,其抑制程度基本与抗过敏药物曲尼司特相同,但对钙离子浓度上升无抑制作用。根据测定推测,小柴胡汤抑制组胺游离作用机制可能与抗原抗体反应相关蛋白质的磷酸化有关。

(3)抗衰老作用:小柴胡汤可减少脑内去甲肾上腺素和香草杏仁酸含量,而使多巴胺增加,对脑内单胺类递质的影响。虽然 6 周龄大鼠也能重复,但对老龄鼠的作用更明显。小柴胡汤的抗应激、抗衰老、抗痴呆作用,不仅对治疗医学,而且对预防医学也有重要影响。

10. 有抑制子宫内膜异位生长的作用

小柴胡汤明显抑制子宫内膜异位症大鼠的子宫内膜异位生长,明显减小异位内膜体积,透射电镜下观察腺上皮细胞出现凋亡特征,表现为细胞体积变小,核固缩,胞质和核染色质凝集,密度增高,可见细胞间凋亡小体,同时间质细胞中可见一些坏死细胞。提示小柴胡汤对内膜异位症大鼠异位内膜生长有明显抑制作用。

11. 造血作用

小柴胡汤能增加原发性血小板减少性紫癜(ITP)模型小鼠体重增长率,升高血小板计数,缩短出血时间,促进骨髓巨核细胞成熟,具有造血作用。

四、小柴胡汤的临床应用研究

(一)对小柴胡汤证的理解

小柴胡汤在伤寒六经辨证属少阳,其病机为半表半里,寒热虚实夹杂。在三阳表证的病机变化中外达出表,内陷入里。所以它的主症有两组,一是往来寒热,代表半表的病机,也是少阳半表证;二是口苦、咽干、目眩(实际包括了胸胁痞满、不欲饮食、心烦喜呕等肝胆火郁证)是为半里证。这些主症无论从何而来,总以邪在半表半里的病机、主症为临床特征,就可以投小柴胡汤治之,使病邪透达于外,不致内陷入里。因此,小柴胡汤在外感热病中所起的外达透邪,阻断病邪内陷的作用是举足轻重的。

关于但见一证,不必悉具的问题,陈瑞春教授认为只看一证即投小柴胡汤,有些片面性,割裂了小柴胡汤证的整体意义,所以仅见口苦或咽干,或目眩就用小柴胡汤,未能抓住病机实质。他认为小柴胡汤证的病机,能客观地印证为"上焦得通,津液得下,胃气调和",这才是"但见一证"的最好注脚。前后相参,正是彼此的详略关系,自然也就不至于捉襟见肘的理解"但见一证",其互文见义的脉络,自是一目了然。

(二)小柴胡汤的加减与运用

用小柴胡汤治疗外感热病是非常贴切的。因为时下市售的感冒药,大多数是辛凉药,有的还夹有解热镇痛的西药,用于外感初期,一是发汗过甚,一是辛凉郁遏,其结果是表里含混,寒热并存,虚实兼有。所以再用解表药就不合适了,取小柴胡汤调和寒热、透达外邪是很适宜的。

(1)柴胡桂枝各半汤:治疗虚人外感,可与补中益气汤相媲美,前者偏表里不和,而后者偏气虚兼表证。此外对老年经常感冒、身痛不已者,多以本方合玉屏风散(麻黄根、黄芪、牡蛎各等分,小麦一撮)疗效亦好。

(2)柴胡二陈汤:即小柴胡汤合二陈汤(陈皮、半夏、茯苓、甘草)。用于慢性气管炎者,颇为有效。因为老年慢气支患者,多为肺气不足,经常阳虚外感。一味解表发汗有伤肺气,只能以调和寒热的小柴胡汤发中有收,攻中有补以驱外邪。而内有痰饮以二陈汤理气化痰或加葶苈子、苏子、五味子降气而敛肺气,体现整体辨证的优势。

(3)柴胡加龙牡合甘麦大枣汤:即小柴胡汤去生姜,加龙牡、浮小麦、麦冬,治妇女更年期综合征,或治精神忧郁症,均能取效。

(4)柴胡温胆汤:小柴胡汤合温胆汤(黄连温胆汤:橘皮、半夏、枳实、竹茹、炙甘草、茯苓、黄连、姜、枣)是治疗胆胃虚热,肝郁化火的烦躁失眠、耳鸣惊悸、精神忧郁失眠、情绪紧张等的一剂良方。也适用于胆胃虚热,痰热内扰的心悸、期前收缩、耳鸣以及神经系统的病症。

(5)柴胡陷胸汤:小柴胡汤合小陷胸汤(黄连、半夏、全瓜蒌),是治疗肝胆不和、痰热阻遏于胸胃的病症,为支气管肺炎、胸膜粘连胸腔积液、胃窦炎等。究其病机为邪郁胸胃,肝胆气郁痰热中阻。主症:胸闷气粗、咳嗽痰不爽,胸胀痞满或胃脘痞胀,嗳气,大便不畅,舌苔黄腻,脉弦滑数等。

(6)柴胡泻心汤:小柴胡汤合泻心汤(黄连、黄芩、大黄)有疏泄肝胆、调和脾胃湿热之功。症见烦躁不寐、胃脘痞胀、胁间胀痛、嗳气大便稀软或腹泻等。本方的运用病机重点是肝胆火郁,脾胃气滞,虚热并存,气机阻滞。本方运用于消化道疾病,如胃炎、胆囊炎、肠炎、腹泻等。

其加减视其病位,在肝胆者,加疏肝的郁金、川楝子、青皮;病在胃肠者加理气的枳壳、木香、神曲等。

1.慢性肝炎

(1)小柴胡汤适用于虚实中间(日本辨证治疗的类型)的慢性肝炎,对 80 例 HBeAg 阳性的慢性肝炎服药 6 个月,能改善达 50%,转阴达 18.8%,能明显改善 HBeAg 阳性慢性肝炎患者的 GPT 及 GOT,并随着服药时间的继续而持续降低。

胸胁痞满是应用小柴胡汤的主要症状,其主要原因是胆汁流出障碍。小柴胡汤有激活奥狄括约肌调节机构的作用,改善括约肌功能,是小柴胡汤治疗胸胁痞满的主要机制之一。

(2)小柴胡汤合四逆散加减(柴胡、白芍、炙草、炒枳实)治疗慢性肝炎、肝硬化疗效稳定,具平淡出奇之功。治急性肝炎去姜枣合四逆散加青皮、郁金、川楝子、茵陈、虎杖等退黄快,转氨酶下降后均能加滋肝阴、健脾胃药,但养阴不能腻,健脾不能燥,更不能过早进补。治肝硬化:以小柴胡汤合四逆散加郁金、鸡内金、大腹皮、生牡蛎、青皮、川楝子、香附、三棱、炒谷麦芽等。

2.对肝硬化恶变的预防及治疗

小柴胡汤可引起巨噬细胞等免疫细胞的连锁反应,表明小柴胡汤对荷癌机体和癌细胞有生物反应调节物(BRM)作用。BRM 可以激活降低的荷癌机体的免疫功能。

对肝硬化患者投以小柴胡汤,长期观察 LAK 活性变化,服药后较前均有升高。对 260 名肝硬化患者进行 5 年观察:定期进行 AFP 和超声波检查,与对照组相比癌变发生率明显降低。

3.对艾滋病的预防及治疗

对 HIV 抗体阳性 8 例服小柴胡汤 1～4 年 9 个月的,虽然患病 7～8 年,但临床艾滋病发病者只有 1 例,认为小柴胡汤可以改善 HIV 感染者低下的免疫功能。

4.对类固醇依赖型重症难治性哮喘

有效率 61.2%。

5.其他疾病

(1)治疗过敏性皮肤病(包括湿疹、皮炎、荨麻疹)。

(2)以小柴胡汤作为 BRM 施行免疫法治疗继发性习惯性流产(4/6)有效。

(3)对中枢性味觉障碍、癫痫、IgA 肾病等,小柴胡汤与五苓散合成柴苓汤治疗类风湿关节炎、风湿性关节炎、肾炎、肾病综合征、分泌性中耳炎、妊娠中毒症等。与半夏厚朴汤合成柴朴汤是治疗哮喘等变态反应性疾病的有效方剂。

(三)小柴胡汤的副作用

1989 年《日本胸部疾病患学会杂志》首次报道了小柴胡汤引起药物诱发肺炎 1 例,也有报道小柴胡汤引起肝功损伤。

关于小柴胡汤的副作用,有的认为尚缺乏足够的证据,有人认为只按病名而无选择性地使用小柴胡汤,可能会出现不良反应,有的认为制作提取物的赋形剂是否有问题,有的认为只按对"症"用药,就不会有副作用。伊藤清夫提出:不能将小柴胡汤的提取剂的评价与小柴胡汤的煎剂评价混同。小柴胡汤应用首先决定于辨证的准确性。

参考文献:

[1]张仲景著,成无己注.注解伤寒论.北京:人民卫生出版社,1963.

[2]宋洛川.伤寒论串解衍义.济南：山东人民出版社,1963：64-68.

[3]陈自明.妇人大全良方.北京：人民卫生出版社,1992：12,178.

[4]汤本求真.皇汉医学.北京：中国中医药出版社,2007：143,155.

[5]郝万山讲伤寒论.

[6]江长庚,江文瑜.经方大师传教录.北京：中国中医药出版社,2010：79,233.

[7]黄元御.黄元御伤寒——《伤寒悬解》《伤寒说意》.北京：人民军医出版社,2010：341.

[8]陆渊雷.伤寒论今释.北京：学苑出版社,2009：134.

[9]林盛进.经方直解.北京：中国中医药出版社,2010：375.

[10]王世民,王永吉.实用中医方药手册.2版.北京：人民军医出版社,2009：20.

[11]祁友松.中医名方药理作用.北京：中国中医药出版社,2012：58.

[12]陈瑞春.谈小柴胡汤方的临床运用.中医杂志,1999(5)：315.

[13]张志军.日本对小柴胡汤的研究.中医杂志,1993,34(10)：626.

[14]李忻,靳耀英,张韫,等.柴胡皂苷防治肝病机制研究进展.中国中西医结合杂志,2009,29(1)：1049.

[15]邹国松.小柴胡汤加减治咳嗽之我见.中医杂志,1994,35(9)：568.

炙甘草汤的临床应用与现代研究

一、炙甘草汤的临床应用

【组方及用法】炙甘草(4 两)12g、生姜(3 两)9g、人参(2 两)6g、生地黄(1 斤)30g、桂枝(3 两)9g、阿胶(烊化服)6g、麦冬(半斤)15g、麻仁(半斤)15g、大枣(30 枚)12 枚。

上九味,以清酒 7L,水 8L。先煮八味,取 3L,去滓。内胶烊消尽。温服 1L,日 3 服。(又名复脉汤)

【衍义】此条(此方)为阴虚体质有心脏病者患伤寒时确定的方治,但在热性病的后遗症中亦往往出现此脉证。盖阴虚体质,血液枯燥,感染伤寒,血流障碍,影响心脏,故脉结代。在治疗上,汗,下,俱不能用,故仲景特立此方,揭于太阳篇末。

《金鉴》曰：今病伤寒,不因汗下,而心动悸,又无饮、热、寒、虚之症,但据结代不足之阴脉,即主以炙甘草汤者,以其人平日血气衰微不任寒邪,故脉不能续行也。此时虽有伤寒之表未罢,亦在所不顾,总以补中生血复脉为急,通行荣卫为主也。

《今释》柯氏方论：仲景凡于不足之脉,阴弱者用芍药以益阴,阳虚者用桂枝以通阳,甚则加人参以生脉。此以中虚脉结代,用生地为君,麦冬为臣,骏补真阴者。然地黄、麦冬味虽甘而气则寒,非发陈蕃秀之品,必得人参、桂枝,以通阳脉,生姜、大枣以和荣卫,阿胶补血,甘草之缓不使速下,清酒之猛捷于上行,内外调和,悸可宁而脉可复也。

《经方直解》炙甘草汤症之病理：为心血与津液不足更甚,血不足以供心之搏动,故脉可见成比例歇止或弱小之搏动,此为之结代。结者,脉搏时有一止,为无规律之中止；代者有规律之中止也。血管中血少,故其脉多不任按,初按之,觉其脉尚明郎可辨,约一分钟之后,其脉竟遁去不见,重按以觅之,依然无有,必释其脉,稍待再切,则其脉方至。

心血不足,心脏为之虚性兴奋,故可见心动悸,即其人自觉心房处砰砰自跃,不能自己,胆气较平时为虚,不胜意外之惊恐,亦不堪重历之呼叫,夜半或不能成寐。

心血不足,不能营养全身,故可见盗汗,头眩,月经不调。

心血不足,肌肉脏器不得营养,故可见消瘦。

心血不足,脏器虚寒。胃虚寒,故可见不欲食;肠虚寒则蠕动慢,可见大便不畅或便秘。

心血不足,若见汗出,其血液更为不足,故汗出而胸闷。

心血不足,肺中之血即不足,肺因之成痿,故可见涎唾多而心中温温液液。

以上种种,即为虚劳不足。

《经方直解》炙甘草汤之药理:该方重用生地、阿胶,以补血液之不足,重用炙甘草以补肠液之不足,重用麦冬、大枣以补胃液之不足;恐血液,津液峻补,人不能运化之,反而趋下利或胀闷,故用桂枝、人参、黄酒强心促血运,生姜温胃阳;血虚津伤,肠部虚寒,则其人多有肠滞,故佐以麻仁去肠中积滞。若肠积滞重者,可更增大黄;其轻者或反见下利者,则麻仁当减去不用。

本方以补血为主,促血运为辅,故曰"阴药七阳药三"。若病见心血不足之炙甘草汤证,又见心阳不振之四逆汤证,则又宜加附子、干姜之属以强心促血运。

柯雪帆教授以为,该方所治之脉结代,心动悸,是外感所引起,非泛指一切原因所致之脉结代,心动悸,其对病毒性心肌炎后遗症之心律不齐疗效最佳……此条条文前所以冠"伤寒"二字之意。

《伤寒论今释》方舆輗云:此仲景治伤寒脉结代之圣方也,孙真人用之以治虚劳,王刺史用之以治肺痿,凡仲景诸方,无不变通如此,然此方之妙用,在于脉结代,故一名复脉汤也,不论何病,但脉结代者,当先用此方。析言之,则脉来缓,时一止复来者,结脉也,结者,止而即还,不失至数,但稍有间歇耳,代者,止而不还,断而复动,此绝彼来,相代之义也,二者相似而少异,然治方则唯此一方,故结代连称。此脉大病得之,可畏殊甚,又平人有时时见此脉者,此则无害,亦不须服药也。昔人有曰:"有病见之难治,若气逆得之则无忧"。确言也,此汤,《金匮》引《千金翼》,标复脉汤。注云:仲景名炙甘草汤,盖后世调血气,补虚劳不足诸方,似多出于此方也。

《餐英馆治疗杂话》:炙甘草汤诀云:治痫症,此方主之,老人虚人,津液枯,大便秘结者,此汤主之。

《方函口诀》云:此方以心动悸为目的,凡心脏之血不足,则气管(案实非气管乃心尖或大动脉耳)动摇而悸,心脏之血不能激动血脉,时或间歇,则脉结代。此方滋养心脏之血,润流脉路,是以不但治动悸,即人迎边血脉凝滞,气急促迫者,亦效,是余数年之经验也。

《伤寒》:**伤寒,脉结代,心动悸,炙甘草汤主治。**

【浅解】患伤寒病出现脉搏结代,心脏动悸,用炙甘草汤主治之。

【注解】结代之脉,动而中止能自还者,名曰结;不能自还者,名曰代。由血气虚衰,不能相续也。心中悸动,知其气内虚也,与炙甘草汤,益虚补血气而复脉。

《伤寒》:**脉按之来缓,时一止复来者,名曰结。又脉来动而中止,更来小数。中有还者反动。名曰结,阴也。脉来动而中止。不能自还,因而复动者,名曰代,阴也。得此脉者,必难治。**

【注解】结代之脉,一为邪气留结,一为真气虚衰。脉来动而中止,若能自还,更来小数,止是邪气留结,名曰结阴;若动而中止,不能自还,因其呼吸,阴阳相引复动者,是真气衰极,名曰代阴,为难治之脉。经曰:脉结者生,代者死,此之谓也。

《金匮》《千金翼》:虚劳不足,汗出而闷,脉结悸,行动如常,不出百日,危急者十一日死。

《汤本求真》:仲景以虚劳不足为首句,敝明因此四字致汗出而闷,脉结代之虚证,其行动如常也。有此虚证时,虽动作如常,若不服药,则不出百日,生命危急,不能动作者十一日而死也。

《金匮》(外治):炙甘草汤治肺痿涎唾多,心中温温液液者。

《汤本求真》:肺痿者,肺结核也。涎,是咳痰之稀薄者。唾,其浓厚者也,温温液液者,恶心甚也。

【按】此方调配,辛甘同用,为滋补润燥之剂,叶天士常用以治荣卫亏损的全、半身麻感症,效果最著,近日许多临床医家用以治疗心脏瓣膜症,也曾收到一定的效果。

二、现代方剂研究

【炙甘草汤主治】气虚血少虚羸少气,脉结代,心动悸;或虚劳肺痿,咳嗽气短,虚烦不眠,自汗盗汗,咽下舌燥,大便干,舌质淡红,少苔脉虚数。

临床应用

【主治】气虚血少,虚羸少气,脉结代,心动悸;或虚劳肺痿,咳嗽气短,虚烦不眠,自汗盗汗,咽干舌燥,大便干,舌质淡红,少苔,脉虚数。

本方是一个滋补性强心镇静剂。功能益气养血,滋阴复脉。治气虚血少,津液亏损,所谓无阳以宣其气,无阴以养其心之血不足,心气不振的心动悸,脉结代。可用于冠心病、病毒性心肌炎、风湿性心脏病、功能性心律不齐、期前收缩、心房颤动、心房扑动等引起的心跳心慌、脉搏不整以及甲状腺功能亢进、肺结核、神经衰弱等,有阴虚气弱、心悸怔忡或咳嗽痰少等表现者。还有人用于治疗重病呃逆14例,获效神速。据称治疗心脏病时加用紫石英6~9g,或佐以活血通络之品,则疗效较好,本方加仙鹤草、龙眼肉,名加味炙甘草汤,治疗心脏病、心房颤动,不整脉。另有加减复脉汤,出自《温病条辨》,由生地黄、白芍、炙甘草各18g,麻仁、阿胶各9g,麦冬15g组成。治温邪久羁阳明,身热面赤,口干舌燥,甚则齿黑唇裂,手足心热甚于手足背,脉虚大者。

三、炙甘草汤的药理研究

1. 保护心肌作用

(试验证明)明显改善心肌供血,抗氧化,减轻心肌损伤。显著降低心肌酶(CK)和乳酸脱氢酶(LDH)的水平,它的作用可能与改善介导心肌细胞的炎症反应及心肌酶的活性有关。

2. 抗心律失常

改善血流动力学(包括左心室最大上升速率、左心室压最大下降速率、动脉收缩压、舒张压以及动脉平均压)指标,并可明显改善心电图,延长心律失常的潜伏期及缩短心律失常的维持期,改善血流动力学指标,起到了改善心律失常的作用。炙甘草汤可显著降低冠心病经冠状动脉成形术(PTCA)术后内皮素-1(ET-1)、P选择素、C反应蛋白(CRP)水平,从而降低冠状动脉成形术后心律失常的发生率。炙甘草汤(动物实验)具有抗乌头碱所致的室性心律失常,也具有抗低血钾诱发的心律失常作用。能影响肾上腺素与心肌细胞膜上β受体的结合,使肾上腺素的敏感性降低,与普罗帕酮具有的非选择性β肾上腺素能受体阻滞机制近似。可拮抗心脏缺血缺氧诱发的心律失常,对治疗缺血缺氧导致的左心室流出道慢反应自律细胞的异常电生理所诱发的心律失常有显著疗效。

3. 改善心功能作用

（试验）证明，炙甘草可抑制血管紧张素Ⅱ、内皮素、血浆神经体液因子心钠素（ANP）的生成，使心肌胶原沉积减少，抑制肾素 - 血管紧张素 - 醛固酮（RAAS）系统的过度激活，延缓心肌重构，从而达到改善心功能，减轻扩张型心肌病，左室收缩末期内径的心肌病理改变，具有增强心功能作用。

4. 造血作用

（试验证明）炙甘草汤明显升高"再障"骨髓造血细胞和抗增殖细胞核抗原（Ki-67）的表达。明显减低脱天蛋白酶表达，对造血细胞具有明显的保护和修复作用，并有抑制细胞凋亡和促进细胞增生作用。

5. 调控子宫平滑肌作用

（试验）证明炙甘草汤含药血清可以明显降低正常子宫平滑肌收缩力，缩短收缩时间，抑制子宫平滑肌的活动力。

四、炙甘草汤的临床应用研究

1. 心律失常

该方严谨科学，疗效显著，能充分显示中医治疗心律失常的优势。孙冉对42例，梁鸿雁对92例，分别分组或配合西药均达到单独使用的效果，有效率分别为95.2%和95.7%，表明炙甘草汤加减联合西药治疗心律失常疗效明显。

【期前收缩】临床用之于期前收缩，每获良效。邢建东将90例与莫雷西嗪做比较，双晓萍对50例与普罗帕酮做比较，疗效都在76.2%以上，表明炙甘草汤加减治疗期前收缩无明显的不良反应，长期应用比较安全，效果好，停药后不易复发，疗效巩固。

【心房颤动】用炙甘草汤联合西药治疗心房颤动疗效较好。陈坪霞将60例风湿性心脏病，加用地高辛（0.125mg/d）疗效93.7%。李杰等将106例分组观察配合胺碘酮组，疗效为91.3%，说明联合应用既避免了单纯西药的不良反应，又提高了单纯中药治疗本病的疗效。

【窦性心动过缓】黄家福应用炙甘草汤加减治疗窦性心动过缓40例，一个月为一疗程，2~3个疗程总有效率85%。张智力等用炙甘草汤去麻仁加当归、川芎、丹参、仙鹤草、三七等治疗80例，有效率97.5%，表明炙甘草汤加减提高心率，调节机体整体功能，治疗窦性心动过缓，疗效确切。

2. 病毒性心肌炎

王利民等将45例病毒性心肌炎分组、对照观察、检测心电图、心肌酶。丁立峰对80例分组观察治疗，总有效率96%。表明炙甘草汤加减治疗病毒性心肌炎，具有疗效高、不良反应小的优点。

3. 扩张型心肌病（DCM）

杨红亚等对65例DCM患者分组对照治疗，用西药强心、利尿减轻心脏前负荷药物治疗，治疗组给予中药炙甘草汤加味口服，总有效率82.9%。王庆高等观察在西药治疗的基础上加用炙甘草汤对左心室内收缩期直径（LVIDD）和　左心室体积指数（LVMI）及左心室射血分数（LVEF）测定，均有明显改善，表明炙甘草汤治疗DCM可改善心室重结构，提高疗效，改善患者生存质量，降低再入院率，而且治疗时间越长疗效越明显。

4. 窦房结综合征

李彩霞等以炙甘草汤加白术、淫羊藿、红参、黄芪,治疗窦房结综合征 40 例,30 天为一疗程,3 个疗程后观察患者自觉症状及心电图变化,总有效率 90%。高广军、赵绪华等以炙甘草汤加减方加附子,治疗病态窦房结综合征,并对 19 例患者跟踪 3 年,发现对窦缓、窦房结传导阻滞和窦性停博者有更显著疗效。

总之,炙甘草汤滋阴益气,通阳养血,调和营卫,且补中有通,随症加减或联合西药对病机属阴阳失调,气血虚弱型心血管疾病有较好的疗效,随着科学的发展,根据循证医学的要求开展临床研究,并利用现代科学手段开展实验探索,以保证该方的广泛应用和治疗作用得到充分的发挥。

五、例案

例案一,顽固性阵发性房颤

刘某某,男,70,农民。2012 年 4 月 29 日初诊。胸闷,心悸半年,加重 3 天,患者半年前偶发心前区不适,气短,胸闷,曾到××地区医院,诊断为"高血压 3 级,房颤"。住院治疗半个月缓解,后又多次反复发作,半个月前复发较重再次住院 7 天缓解,并带药普罗帕酮、曲美他嗪、胺碘酮、依那普利等自服。3 天前又复发,服药无效,求治。精神尚可,胸闷,心悸。脉结代,舌质淡红。查:BP160/95mmHg。心电图:①房颤;②Ⅰ、Ⅱ、avF、T 波倒置,低平;③左心室肥大;④偶发室性期前收缩。

【拟】人参 9g、生地 30g、炙甘草 12g、麦冬 15g、阿胶 10g(烊化)、火麻仁 10g、桂枝 6g、杜仲 12g、夏枯草 30g、苦参 15g、枣 5 枚、姜 5 片、酒 150mL。

3 剂,水煎服,日一剂。

【西药】胺碘酮 200mg,日 3 次,连服 7 天,改为 100mg,日一次;依那普利 5mg,日 2 次。

【二诊】2012 年 5 月 4 日。患者诉自服药后,胸闷、心悸缓解,没有复发,能"干活"。脉沉数,BP150/90mmHg。原方加丹参 30g,6 剂。水煎 3 次合并液,分 3 次服,日服 2 次。

【三诊】2012 年 5 月 20 日。自述一切均可,参加一般性劳动也再没"感觉"。BP145/90mmHg,脉沉数。桂枝加至 10g,6 剂,按上述方法再煎服,日 2 次。

【四诊】2012 年 5 月 31 日。患者自诉一切均很好。BP110/70mmHg。ECG:心率 72/分,齐。ST-T 波(Ⅰ、Ⅱ、avF)异常,原方 3 剂,再服以巩固疗效,停服依那普利、胺碘酮,随访一年半未再复发。

【体会】胺碘酮是一种高效长效、毒性较低的抗心律失常药物,也是心房颤动中首选药物之一。但住院单味应用治疗欠佳,用加味炙甘草汤联合胺碘酮可显著改善临床症状,有效减慢心房颤动发作时的心律,减少持续性心房颤动的发生率,较单用胺碘酮治疗阵发性心房颤动的作用强,提示加味炙甘草汤所具有的滋阴补血、益气复脉的功能,并具有与普罗帕酮非选择性－肾上腺素能受体阻滞机制相近似的作用。可以增加单用胺碘酮的疗效,弥补了西药的不足。

例案二,心力衰竭

祁某某,女,65 岁。2006 年 7 月 13 日初诊。

患者心力衰竭住院月余无效,呼吸困难伴下肢水肿求治。患者有高血压、冠心病史,气喘,夜不能卧睡而住××部队医院月余,治疗不佳,发两次病危通知,并建议出院或转院。出院诊断:①高血压 3 级;②左心室增大,心动衰竭Ⅳ级。

颜面灰暗,语言无力,半卧而不可动,胸闷、气喘、咳嗽,咳粉色泡沫痰,下肢水肿,脉结代。BP145/100mmHg。舌红。ECG132/分,心律不齐,伴室性期前收缩,左室肥大。

拟炙甘草汤加减:人参 10g(另煎)、生地 30g、麦冬 12g、山萸肉 30g、桂枝 6g、葶苈子 20g(包煎)、炙甘草 15g、姜 5 片。

2 剂,煎 3 次合并药液再煎浓缩至 300mL 上下,慢慢频服,每次温服 50~80mL,日一剂。

【西药】所带药品仍按量按时服(降压、强心、利尿之类)。

【二诊】2006 年 7 月 16 日。服后疗效明显,气喘、咳嗽稍有缓解,感到稍有轻松,说话力气稍大,效不更方。

再 3 剂,以水煎 3 次合并药液再浓缩,以 120~150mL/次量,日 3 次。

【三诊】2006 年 7 月 21 日。患者自觉精神好转,能下床小便,晚上可平卧睡觉,咳嗽基本消失。脉结代。舌淡红,少白苔。

原方减至葶苈子 10g、炙甘草 10g;加阿胶 9g(化烊服)、麻仁 10g、茯苓皮 25g。

5 剂,水煎服,分 3 次服,早、晚一次,服完后休息 3 天。

【四诊】2006 年 8 月 2 日。患者自述食欲增加,睡眠正常,下肢水肿消失,明显好转,并能下床活动。脉结涩,苔白薄。

原方:人参 10g(另煎)、生地 25g、麦冬 12g、山萸肉 25g、桂枝 6g、葶苈子 10g(包煎)、阿胶 9g(化烊服)、茯苓 12g、麻仁 10g、炙甘草 10g、黄芪 15g、姜 5 片。

6 剂,水煎 3 次,合并药液分 3 次服,早、晚各一次,并嘱停服西药利尿剂,其他仍按量、次服用。

【五诊】2006 年 8 月 13 日。患者与家属是乘车而来,走路轻度气喘,稍休息即可,自述近两日已能做饭,整理家务,精神较好,以前方减葶苈子,加枸杞子 12g。

10 剂,每周 2 剂,服法同前以巩固疗效。

西药加服辅酶 Q10。

【六诊】2006 年 9 月 21 日。患者独自乘车而来,精神很好,要求再服中药。

原方减阿胶、麻仁,加炒白术 15g。

8 剂,每周 2 剂,服法同前。

【西药】狄高辛、降压药、辅酶 Q10 不减量。

【随访】患者 6~7 个月后逐渐恢复健康,胜任一切家务,并参加社区文体活动,精神饱满,至此 8 年来均很好,疗效满意。

例案三,心动过缓

刘某某,女,64 岁,农民。2008 年 7 月 13 日初诊。

头晕、气短多年,近半个月加重,伴胃胀满、便秘,患者曾患高血压,多年后伴有胸闷、气短,活动加重,经多次住院治疗不佳。胸闷、气短未能缓解,近半个月加重并伴有胃胀满、便秘,3~5 天一次,疲劳、食欲减退。查:BP150/100mmHg。ECG:心率 52/分;窦性心动过缓,伴室上性期前收缩、心律不齐;左侧壁心肌供血不足。脉沉迟结,舌白嫩,苔白薄。

【拟】炙甘草汤加减。人参 10g(另煎)、生地 30g、麦冬 12g、桂枝 12g、附子 8g、阿胶 9g(化烊服)、砂仁5g、炮姜5g、麻仁12g、夏枯草20g、草决明12g、炙甘草12g。

4剂,水煎3次合并药液分3次服,早晚各一次。

【西药】降压药(依那普利10mg,日一次)。

【二诊】2008年7月21日。患者自述胸闷、胃胀满均有不同程度好转。脉沉迟,舌红,苔白薄。BP130/95mmHg,心率58~62/分。

原方将炮姜改为生姜5片,附子改为6g,减夏枯草加丹参15g、降香12g。

再6剂,服法同前。

加服丹参滴丸10粒,日2次。

【三诊】2008年8月3日。患者自服药后逐渐好转,胃胀满消失。胸闷,活动或干活剧烈时偶有发生。BP125~130/85~90mmHg。ECG:①窦性心律(心律64/分);②左侧壁心肌供血不足,脉沉缓,苔白薄。

原方(二诊方)减夏枯草。

再4剂,以巩固疗效。

【按】几年来,患者每年仍有复发,每遇复发服6~8剂即缓解,近两年已成规律,每服8~12剂即维持半年左右,但较原症状已减轻许多,维持满意。但对治愈有待探索。

参考文献:

[1]成无己.注解伤寒论.北京:人民卫生出版社,1963:124.

[2]张仲景.伤寒论.重庆:重庆出版社,1995:61.

[3]张机.金匮要略方论.北京:人民卫生出版社,1956:22.

[4]洛川.伤寒论串解衍义.济南:山东人民出版社,1963:132.

[5]黄元御.黄元御读伤寒.北京:人民军医出版社,2010:347.

[6]陆渊雷.伤寒论今释.北京:学苑出版社,2009:284.

[7]林盛进.经方直解.北京:中国中医药出版社,2010:502.

[8]汤本求真.皇汉医学.北京:中国中医药出版社,2007:259.

[9]王世民.实用中医方药手册.北京:人民军医出版社,2009:84.

[10]祁友松.中医各药理作用.北京:中国中医药出版,2012:243-247.

[11]林修功.预激综合征并发心房颤动或心房扑动治疗经验.实用内科杂志,1994,14(8):459.

[12]郭卫星.炙甘草汤治疗心血管疾病研究进展.山东中医杂志,2013,32(2):141.

[13]姚涓芬.中西医结合治疗阵性房颤30例.山东中医杂志,2012,31(4):266.

[14]崔广根.乙胺碘呋酮的治疗应用.实用内科杂志,1986,6(6):308.

[15]卢庆存,梁环,等.胺碘酮治疗老年及老年前期心律失常100例临床分析.实用内科杂志,1992,12(8):420.

老年高血压病的防治

老年高血压是老年常见心、脑血管疾病之一,控制高血压能有效地降低心血管疾病和脑血管意外的发生率。老年高血压患者有其病理生理特点,它常合并有高血脂、糖代谢异常、左心室肥厚以及肾功能改变。为此,在高血压病的诊治中,特别是药物的选用方面常加以重视。

一、西医对老年高血压的治疗问题（原则经验摘录）

（一）老年高血压的诊断

根据世界卫生组织所制定的高血压判断标准是收缩压≥21.3kPa,和(或)舒张压≥12.7kPa[收缩压≥150mmHg,和(或)舒张压≥95mmHg]。美国人寿保险有关资料提示:45岁以下男性血压达17.3/12.0kPa;45岁以上男性18.7/12.7kPa和任何年龄的女性血压为21.3/12.7kPa时,心脏原因病死亡率增加50%。研究指出,血压测值在18.7/12.0kPa(140/90mmHg)和21.3/12.7kPa之间者发生心血管的危险性成倍增加。所以有人主张平均的血压测值≥18.7/12.0kPa(140/90mmHg)即诊断为高血压。舒张压在12.0~12.7kPa,应视作临界状态。

但要注意老年血压偏高的假象(因老年血管明显硬化),要注意有无高血压视网膜病变、心脏肥厚或其他高血压的证据,以便在治疗前排除"假性高血压"。

不能把高血压简单地看成高血压与心、脑血管发生危险性之间的联系,而是一组不正常的综合征,它包括了血脂和糖代谢的异常,肾功能改变,心脏和动脉血管平滑肌结构和功能的改变,具体而言,即有:①高血压;②胆固醇升高;③高胆固醇和高血压联合一起增加冠心病的发生率;④糖耐量异常和胰岛抵抗;⑤肾功能下降;⑥左心室肥厚;⑦动脉顺应性(即弹性)降低。

其中血脂增高可增加高血压患者冠状动脉病变的危险性。血糖的增高可直接增高血压,并通过作用于血脂和血管生长因素加速动脉硬化。左心室肥厚是高血压的特征,但它不简单地反映高血压,而且是左心室还是左心室舒张功能不全的早期表现。血脂和胰岛素异常还可降低动脉(远端和近端)的顺应性。可见于高血压病的极早阶段。基于这个观点,高血压病的治疗不能只局限于降低血压,而必须关注到组成这个综合的代谢和体内血管的异常。

（二）老年高血压的特点

1. 老年原发性高血压多以收缩压升高为主,兼有舒张压轻度升高或正常(由于动脉粥样硬化和大动脉扩张致使血管弹性和"回缩"能力下降)。若舒张压明显升高,特别是伴有Ⅲ~Ⅳ级视网膜病变,要考虑继发性高血压的可能,如肾脏血管病变(包括在原发高血压的基础上发生的肾脏血管病变)需做进一步检查。

2. 老年高血压患者与年轻人相比,因有某种程度的自主神经功能不全,对压力变化反应迟钝和容易发生直立性低血压。

3. 老年人对各种刺激的适应能力或调节能力有所降低,血管运动调节能力有限以及血浆中肾素、醛固酮水平也有不同程度的变化或降低。

4. 老年人普遍有动脉粥样硬化,有引起不同程度的器质性大脑综合征的征象。对中枢性药物(如利血平、甲基多巴或可乐定)和利尿剂(诱发代谢紊乱)引起的不良作用更为敏感。或加重记忆力减退、注意力减弱或睡眠障碍,甚至加剧痴呆的出现。

5. 老年长期患高血压者,往往有心、脑血管的并发症(脑卒中、充血性心力衰竭、高血压脑病、冠心病、肾衰竭、主动脉夹层分离等)或伴有与高血压无关的慢性疾病而需长期服药治疗。如慢性阻塞性肺部疾病。

6.左心室肥厚是冠心病的重要危险因素,老年人发病率较高(70岁占27%,80岁占35%),它的猝死率及心肌梗死率是无肥厚的5倍。

美国心脏病年会1990年报道,逆转左心室肥厚可改善高血压和冠心病的自然病程,这对高血压的治疗有重要的意义。

(三)老年高血压的成因及治疗原则

发病机制系统很多,但从高血压的成因,即导致高血压的诸因素最终不外乎三个方面:①心脏收缩力与搏出量;②周围血管总阻力;③血容量。

因此治疗老年高血压总的原则仍然是:

1.降低心脏收缩力使用β肾上腺素能受体阻滞剂及其他心肌负担药物;

2.减小周围血管阻力使用血管扩张剂或间接扩张血管的药物;

3.减少血容量使用利尿剂;

4.对症处理;

5.要注意的是,根据老年高血压的特点,结合老年人的体质、并发病及代谢生理的特殊性,选药要注意耐受力,从小剂量开始。

(四)各型老年高血压的治疗

高血压分型很多,总的来自三方面,即病因、病理与治疗三种分型。

1.收缩压增高型(高血压阻力型)

这是老年高血压重要的一种类型,此型除有血管老化或硬化外,大多数有不同程度的小血管痉挛,多有失眠,精神激动,气候突变时,收缩压明显升高(180~240mmHg以上),舒张压一般不高,脉压大(80~120mmHg),由于小血管的痉挛,患者常怕凉,手足凉甚至麻木感。有的在收缩压明显增高时出现多尿、口渴、头痛、头晕、目眩、耳鸣。此型治疗若不及时可诱发高血压危象、一过性脑缺血、脑梗死,当脑血管小动脉硬化,管腔出现狭窄后扩张,形成小动脉瘤样改变时,也可发生脑出血,若长期收缩压高,左心室负荷加重失代偿,也可引起高血压性心脏病,此型对老年人健康威胁大。

治疗原则:以血管扩张剂为主,并酌情加β肾上腺素能受体阻滞剂,由于此型血容量相对减少,或是体瘦者,故利尿剂一般不用或禁用。

(1)收缩压在200mmHg以上者,嘱患者卧床休息,冬季注意四肢保温(可放置热水袋),消除周围血管痉挛,或减小周围阻力,有益于血压下降。

(2)血管扩张剂:先选用口含异山梨酯10mg,因异山梨酯可直接作用于小血管平滑肌,对阻力血管(小动脉)与容量血管(小静脉)均有扩张作用。口含10~15分钟起效可降30~40mmHg或以上,随着周围血管扩张,末梢血流量改善,舒张压随之下降。患者口渴时或体瘦者用此药,要卧床,以免周围血管扩张,血液重新分布,发生直立性低血压或晕倒。注意主体性低血压晕倒。若效果较好者,可选用异山梨酯5~10mg,每日3~4次。也可选用硝苯地平10mg,每日3~4次。或其他扩张血管的药物。

(3)β肾上腺素能受体阻滞剂:此型扩张剂不理想时,为了减轻心脏收缩负荷,并达到降压的目的,可酌情选用普萘洛尔5~10mg,每日2~4次,这类药对合并心绞痛、心律失常、陈旧性心肌梗死及肥厚型心肌病更有效。但容易引起心动过缓,左心室功能不全及支气管痉挛,故禁用于有这类病变的老年患者。可使用美托洛尔或氨酰心安(阿替洛尔),对有周围血管病或支气管病者可能有利。伴有周围血管病的老年患者宜选用 α、β 联合阻滞剂柳胺苄心安(拉贝洛尔),特别是对老年单纯收缩压期高血压更有效。

(4)若失眠或情绪易激动,每晚可酌情给地西泮 5mg 或其他镇静药,但年龄大、体弱、严重脑动脉硬化、缺氧、较长期不眠或几天未进食者应慎用或不用。

2. 舒张压增高型(高血容量型)

此型 65 岁以后者较少,主要是舒张压高,可达 120mmHg 以上,收缩压不明显,脉压相对小,一般多体胖,表现头晕、头胀、目眩、头重脚轻,两小腿处可出现压迹性水肿,有的两肺下部出现吸气末期湿性啰音,此型因血容量多,可诱发脑出血、高血压脑病、高血压心脏病等。

【治疗用药原则】以利尿为主,减少血容量。减轻心脏容量负荷,不仅可降低血压,也可有效防治有关并发症,此型一般禁用 β 肾上腺素能受体阻滞剂。

【具体治疗】

(1)低胆固醇、低钠饮食:适当控制食量,避免身体过胖,减肥,但饮食适当增加蛋白质的比例,提高血浆渗透压,防止血管内水分外溢和水肿,减少肺部湿性啰音,并增强利尿效果。

(2)利尿剂:当舒张压在 110mmHg 以上时,应给呋塞米 20mg 口服,必要时静脉给药,同时口服 10% 氯化钾 10mL。以后根据病情选用氨苯蝶啶或螺内酯与双氢克尿噻适当合用。注意水、电解质平衡。如不用利尿药时,应适当控制钠的摄取量。

(3)有的可选用复方降压片 1~2 片,每日 3~4 次,对此型也较好,由于此型血容量较多,周围血管处于充盈扩张状态,故用血管扩张剂一般效果不佳。

3. 收缩压与舒张压联合增高型(混合型)

患者偏胖,主诉头痛、头晕,或随收缩压与舒张压增高的程度而出现不同的症状。此型治疗:轻者可用复方降压片 1~2 片,每日 3~4 次,重者可根据病情对症处理,如患者怕冷,手足凉,收缩压比舒张压增高明显,说明有小血管痉挛;可选用异山梨酯 10mg 口含,15~30 分钟后,若收缩压下降,随着末梢循环的改善,怕冷、手足凉减轻或消失,舒张压仍高者,也可酌情选用利尿药,利尿药与小剂量 β 肾上腺受体阻滞剂联合用药以达到降压的目的。

老年高血压是一组综合征,常伴有其他疾病的存在,患者中 75%~80% 伴有并发症,故提高血压治疗是否有效,不仅在于控制高血压而对其他病亦须控制,降压必须强调个体化在选用降压药时,要注意电解质紊乱、左心室肥厚及代谢紊乱的影响,包括胰岛素敏感性的作用,同时不宜过快、过低,以保持心、脑、肾正常血流供应。以症状消失、不疲倦、感觉良好、精神佳为好。对无任何主诉的患者,降压应适可而止,这样既达到降压的目的,又可减少老年高血压并发症。

联合用药减少/小副作用,如普利类(ACEI)和一个非二氢吡啶类钙拮抗剂结合,可减少蛋白尿、单纯收缩期高血压,最好使用长效钙拮抗剂和利尿剂,并发心肌梗死的患者应使用无内源性拟交感活性的 β 受体阻滞剂、ACEI 等。

总之,对高血压病的治疗,一定要注意个体化的治疗,特别是老年患者,从而提高控制率、顺应性,减少药物的毒副作用,特别是能根据中医的辨证治疗。

二、西药降压药物的临床选用

依据抗高血压药物的作用机制,目前一线降压药物主要分为 6 大类。

1. **血管紧张素转换酶抑制剂**

（ACEI）国内称"普利类"降压药,如培哚普利、贝那普利、依那普利、卡特普利。

2. **血管紧张素Ⅱ受体拮抗剂**

（ARB）国内称"沙坦类"降压药,如氯沙坦、缬沙坦、替米沙坦、依贝沙坦。

3. **钙拮抗剂（CCB）**

国内称"地平类"降压药,如硝苯地平、非洛地平、氨氯地平、尼群地平、左氨氯地平、马尼地平。

4. **β 肾上腺素能受体阻滞剂（β 受体阻滞剂）**

国内称"洛尔类"降压药,如美托洛尔、阿替洛尔、比索洛尔、拉贝洛尔、普萘洛尔、塞利洛尔。

具有 α_1 受体阻滞两种作用的卡维地洛等。

5. **利尿剂**

国内有称"襻型呋塞米"类、"远曲小管型噻嗪"类和"集合管型醛固酮受体拮抗剂"类降压药,如氢氯噻嗪、吲达帕胺、呋塞米、氨苯蝶啶、螺内酯。

6. **α_1 肾上腺素能受体阻滞剂（α_1 受体阻滞剂）**

国内称"唑嗪"类降压药,如哌唑嗪、特拉唑嗪、多沙唑嗪、布拉唑嗪。

7. **其他类降压药**

（1）血管平滑肌松弛药:直接扩张周围血管或选择性的血管扩张剂。如肼屈嗪、硝普钠、地巴唑等。

（2）钾通道开放药:激活 ATP 敏感的钾通道,松弛血管平滑剂,扩张小动脉,如二氮嗪、米诺地尔等。

（3）5-HT2 受体阻断药,如酮色林。

（4）前列环素合成促进药,如西氯他宁。

（5）多巴胺受体激动药:为多巴胺（DAI）受体激动药,既可降低动脉压,又可扩张肾血管致肾血流增加。作用于肾小细胞,具有直接的促尿钠排泄和利尿特性。如非诺多泮。

三、高血压病的个体化治疗和药物的选择

高血压的个体化治疗是根据患者的年龄、性别、种族和并发症所应用的治疗个体化。其目的是使患者得到最佳降压疗效,降低心、脑血管病的发病率及死亡率,逆转靶器官的损伤具有重要作用。也包括剂量的个体化。以疗效好、副作用少为原则,无效药物或非药物治疗都是如此。

1. **按临床病情选用药**

选用降压疗效同时注意对靶器官的保获作用,两者应齐头并进,相辅相成。

（1）高血压合并心脏病,或快速性心律失常,或青光眼者,β 受体阻滞剂（洛尔类）及 ACEI（普利类）宜首选;左心室肥大者 ACEI 和 ARB（沙坦类）宜首选。可联合 CCB（地平类）或利尿剂,β 受体阻滞剂较差。高血压合并心力衰竭,利尿剂作为首选是不可替代的。

（2）对伴有稳定性心绞痛者,选 β 受体阻滞剂、CCB 或 ACEI,优于其他降压药。高血压危症由脑卒中所致,应重视降颅压药物的应用,同时宜酌情用乌拉地尔、拉贝洛尔等静脉降压药。高血压合并劳力性心绞痛,用 β 受体阻滞剂作为初始治疗可以起到一举两得的作用,降低血

压,并减轻心肌缺血。

（3）高血压急症有急性主动脉夹层所致,宜选静脉应用硝普钠,由急性冠脉综合征所致者首选静脉应用硝酸甘油,或β受体阻滞剂（无内源性拟交感活性）和ACEI类。心衰者选利尿剂,ACEI/ARB和β受体阻滞剂优于其他降压药。

（4）高脂血症时,可选用ACEI、CCB、α_1受体阻滞剂。避免用利尿剂和β受体阻滞剂。

（5）糖尿病和非糖尿病肾病的肾功能不全者:ACEI/ARB优于其他降压药,可联合CCB或小剂量利尿剂,避免大剂量利尿剂和β受体阻滞剂。

（6）预防脑卒中时选ACEI/ARB优于β受体阻滞剂,CCB优于利尿剂。

2.按高血压类型选用药物

（1）对收缩压和舒张压均增高患者,宜选用CCB、ACEI、ARB和受体阻滞剂等。其中CCB作用较强较快,ACEI和ARB作用较慢,β受体阻滞剂作用较弱。

（2）单纯收缩压增高者,宜选用利尿剂、CCB等。单纯舒张压增高者宜选CCB、α受体阻滞剂。首选ARB、CCB（可使脉压减少15mmHg左右）;次选ACEI,脉居增宽是心血管病（尤其是冠心病）,死亡的独立危险因素应予重视。

（3）对于晨峰现象（清晨血压明显升高的现象）的高血压患者,宜选用谷峰比值 > 50%和有较高平滑指数的长效降压药。目前以CCB、ARB等疗效较好,或将长效降压药的服药时间改在午后等。

四、降压药的适应证和禁忌证

目前一线降压药主要分为六大类。见表3.1。

表3.1　一线降压药

类别	适应证	禁忌证	
		强制性	可能性
噻嗪类利尿剂	充血性心力衰竭,老年高血压单纯双缩期高血压	痛风	妊娠
襻利尿剂	肾衰竭,充血性心力衰竭		
抗醛固酮利尿剂	充血性心力衰竭,心肌梗死后	肾衰竭,高血压	
受体阻滞剂	心绞痛,心肌梗死后,快速心律失常,充血性心力衰竭,妊娠	Ⅱ～Ⅲ度房室传导阻滞,哮喘,慢性阻塞性肺炎	周围血管病,糖耐量降低,运动员或经常运动者
二氢吡啶类CCB	老年性高血压,周围血管病,妊娠,单纯收缩期高血压,心绞痛,颈动脉粥样硬化		快速心律失常

（待续）

（续表）

类别	适应证	禁忌证	
		强制性	可能性
非二氢吡啶类 CCB（维拉帕米、地尔硫䓬）	心绞痛,颈动脉粥样硬化,室上性心动过速	Ⅱ～Ⅲ度房室传导阻滞,充血性心力衰竭	充血性心力衰竭
ACEI	充血性心力衰竭,心肌梗死后,左室功能衰竭,非糖尿病肾病,1 型糖尿病,肾病,尿蛋白	妊娠,高血钾,双侧肾动脉狭窄	
ARB	2 型糖尿病,蛋白尿,糖尿病微量白蛋白尿,左室肥厚,ACEI 所致咳嗽	妊娠、高血钾、双侧肾动脉狭窄	
	前列腺增生,高血脂	体位性低血压	充血性心力衰竭

五、中医对老年高血压病的辨证论治

本病症候多属中医学之"头痛""晕眩"和"肝阳"等范畴,并与"心悸""中风"有一定的关系。

发病因素多认为体质的阴阳偏盛或偏衰,禀赋不足,脏腑,尤以肾、肝、心、脾四脏为其本（高血脂、糖代谢异常、左室肥厚以及肾功能改变）,是其发病的内因。长期的精神过度紧张或强烈的精神刺激,如忧思、恼怒是发病的常见因素。老年高血压本质为本虚标实、气血失和病变在肝,根源在肾。一般在早期偏于阳亢,中期多见于阴虚阳亢,后期又多为阴阳两虚,或以阴虚为主,并兼挟有风、痰、瘀等证（血流缓慢、血液黏滞度增高等）,本病若失于调治,可发为气血逆乱之中风,也可因肝脾肾虚、心脉痹阻、气血瘀滞挟痰浊阻塞胸阳,发为胸痹、心悸、心力衰竭。

老年高血压的治疗,不能单一地以降压为标准（西医的观点）,这样反而诱发体内升压机制反应,实际起着加剧高血压恶性循环的作用,中医采用辨证、辨病相结合的方法,标本兼治,改善临床自觉症状,使心、脑、肾血流供求平衡,促进心脑血管病理改变的恢复（美国心脏病年会:1990 年首次提出"逆转左室肥厚可以改善高血压和冠心病的自然病程"）,以致气机升降平稳,阴阳平衡,实现自稳调节的正常化。

根据中医文献记载,早对"高血压"就有认识,如《内经》记载:"诸风掉眩,皆属于肝"、"神虚则头重高摇,髓海不足,则脑转耳鸣"。则确认眩晕与肝肾有关。《千金方》指出:"肝厥头痛,肝火厥逆,上亢头脑也"。"其痛必至巅顶,以肝之脉与督脉会于巅故也……肝厥头痛必多眩晕",头痛、眩晕是肝火厥逆所致。《丹溪心法》曰:"无痰不眩,无火不晕"认为痰与火是引起本病的主要原因。

依据由高血压引起的临床主要症候和病程所转归及并发症而引起的头痛、头胀、心悸、失眠、眩晕、胸痛、颈强、肢麻、舌强、腰痛、半身麻木、昏迷、口眼㖞斜和半身不遂等症,都可以是高血压的表现,每一个症状都有不同的病因、病机,而不同的症状可以由相同的病因和病机引起,这是中医学与现代医学的不同点。

(一)病因

中医学认为,本病可由七情所伤、饮食失节和内伤虚损等因素所引起。

1. 精神因素

精神刺激或情志不畅即恼怒忧思、情志失调、肝失疏泄,可使肝气内郁、郁久化火。耗伤肝阴,阴不敛阳,肝阳偏亢,上扰头目。肝肾两脏关系密切,肝火也可灼伤肝肾之阴,形成肝肾阴虚,肝阳偏亢。

2. 饮食失节

过食肥甘厚味,或饮酒过度,以致湿浊内生,湿浊久蕴可以化热,热又能灼津化痰,痰浊阻塞脉络,上扰清窍,也能发为本病。

3. 内伤虚损

如劳伤过度,或年老肾亏者,由于肾阴不足,肝失所养,肝阳偏亢,内风易动。

在以上各种因素的综合作用下,使人体阴阳失调,特别是肝肾阴阳的失调。因为肝肾阴虚,肝阳上亢形成了下虚上盛的病理现象。所以多见头痛、耳鸣、失眠等症;而肾阳亏损,不能滋养于心,心亦受累,多见心悸、健忘、不寐等症;病久不愈,阴损及阳,则往往导致肾阳不足,兼见畏寒、肢冷、阳痿、夜尿增多等阳虚的症候;亦可阴损于前,阳亏于后,最后形成了阴阳两虚之证。阳虚又可化风化火,肝风入络则见四肢麻木,甚至口眼㖞斜;肝火上冲,可见面红目赤、善怒。风火相煽,灼津成痰,若肝阳暴亢,则阳亢风动,血随气逆,挟痰挟火,横窜经络,扰乱心神,蒙蔽清窍,发生中风昏迷。

此外,奇经的冲任二脉,冲脉主血海,任脉主一身之阴,与肝肾也有密切关系,也能引起肝阳上亢,甚至肾阳亦衰,成为阴阳两虚,兼有虚阳上扰之证。

(二)分型

对高血压病的辨证分型方面,有以阴阳分型的,有以脏腑分型的,也有虚实分型的,目前没有取得一致的意见,其中以脏腑分型者较为广泛。其病的病因病机及症候表现复杂,往往其证各有不同,因此在临床当以辨证论治为依据,从肝、脾、肾三脏着眼,治标重在肝,治本重在肾,调理脾胃应贯穿于始终,兼以调和气血。根据标本缓急,决定施治重点。特别是老年人以虚为主,故慎用攻伐,方能取得满意效果。

1. 肝阳上亢型(此型多见于高血压的早期或稳定期)

多表现头痛、头晕、头胀、目赤、口苦、烦躁易怒有时失眠。舌质红,苔薄黄,脉多弦数或弦滑。治宜平肝潜阳,清降利窍。选方:天麻钩藤汤,龙胆泻肝汤加味白芍、菊花等。如兼见呕逆震掉,苔腻,口不渴者可加珍珠母、代赭石、泽泻。

2. 阴虚阳亢型(相当于高血压的代偿阶段)

表现眩晕、头痛、头重脚轻、耳鸣、健忘、五心烦热、心悸失眠。舌质红,苔薄白,脉弦细而数。治宜滋阴补肾而潜阳。选方:杞菊地黄丸或知柏地黄丸加减,并可适当加减罗布麻、何首乌、旱莲草、生山楂、谷麦芽、女贞子、刺蒺藜、仙灵脾等。

3. 阴阳两虚型(此型相当于高血压的失代偿阶段)

多因年老体衰,脏腑俱损或病久阴损致虚阳上浮,或妇女更年期。症见头晕眼花,体重时轻,耳鸣心悸、腰酸腿软、步态不稳、口干咽燥、畏寒肢冷、失眠多梦、夜间多尿、阳痿滑精、筋惕肉瞤。舌淡或红,脉弦细。治则:温补肾阳,方可用桂附地黄丸加川断、杜仲、知母、黄柏、当归等或二仙汤加二至丸等。祝氏指出,有医生治疗阴阳两虚型高血压不敢用附、桂等热药,认为可升压,而中医特点是有是症即用是药,阴虚火旺不可用,但阴阳两虚,虚阳上浮者,非附桂不可取。

4. 痰浊中阻型(此型多相似于高血压病合并脑梗死)

症见头目眩晕,肢体麻木,拘急,口眼㖞斜,语言不清,甚至半身不遂。舌淡白腻,脉象弦滑。治宜息风化痰。选方:涤痰汤或半夏白术天麻汤加减,可用黄芪、陈皮、仙灵脾,以益气化痰和胃调达肝气。其中黄芪须重用至60~120g,因黄芪平用为补,重用为通,可降压,具有双向调节作用。若语言不利可两方合用。

总之,老年患者多因年事已高,或因疾病缠身,或失于情志,长期郁结,或因虚劳内损等原因,导致心脏虚损,肾精不足,肝失条达,脾失健运心失所主,肺失肃降而致气滞、气郁、气结、气虚、气逆寒凝以致气机升降失常,阴阳失衡等病变化,病因、病机较为复杂,病势轻重不一,其证虚实互现。邵树德提出了调肝、健脾、补肾之法。周次清以补肾气为大法创制了益肾降压汤(组成:桑寄生、炒杜仲、淫羊藿、黄芪、黄精、女贞子、牛膝、泽泻)补肾益气、调理阴阳。对老年高血压、高血脂及更年期高血压甚佳。对老年患者注意起居、饮食、戒烟酒、忌辛辣,保持情绪稳定,重视锻炼,劳逸适度,方能祛病延年。

(三)根据实际症状随症加减

在中医辨证论治的原则上,根据临床的病症和中药药理随症加减,以提高疗效减缓并发症。例如祝氏在治疗高血压病时,最喜在辨证的基础上加用夏枯草、黄芩、牛膝、桑寄生、钩藤、菊花几味药,经现代药理研究证实,均有不同的降压作用。此外,还有部分中药具有双向调节作用,如生黄芪、人参、刺五加、灵芝、北五味子,既可使偏低的血压增高,又可使病态高血压降低。

现按症状分述:

(1)头晕:可选天麻、钩藤、罗布麻、地龙、羚羊角粉;

(2)头痛:可选川芎、延胡索、吴茱萸、当归;

(3)颈项强硬:葛根、羌活、白芍;

(4)眼花:决明子、女贞子、灵芝;

(5)耳鸣:蝉蜕、骨碎补、女贞子、杜仲;

(6)健忘:人参、何首乌、地黄、枸杞子;

(7)失眠:酸枣仁、丹参、五味子;

(8)忧郁:柴胡、香附、郁金;

(9)胸闷:瓜蒌皮(便秘可用全瓜蒌)、桔梗、丹参、佛手;

(10)心悸:可选柏子仁、枣仁、当归;

(11)烦躁:龙胆草、黄连、莲子心;

(12)四肢麻木:当归、白芍、生地黄、徐长卿、茜草、青风藤、地龙、怀牛膝;

(13)腰背酸痛:独活、桑寄生、香附、杜仲;

(14)眼结膜出血、鼻出血、月经过多:生地黄、旱莲草、生蒲黄(包煎);

（15）脉结代：苦参、山豆根、黄连；

（16）气滞血瘀（有血液流变学改变），理气可选用香附、佛手、延胡索，活血祛瘀可选用丹皮、丹参、当归、川芎、红花、山楂、益母草；

（17）痰瘀互结（血脂偏高，血液流变学改变）：大黄、决明子、生首乌、泽泻、全瓜蒌、莱菔子、虎杖、郁金、栀子、生蒲黄、水蛭、茵陈、枸杞子；

（18）风湿阻络（风湿性关节炎、痛风）：汉防己、青风藤、罗布麻、桑白皮、臭梧桐、秦皮、稀莶草、泽泻、益母草。

六、中西医结合治疗高血压的问题

1. 当高血压发展到二、三期已累及心、脑、肾等脏器，此时应取中西结合之长，以达取长补短；首选西药效果较好，起效快。在防治心、脑、肾并发症方面选用中医中药。

中医治疗高血压没有西药疗效快，但在治疗过程中，有些虽然血压已降到正常水平，仍出现心烦、急躁、易怒、失眠等症，这时如果运用中医辨证施治，阴虚者滋阴，阳亢者潜阳，火旺者降火，痰浊者祛痰化浊，往往能达到既降压又消除症状的效果，就此而言是降压西药无法比拟的。

2. 中医的辨证治疗，一定要遵循辨证与辨病相结合，传统中药理论和现代中药药理研究成果相结合的原则。例如高血压病经现代检查伴有左心室肥厚，颈动脉粥样硬化，其现代研究认为主要通过扩血管抑制心肌局部和血液中血管紧张素Ⅱ的合成和释放，抑制胶原合成和间质的增生，增加冠脉血流量，改善心肌缺血，抑制血小板聚集等作用而实现，可能还有更深层的分子机制等。然而，中药具有降血脂、抗动脉硬化的活血化瘀类药物，如草决明、红花、土元、水蛭、蒲黄、丹参、赤芍、降香、川芎等的成分和提取物和大黄蛰虫丸等，以及补益药如人参、何首乌、女贞子等在辨证的基础上选择应用，即有很好的疗效，应借鉴施用，提高疗效。

对高血压病的防治我国也正从单药治疗向多联合治疗转变，由西药治疗向中西结合转变，从药物或非药物治疗向改良生活方式转变，从单纯降压治疗向保护靶器官等治疗防预并重转变。总之人类疾病谱是在不断变化的，新发现的疾病和非传染性疾病总数在不断增加。因此防治工作是任重道远，有待全社会各方面的努力。

参考文献：

[1]许群.老年高血压诊治原则与经验.实用内科杂志，1992，12（2）：59.

[2]林修功.老年高血压治疗原则与经验.实用内科杂志，1990，10（2）：57.

[3]刘坤申.高血压病治疗的进展.中国实用内科杂志，1999，19（3）：144.

[4]朱宁.高血压病的个体化治疗.中国实用内科杂志，2007，27（17）：1349.

[5]傅仁杰.老年高血压病的辨证论证.中医杂志，1993，34（8）：495.

[6]罗志强.调气血为主之理疗老年高血压病.中医杂志，1993，34（8）：

[7]邵树滋.调肝健脾补肾治疗老年高血压.中医杂志，1993，34（8）：496.

[8]赵贵锋，胡莉华.高血压合理用药270问.北京：中国医药科技出版社，2009：198.

[9]王欣，李运伦.调补肝肾法治疗原发性高血压理论探讨.山东中医杂志，2013，32（5）：299.

[10]芮耀诚.袖珍药物手册.2版.北京：人民军医出版社，2010.

[11]王振涛，韩丽华.中医治疗高血压病若干思考.中国中西医结合杂志，2003，23（9）：209.

[12]胡春松，胡大一.高血压治疗原则的发展及我国高血压治疗策略的特点与变化.中国中西医结合杂志，

2007,27(4):380.

[13] 徐浩等. 川芎、赤芍极其有效部位配伍对载脂蛋白 E 基因缺陷小鼠动脉粥样硬化斑块稳定性影响的研究. 中国中西医结合杂志,2007,27(6):513.

[14] 周超凡,田治明,于治敏,等. 中医治疗高血压病的用药原则与技巧. 中国医刊,1999,34(8):495.

[15] 胡大一. 高血压现代治疗问答. 中国医刊,1999,34(8):455.

[16] 董振华,范爱平. 祝谌予教授治疗高血压病经验介绍. 中国医刊,1999,34(8):492.

冠心病

冠心病又称缺血性心脏病,属中医胸痹、胸痛、真心痛、厥心痛等范畴。多发生于中老年,男性多于女性。其临床特点以发作性胸痛,或突发胸前区剧痛,向左肩及左上肢内侧放射,伴面色苍白、气促、汗多、心电图 S-T 段一时性抬高或明显下降,T 波倒置或高耸,或出现病理性 Q 波等为特征。对急性期西医优于中医,巩固治疗很重要。

一、冠心病的预防

1.西医方面

冠心病的 A、B、C、D、E 疗法,四抗五达标是对二级冠心病的预防肯定疗法,只要无禁忌证,就要坚决应用。

A. 阿司匹林;ACEI 类药物。

B. β 受体阻滞剂;血压控制至理想水平。

C. 他汀类药物;彻底戒烟。

D. 控制糖尿病;清淡饮食。

E. 健康教育(对患者)和继续教育(对医护人员);适量体力运动(有氧性)。

四抗疗法:是对非 S-T 段抬高型心肌梗死或不稳定型心绞痛的强化治疗方法。

抗凝:低分子肝素;

抗血小板:阿司匹林或氯吡格雷;

抗缺血:硝酸酯类,β 受体阻滞剂及钙拮抗剂;

抗危险因素:调血脂,控制血压及血糖,戒烟限酒,减体重。

五达标:血压、血脂、血糖、血凝、状态及生活方式改善等。

2.中草药

丹参、生山楂、草决明、何首乌各 60g,荷叶 30g。

主治:降血脂,降血压。

制法:将上述前四味药物粗制成粗粉,再加荷叶制成粗末,混合。每日冲茶服(上为一月量)。

二、心绞痛治疗的合理用药

心绞痛是由于心肌血氧供需矛盾。控制心绞痛症状的主要药物有三类:β 阻滞剂、硝酸盐类和钙拮抗剂。要充分发挥这些药物的作用,应注意了解患者的临床特点,合理用药。

1. 针对心绞痛的不同机制选择用药

劳动型心绞痛是最常见的类型,它发生于快走、赶汽车、奔跑等行动之中,休息后缓解。它的病理生理基础是冠状动脉粥样硬化所致的严重性固定狭窄。在静息状态下,心肌的氧需量少,狭窄的冠状动脉可满足这种需要,仍可保持心肌的血氧供需平衡。当患者运动时,心率加快,血压升高,心肌收缩加强,心肌的耗氧量即对血氧的需求增高,但固定的严重狭窄病变使冠状动脉不能相应增加血氧供应,供不应求,导致心绞痛。显然,血氧需要量增加是供需矛盾的主要方面,治疗针对降低心肌耗氧量最理想的药物是 β 受体阻滞剂。这类药物能减慢心率,降低血压和减弱心肌收缩,从而降低心肌耗氧量,重新恢复心肌的血氧供应平衡,成为劳动型心绞痛的首选药物。除非患者有明显的窦性心动过缓或其他慢性心律失常。劳动型心绞痛患者不宜首选单独使用硝苯地平(心痛定)。硝苯地平为具有强大血管扩张作用的钙拮抗剂,用药后血管扩张,导致反射性心率加快,心肌收缩加强,血中儿茶酚胺水平升高,使心肌对血氧需要增加,不利于劳动型心绞痛的控制,这就是少数劳动型心绞痛患者单独使用硝苯地平致心绞痛恶化的缘故。而硝苯地平与 β 阻滞剂联合使用,可避免这一不良作用。

自发性心绞痛为静息状态下发作的心绞痛,主要由于冠状动脉痉挛,使心肌的血氧供应减少。治疗应选用对冠状动脉有明显扩张作用的硝酸盐与钙拮抗剂,而不宜单独使用 β 阻滞剂,因为后者可能使血管痉挛加重。

混合型心绞痛患者兼有劳动型与自发型心绞痛发作,应联合应用这三种药物。

2. 剂量因人而异

从小剂量开始,逐渐增加,直至达到最佳疗效无明显副作用。心绞痛药物治疗中较常见的问题是用药剂量过小,并且千篇一律,没有个体化,例如我国患者使用普萘洛尔的剂量范围为 $30 \sim 180 \, \mathrm{mg/d}$,相差数倍。静脉滴注硝酸甘油剂量也在 $20 \sim 200 \, \mathrm{mg/min}$ 不等。

3. 根据发病规律,注意调整用药时间

变异型心绞痛多在夜间或凌晨发作,应在睡前服药,甚至唤醒患者加药。心绞痛高发时间多在清晨睡醒时,有些患者表现为清晨首次劳动型心绞痛,即早晨睡醒后从事轻微的体力活动时,如洗漱、慢散步即可诱发心绞痛,而在以后时间从事重要的体力活动不出现心绞痛。因此,心绞痛患者应注意起床前用药,国内大多数患者习惯于早饭后服药,显然是不合理的。如患者在排便时发生心绞痛,应在排便前先含服硝酸甘油。

4. 根据病情需要联合用药

β 阻滞剂和硝酸盐或硝苯地平联合使用,可增加疗效,而副作用相互抵消。异搏定(维拉帕米)与 β 阻滞剂的副作用相同,都具有负性变力性作用;负性频率与负性传导作用,禁忌联合使用静脉制剂,口服制剂的联合使用也应谨慎。对少数难治性心绞痛联合使用硝酸盐,β 阻滞剂、硝苯地平和地尔硫草(硫氮草酮)4 个药物可能奏效。

5. 注意考虑患者合并的疾病,合理选药

同时有快速室上性心律失常,如心房颤动、心房扑动、阵发性室上性心动过速等,应首选 β 阻滞剂;对合并缓慢型心律失常者应选用硝酸盐与硝苯地平;对心功能不全者应选用硝酸盐。

6. 对不稳定性心绞痛应强化治疗

不稳定性心绞痛比稳定性心绞痛更容易恶化为急性心肌梗死、猝死的危险增大。不稳定性心绞痛应视为急性冠脉综合征的一个主要表现形式收入 CCU(冠心病监护病房),禁忌做运

动试验,应重视使用 β 阻滞剂,它可明显减少急性心肌梗死与猝死的发生,对控制症状有效。静脉使用硝酸甘油有益于快速控制症状。不稳定性心绞痛的不稳定临床表现,来源于不稳定的冠状动脉病变,它常表现为动脉粥样硬化斑块的破裂、血小板聚集和部分闭塞性血栓形成。因此没有禁忌证的患者,应使用抗血小板药物如阿司匹林和抗凝药物如肝素。最近大规模临床前瞻性随机安慰剂对照试验表明,与安慰剂相比,溶栓药物对不稳定性心绞痛患者无益,既不改变冠状动脉造影见的病变程度与不稳定性,也不改变临床预后,反而明显增加恶化为急性心肌梗塞的危险,可能增加死亡率,目前对不稳定性心绞痛不主张溶栓治疗。

三、心肌梗死后的预防

1. 心肌梗死后的 ABC 疗法

是目前对心肌梗死后的三级预防。

A. 是指患者应长期服用阿司匹林,服两年以上死亡率和再梗发生率降低 15% 和 31%。

B. 是指应用 β 肾上腺素受体阻滞剂,如比索洛尔、美托洛尔等可预防再次心梗和梗死后的心律失常很有疗效,尤其对高危患者更是如此。但 β 受体阻滞剂对心动过缓、房室传导阻滞和心功能不全的患者应慎用。因此必须按医嘱服用,如无明显副作用与主张长期应用。

C. 是降血清胆固醇(cholesterol)。胆固醇过高是导致冠心病的最重要危险因子,降胆固醇首先应控制饮食,体重过胖者应减肥,少食富含胆固醇的食物,如蛋黄、肥肉、动物内脏、鱿鱼等。药物调血脂,如普伐他丁、辛伐他丁等,并持之以恒,这样必将大大减少再次梗死的危险性。

2. 中医中药

方一,瓜蒌薤白半夏汤加味

全瓜蒌(1 枚)24g、薤白 12g、川芎 15g、降香 12g、红花 12g、白酒适量。

功效:通阳行气止痛,祛痰散结。

主治:胸痹、胸中闷痛,甚至胸痛彻背,喘息,咳唾,短气。苔白腻,脉沉迟或弦。

适应证:本方是一个祛痰镇痛剂,治胸阳不振、痰气郁结的胸背彻痛,短气胸闷,喘促咳唾,可用于冠心病心绞痛及某些慢性支气管炎。

编者注:①方中之白酒可改用米醋 20 ~ 30mL 兑入,比黄酒效果好;②必须根据心电图检查配合西药治疗以免延误病情;③临床中急性心肌梗死的患者往往以阳虚多见,即使是偏实证者,亦常转化为心阳暴脱或阴阳离绝之险证,因此必须注意阳气有无暴脱之兆,若能治险于前,往往可以化险为夷。

方二,胸痹汤(经验方)

全瓜蒌 30 ~ 40g、薤白 10 ~ 12g、半夏 10g、桂枝 3 ~ 12g、檀香 6 ~ 9g(后下)、茯神 30g、红花 10g、苏梗 10g、五灵脂(炒)9 ~ 12g、蒲黄 6 ~ 10g、赤芍 12g。

水煎服,服药时再兑入米醋 20 ~ 30mL(或黄酒 10 ~ 20mL)。

心痛重或频频发作者,可随汤药服苏合香丸 1/2 ~ 1 丸。

编者注:焦老认为兑醋较好。

方三

水蛭 3g、虻虫 12g、土元 20g、三七 30g(水蛭 5g、土元 15g、三七 15g、西洋参 15g)。

功效:破血散瘀,通络止痛。

主治:冠心病支架植入术和经皮冠状动脉腔内成形术(PTCA)后的巩固,冠心病的早期预防,心前区疼痛。

制法:将上述药物研末,状 0 号胶囊,按日 3 次分服(上药为一个月量)。

禁忌:孕妇。

服法:每次 3~4 粒,日 3 次,连服 3 个月为一疗程。

编者注:本方对冠心病早期和介入治疗的恢复期均有较好的疗效。

参考文献:

[1]杨关林,王风荣.冠心病.北京:中国中医药出版社,2010:10,103,108.

[2]胡大一.心绞痛治疗的合理用药.中级医刊,1995,30(10):616.

[3]焦树德.树德中医内科.北京:人民卫生出版社,2005:5,159.

中风琐谈

一、吸纳西医理论,界定中风含义

“中风”中医和西医所指的基本上是同一类疾病,现在中医治的中风患者大多以头颅 CT 或 MRT 作为诊断的佐证和抢救用药的依据,按《实用内科学》和《中西医结合 – 临床内科学》所述,中风属急性脑血管疾病,是血管源性脑部病损的总称,是各种病变引起脑动脉阻断(血栓形成,栓子)狭窄,痉挛或破裂、干扰脑的正常血液供应,使该动脉区脑组织受损致局限性脑功能异常的一系列急性或亚急性脑损害症状为特征的一种疾病。

依据现代医学临床上一般将中风区别分为出血性中风和缺血性中风。这就明确指出了中风的病理,是急性脑血管病所致的局限性脑功能异常;病因是急性脑血管阻塞或破裂,这就进一步界定了中风的含义,其表现为猝然昏仆、半身不遂为主要特征,亦有仅见一过昏厥或眩晕,或喝斜不遂者,甚至既无昏仆,也无喝斜不遂等表现,仅有肢体、吞咽等表现者,这就需要做相应的检查(如 CT、MRI),不然就会使部分患者被漏诊或误诊,错过治疗机会,造成复发中风和致残的危险性。

二、闭症和脱症的界定

闭症和脱症是中医对中风重症的鉴别。中风有否昏迷作为“重症”和“轻症”的分界;中风后神志昏迷谓中风的重症(中脏腑),无昏迷谓轻症(中经络),传统的将中风昏迷分闭症与脱症施治,闭症是重症之轻症,脱症是重症之极重。

【闭症】是邪闭于内,症见牙关紧闭,口中冒痰沫,口噤不开,双手紧握,二便皆无,肢体强痉,多属实,宜急祛邪。又有阳闭与阴闭之分,如见身热气粗,烦躁不安,口臭,眼发红,脉弦滑数为阳闭;如闭目安卧,体胖痰多,口无热臭,也无抽搐,脉沉滑或弦滑为阴闭。闭者宜“开窍”。现代西医体查:血压正常或偏高,心率 60 次/分以上,无严重心律失常,呼吸节律及深浅均匀,16~24 次/分之间,对光反射存在,双瞳孔等大等圆者。

对闭症按阴闭、阳闭之外，对病势的"顺""逆"进行分辨，"顺"是病情较稳定，由中脏腑转为中经络的可能性较大；所谓"逆"是病情较重，随时可能由闭症转为脱症，"顺者"昏迷者如无发热，无咳嗽多痰，无便血呕血，无舌缩，无拽锯似鼾声，反之有一项者即为"逆"。

【脱症】是指阳脱于外，症见患者昏迷、安卧、目合口张、鼻鼾息微、两手撒开、二便自遗、手足发凉、舌苔白、脉微弱或滑而无力。这是五脏之气衰弱欲绝的表现，多属虚症，急宜扶正，固脱。现代西医体查：血压低于 12/8kPa（90/60mmHg）或继续下降，心率 60 次/分以下或 120 次/分以上。严重心律失常，呼吸深浅不均在 16 次/分以上，对光反射消失，双瞳孔不等大，或缩小如针尖，见一症就可确定为脱症。此症最危险，须极力抢救。

三、通腑法在中风急性期中的应用

在急性脑血管病的治疗中，多从平肝息风、豁痰开窍等方法着手。在金元时期张元素已创立了"三化汤"，以通腑法治疗中风，但应用较少，近年用通腑法治疗急性脑血管病取得令人瞩目的成果。中风虽属本虚标实，但急性期总以实邪大壅大塞为主，内中急发，诸邪胶黏，腑气不通，邪气肆虐，则风、火因而上壅，气血冲逆，此时唯釜底抽薪，借泻下阳明之力，引在上之风阳痰火血热下行，使邪去正安，保得真阴，方易度过急性期，较快恢复肢体功能。实践表明，通过通腑气，可启心窍，逐痰浊，降气血，使阴阳归于和平。现代研究，通腑能改善人体血液循环，促进新陈代谢，排出毒气产物，降低颅内压，减轻脑水肿，促进排出积压和胃肠蠕动，从而在抢救中起重要作用。

【通腑法的应用指征】前人有"邪中于经，必归腑"之论，主要为中风急性期，证之临床，中风病中经络证与中脏腑者，除久有骤然神昏、半身不遂、口角㖞斜、舌强语塞等主症外，多出现大便秘结，舌苔黄或黄腻，脉弦或沉实为要点，有时即使无大便泌结，只要实热明显，症见面红目赤，口中臭秽，或谵妄如狂，有典型的苔脉象而无明显虚象者，亦可使用。对小便失禁并非应用的禁忌，因中风闭症多由小便失禁，多数是大便闭而小便不禁，未必属虚。

国医大师周仲瑛教授提出通腑泄浊三要诀："下燥热，下瘀热，下痰火"，并指出通腑泄浊可以釜底抽薪，达到上病下取，以下为清，顺降气血，平抑肝风痰火上逆之势，清解血分瘀热之目的。

通腑最基本方为"三化汤"（大黄、枳实、厚朴、羌活），但中风急性期基本病理还有风火痰瘀窍闭，风痰阻滞经络，血脉不通之症候。国医大师焦树德教授在三化汤基础上，加入丁化痰降浊、活瘀通络之品，命名为"三化复遂汤"，即生大黄 3～10g、炒枳实 10g、厚朴 10g、羌活 10g、全瓜蒌 30g、制半夏 10g、防风 10g、桃仁泥 10g、钩藤 20～30g、玄明粉 6～9g（分冲）。

方中用大黄荡涤肠胃，通阳明腑气，排除燥结，下瘀热，推陈致新；枳实行气降痰，除痞导滞，一走血分，一走气分，共为主药，以厚朴行气除满，消痰化食；半夏化痰降气和中；羌活理游风，搜肝风，共为辅药；以全瓜蒌降气化痰，润肠滑肠；桃仁泥活血润燥，通大便血秘；防风入肝，散风行滞气；钩藤祛风舒筋，通经活络，共为佐药；玄明粉咸能软坚，通肠泻热为使药。

【加减】以上肢不遂为主者，可加桑枝 20～30g、片姜黄 12g、桂枝 10g、草红花 10g；下肢不遂明显者（或较重者）可加桑寄生 30g、怀牛膝 12～15g、川断 15g，大便通后，可去玄明粉。去玄明粉后大便每日 2～3 次者，可减少大黄的用量，但不可去掉不用；去玄明粉后大便虽每日一次，但感到仍不畅通者，可再加槟榔 10～20g，以降气除滞。时日较久，病入血分，瘀血较明显者，可加桃仁、草红花各 10g；舌苔厚腻，食欲不振者。可加苍术、藿香、佩兰、陈皮；兼有语言不利者,可加全蝎 6g(或蝎尾 10 ~ 20 条),菖蒲、远志各 10g。或加服牛黄清心丸,每次一丸,每日 2 次服。

江杨清教授对腑实痰热为主,用星蒌承气汤:生大黄 10 ~ 15g(后下)、玄明粉 10g(分冲)、全瓜蒌 30g、胆南星 10g;腑实痰瘀为主,用大黄瓜蒌汤增损:大黄 10 ~ 15g(后下)、瓜蒌 24 ~ 30g、胆南星 10g、水蛭 6 ~ 10g、地鳖虫 10g、生山楂 15 ~ 30g;腑实窍闭为主,用牛黄承气汤:生大黄 10 ~ 15g(后下)、玄明粉 10g(分冲)、枳实 10g、甘草 6g、安宫牛黄丸 1 ~ 2 丸溶于汤药中鼻饲;腑实肝风妄动者,用调胃承气汤合羚角钩藤汤。

【运用通腑法注意】

1. 应用须及时。如用温病"下不嫌早"。中风发病后,只要有可下之证,应及早用之,效果方佳。

2. 用药要灵活,大黄、玄明粉剂量要根据患者体质、病势等情况灵活掌握,一般用大黄 10g 左右,大剂量可用至 30g,大便通利后可酌情减量或去玄明粉,不宜过度通泻,慎防伤阴耗液,损其正气。

3. 疗程要适当,一般 3 ~ 5 天后,腑实已除,要注意适时减量,辨证施治。

4. 给药途径要因人而异,神昏、呕吐明显患者可改用鼻饲或直肠滴入给药。

5. 并非所有中风便秘均适用本法,若气虚、阴虚所致,应补气、增液;对虚寒,体质极度衰弱或有失水者应慎用或忌用。

四、关于脑出血的活血化瘀问题

活血化瘀是不是出血性中风的禁忌证,用活血化瘀不会引起再出血或加重脑出血,实践观察,两者并无必然的联系。脑出血的控制和再出血的预防,关键在于颅内压和血压的理想控制,而不在于是否使用了活血化瘀的治疗。

事实上,离经之血,即为瘀血,出血者,必有瘀。现代研究表明,脑出血神昏、偏瘫等表现均与出血后血肿对周围组织压迫脑血液循环障碍有关。脑血肿分解产生的物质凝血酶是脑出血后组织损伤和水肿加重的主要病理生理机制,而脑出血后脑水肿是脑出血患者病情恶化和死亡的重要原因。瘀血不除,新血难安。

临床活血化瘀的具体用法如下。

1. 辨证使用

已故名老中医大师赵锡武曾谓:"脑出血非凉药不止"。对瘀热阻窍,用凉血通瘀方。

【方药】熟大黄 10g、水牛角 30g(先煎)、生地黄 20g、赤芍 15g、牡丹皮 10g、菖蒲 10g。

若大便秘结改为生大黄 6 ~ 10g(后下)。每日一剂,分 2 次水煎服。病重者,每日 3 次,必要时鼻饲。

痰瘀为主者,用活血涤痰汤:当归 10g、赤芍 15g、桃仁 10g、川芎 6g、穿山甲 10g、丹参 20g、水蛭 6g、大黄 10g、胆南星 10g、瓜蒌 15g、全蝎 6g;气虚血瘀,用补阳还五汤;阴虚血滞,用增液汤加当归、赤芍、益母草、鸡血藤等。

2. 单味药与静脉制剂

水蛭 3g,每日 3 次,连服 4 周为一疗程;复方丹参注射液 12 ~ 16mL,加入 5% 葡萄糖中静滴,每日一次。

【应用时注意】①脑出血时多为瘀热,故活血化瘀时用药应选偏凉性和平性之品,如穿山甲、地鳖虫、丹参、赤芍、益母草、桃仁、水蛭等;②要根据病情与平肝息风、清热凉血等法配合,可防止再出血。

3. 要注意监测和调整血压,使收缩压<180mmHg,平均动脉压不高于130mmHg。

4. 应用时机上,以急性期较早使用为佳,待病情稳定后再用,往往见效缓慢。

5. 脑出血有严重脑水肿,颅压高未能控制时慎用;如血液病(白血病、再生性障碍性贫血、血友病、原发性血小板减少性紫癜、恶性贫血)及肝脏疾病凝血机制障碍所致脑出血禁用本法。

五、中风的治疗

1. 中络证

是中风最轻的一种,神智与正常人无异,最突出的是口眼㖞斜、流涎、不能吹口哨,笑时㖞斜明显,吃饭患侧有留塞物。脉一般正常,偶有寸脉弦滑之象。多有坐车或睡觉未关窗等受风邪所致。本证又有风寒袭络、风邪化热、风痰阻络之别。

【治法】可用祛风活血法。

(1)大秦艽汤:秦艽10g、炙甘草6g、川芎6g、当归10g、白芍6g、细辛1.5g、羌活3g、防风3g、黄芩3g、生石膏6g(先煎)、白芷3g、白术3g、生地3g、熟地3g、茯苓3g、独活6g。水煎服。

(本方为古方原用量,可根据病情均加减。)

心下痞塞者加枳实3~9g,冬季可加生姜3~5片,口眼㖞斜明显加牵正散。

(2)正颜汤:生荆芥10g、防风10g、全蝎6~9g、白僵蚕10g、白附子6g、大蜈蚣2~3条、白芷10g、钩藤20~30g、葛根9~12g、桃仁10g、草红花10g、炙山甲6g。

【适应证】中络证、口眼㖞斜。

【方解】荆芥、防风发散风邪,且荆芥又兼入血分、和血,防风散头目滞气,共为主药,全蝎入肝祛风,善治口眼㖞斜;白僵蚕祛风化痰,善治人体上部之痰结;白附子引药力到面部,祛风燥痰,合全蝎、白附子为治疗口眼㖞斜的著名方剂牵正散;再合白芷上达散风除热,主入阳明经络(其经络上走面部);钩藤祛风舒筋,凉肝清心;蜈蚣祛风、止抽动,共为辅药;葛根轻扬升发,入阳明经解肌开腠,以利风邪外出;红花、桃仁活血通络,以达"治风先治血,血行风自灭"之效,共为佐药;炙山甲通行经络,引药直达病邪所在之处,为使药。共成散风活血、通络化瘀,善治中络证、口眼㖞斜、颜面不正之有效方剂。

2. 中经证

本证的特点是患者神志清楚,与常人无异,半身肢体沉重,或不能支配,活动不便,常是一侧,俗称"半身不遂"。舌苔一般偏白,或正常。脉沉滑,或患侧脉象大于健侧。此为风邪中于经络,经络阻塞,本证也有风寒阻塞、风热阻塞之别。

【治法】化痰通络。

【方药】常用方剂:涤痰汤、导痰汤和补阳还五汤等随症加减。

(1)补阳还五汤:适用于病程较久者因久病伤正,常用之焦老的经验是患侧(不遂侧)肢体的脉象小于健侧者,可用此方随症加减应用,患侧的脉象大于健侧者,则不可用或等脉象变化到对症时再用(这点特别注意)。

(2)三化复遂汤(前述略):但重要的一点有大便秘结者,结合脉象、舌苔而用之。

3. 中腑证

本症患者不但有半身不遂、语言错乱,而且神智昏惚,常不识亲友,多嗜睡,鼾声长,呼之不醒,近耳处呼之或有答应,但往往有所答非所问。神志不清(但不是昏迷不醒者)是本证的一大特点。化热者,可见舌苔黄厚、脉象弦数、大便数日不行、尿深黄、口有热臭味等热证表现。

【治法】镇肝息风,化痰活络

(1)镇肝复遂汤:生石决明 25～35g(先煎)、生牡蛎 30g(先煎)、生赭石 20～30g(先煎)、胆南星 10g、制半夏 10g、化橘红 12g、茯苓 15g、钩藤 30g、全蝎 6～10g、桑枝 30g、草红花 10g、桃仁 10g、赤白芍各 12g、菖蒲 10g、郁金 10g、炙山甲 6～9g、竹沥汁 50～60mL、羚羊角粉 1～1.5g(分冲服)。

临服前滴入生姜汁两三滴,分 2 次随汤药服。

【方解】本方以生赭石镇肝降逆,生石决明、生牡蛎养肝阴而潜肝阳为主药;以胆南星、半夏、钩藤、全蝎、羚羊角化痰息风,牛膝配以代赭石引风阳下行以交于阴中,共为辅药;白芍药养血柔肝,郁金舒肝以疏风,橘红、茯苓化湿健脾,菖蒲开窍涤痰,红花、桃仁、赤芍活血行瘀,以应"血行风自灭"之理,桑枝祛风活络,通达四肢,竹沥善祛经络之痰(滴入姜汁既有辛通之力,又防寒滑伤胃),共为佐药;以炙山甲通经活络直达病所为使药,诸药共达镇肝息风、化痰活络之效。

【加减】上肢病重者,可去郁金、赤芍,加片姜黄 9～12g、羌活 6～9g、葛根 10g;下肢较重者,减药同上,加桑寄生 30g、怀牛膝 12g、川续断 15g、地龙 9g;语言不利者可加羌活 6～9g,全蝎改为 9～12g;口眼㖞斜明显者加白僵蚕 9～12g、白附子 6g、白芷 6g;大便秘结者加川军 3～6g、全瓜蒌 30g,将桃仁改为桃仁泥;患肢有时出现拘挛者可加伸筋草、生薏仁各 30g,白芍 15g,炙甘草 9g。

(2)活瘀复遂汤(适用于半身不遂之症迟迟不易减轻者,本方活血通络的力量较突出):桑枝 30g、地鳖虫 6～9g、草红花 10g、桃仁 10g、皂角刺 6～9g、赤芍 9～12g、蜈蚣 2～3 条、钩藤 30g、半夏 10g、化橘红 12g、茯苓 15g、地龙 6～9g、川续断 15～18g、怀牛膝 15g、炙山甲 6～9g。

水煎服。

【加减】大便经常干秘而体胖痰盛者加全瓜蒌 30g、酒军 5g;体瘦血虚者加当归 9g、生军 3～6g;上肢不遂明显者,去地龙,加片姜黄 9～12g、桂枝 6～12g、羌活 6g;语言不利者,去蜈蚣,加羌活 6g、全蝎 6～9g;头晕者,去地龙,加天麻 9～12g、泽泻 20～30g;病情深重,久久不愈者可加水蛭 3～5g;下肢不遂较重者可加重川续断的用量,另加炒杜仲 15g;见人易哭者,去赤芍、地龙,加天竺黄 10g、菖蒲 10g、远志 12g、生龙骨 15～20g(先煎)、炙鳖甲 15～20g(先煎)、水蛭 3g。

(半身不遂者也可用此方 3 剂为末,炼蜜为丸,每丸 9g,每次 1～2 丸,日 3 次,温水冲服,连配 2～3 次,连服数月。)

4. 中脏证

中脏证的最大特点是患者昏迷不醒,呼之不应,口角流涎,吞咽困难,手足不能活动(或一侧或一肢),二便失禁或二便不能。正气弱者表现为肢体瘫软,二便失禁;面瘫者肌肉下沉,面色黄白不泽,体温不高,苔薄白,脉象沉滑迟缓且无力;风痰化热者(即痰热证),可见面部微红,喉中痰声辘辘,上下肢体虽不会活动,但有些发僵发硬,二便闭,身略热,舌苔厚腻微黄,脉象弦滑较有力,略数。

中脏证又分闭症和脱症，又分阳闭和阴闭（前述略），以西医抢救为主，或中西结合，采取西医脱水、调整血压、维持呼吸道畅通等措施，配合中药通腑息风、豁痰开窍以及活血等治疗，保护脑组织，减轻脑水肿，促进昏迷患者苏醒，有利于更快地度过急性期，促使神经功能恢复。

六、中风用药经验（选摘）

1. 赵锡武对中风用药经验

（1）生地黄、熟地黄之同用：在脑出血恢复期，热象明显者，用地黄饮子（生地、巴戟天、山萸肉、石斛、肉苁蓉、五味子、官桂、茯苓、麦冬、制附子、菖蒲、远志、生姜、大枣、薄荷）去附子，温性药品减量，加熟地黄，重用生地黄，加重阴性药物，佐清热之品。对脑梗死，地黄饮子加补阳还五汤（黄芪、当归尾、赤芍、地龙、川芎、桃仁、红花），生地必重用，每剂 30～60g，以除血痹。生地除血痹之功是确切的。大便秘结者加川军。

（2）再造丸有活血化瘀功效，改善末梢血液循环，日服 2 丸，只用 2 天即停药。半身不遂血压高者，用引风汤（大黄、干姜、龙骨、桂枝、甘草、牡蛎、寒水石、滑石、赤石脂、白石脂、紫石英、生石膏），恢复期血压仍高者，加用生杜仲、草决明。

（3）安宫牛黄丸以止血、开窍、清热为主，宜用于脑出血者，每日 1～2 丸，不可久用，3～4 天即可。

（4）豁痰开窍以局方至宝丹较安宫牛黄丸有力。热盛阳明证，便干、舌燥者给紫雪丹。昏迷湿盛，舌不红，手足冷者，可给 1～2 次苏合香丸。喑痱失语，地黄饮子加羚羊角粉。半身不遂者可以侯氏黑散（菊花、白术、细辛、茯苓、牡蛎、桔梗、防风、人参、矾石、黄芩、当归、干姜、川芎、桂枝）与地黄饮子交替使用，但前者宜冷服。

（5）关于中风病早期用热药问题：认为在辨证的情况下酌情使用，对脑梗死，温化通络还是必要的，主张重病重取，药量宜足，免误病机。另：中风病虽非外中风，但风药也可使用，用其调和营卫，促进血液循环。

2. 骆安邦在中风中大黄的应用

中风稽其症候属性多为本虚标实，多从风、火、痰、瘀、气、血而立论。发病伊始标实证为急，尤其是出血性中风，常病势凶险，因离经之血瘀于脑窍致气血逆乱，升降失调，常出现一派大壅、大塞、大闭之象，此时非通瘀不可。正如《血证论》所曰："瘀血不去，则新血断无生理"，尤其是血瘀日久化热者，应少用清热化瘀。重用通腑下瘀，此时应用大黄尤为重要，腑气一通，风火得降，虽非直接祛瘀，然大便通利、秽污得排，升降得调，气血调畅，则瘀血得除。

缺血性中风随病势较缓，常伴有中气不足，肝肾阳虚之虚证，然而气虚可生痰，阴虚可生热化风，风痰流窜经络则血脉瘀阻；肝肾阴虚、津液亏损、肠道失濡、腑气不通而致便秘，秽浊之气内扰，郁而化痰，如是形成恶性循环，从而加重病情。大黄可通腑导滞，通利血液，祛除血瘀，活血通络，有推陈致新之能，釜底抽薪之功，因此骆老认为凡是中风之证均可大胆应用大黄。对于出血性中风常用三化汤或血腑逐瘀汤配大黄；缺血性中风常用补阳还五汤配大黄，疗效颇佳。

3. 盐酸纳洛酮在中风中的应用

在缺血性中风中，应用纳洛酮。

（1）由于脑梗死、脑组织 β 内啡肽的释放增加，而纳洛酮对 β 内啡肽起一定作用，并表明有抗凝、降血黏度，增加脑缺血区的血流量，逆转脑缺血引起的神经功能障碍，促进损伤神经功能的恢复。

（2）对血流变指标、全血比黏度等 5 项的变化明显优于维脑路通组。

（3）起效时间快，未见明显的毒副作用。

（4）比较观察：纳洛酮的总有效率为 96.2%，显效率 81.2%，高于曲克芦丁。

（5）方法：10% 葡萄糖 500mL，纳洛酮 0.8 ~ 1.2mg（糖尿病可用 0.9% 盐水），每日一次，12 天为一疗程，休息 2 ~ 3 天，再行第二疗程。

4. 中风失语一方

【方药】语言散胶囊：水蛭 10g、三七粉 15g、牛黄 2g、麝香 1g、胆南星 20g、天竺黄 20g、白僵蚕 15g、藏红花 10g、石菖蒲 20g、炒远志 15g。

精细加工，装胶囊，每日 3 ~ 4 粒，日 3 次，口服。

【适应证】出血性中风和缺血性中风所致的语言障碍。

【方解】水蛭、三七活血化瘀；牛黄、麝香一寒一温芳香开窍，清心豁痰，活血消瘀，通经达络；活血化瘀药与胆南星、天竺黄、白僵蚕等涤痰息风相伍，可以增强祛除病因的功力，使病邪消散而化解。诸药配合有"活血涤痰以除病邪，芳香开窍而利诸窍，搜息内风以治病源"的作用。

【体会】中风病具有发病率高、致残率高、病死率高、复发率高的四大特点。语言散胶囊是针对中风语言障碍主要病机"气滞""痰浊""瘀血"，而施以"活血化瘀、涤痰息风、开窍"的治疗法则，具有简、便、廉和收效迅捷的特点。

编者注：①史定文教授，河北省医学科学院室主任，河北省中医学会理事，河北科技期刊编辑学会秘书长，中医古籍出版社特约编审等。著作多篇。②本方为史先生自己所研制，1989 年获河北省卫生厅科技进步成果二等奖。

【名著要论】

《证治要诀》：中风之病，猝然晕倒，昏不知人，或痰涎壅盛，咽喉作声，或口眼㖞斜，手足瘫痪，或半身不遂，或舌强不语。

《医门法律》：中风之证，动关生死安危，病之大而且重，莫有过于此者。

《圣济总录》：卒中风之人，由阴阳不调，脏腑久虚，气血衰弱，荣卫乏竭，故风之毒邪，尤以乘间而入，卒致仆倒闷乱，语言謇涩，痰涎壅塞，肢体瘫痪，不识人事者，此其证也。

《医学从众录》：不省人事，由闭症、脱症之辨，二症误认，用药则死生立决。

《慎疾刍言》：中风北人多属寒，宜散寒；南人多属火，宜清火。而祛风、消痰，南北尽同。

《古今医鉴》：初觉大指次指麻木不仁，或手足少力，或肌肉微掣，此中风之先兆也。

参考文献：

[1]江杨清.中西结合临床内科学.北京：人民卫生出版社,2012：714.

[2]黎成科.试论中风辨证的有关问题.中医杂志,1999,40（4）：200.

[3]焦树德.树德中医内科.北京：人民卫生出版社,2005：46.

[4]吕伟华,黄文,等.清热化痰通络方治疗急性脑梗死 66 例.山东中医杂志,2008,27（5）：299.

[5]赵岚煜,安邦煜.赵锡武治疗中风的经验.中医杂志,1994,35（4）：206.

[6]中国中西医结合学会活血化瘀研究会.血瘀证与活血化瘀研究.北京：学苑出版社,1990：31,220.

[7]仝元章.盐酸纳洛酮对脑梗塞疗效研究.中国实用内科杂志,1995,15（5）：301.

[8]骆卫斌,周来兴.骆安邦应用大黄的经验.中医杂志,1994,35（4）：210.

血栓闭塞性脉管炎

血栓闭塞性脉管炎是现代医学的病名，属中医脱疽、脉痹的范畴。《黄帝内经·痈疽篇》中早就有"发于足指名曰脱痈。其状赤黑，死不治，不赤黑不死。不衰，急斩之，不则死矣"的记载，认识到包括血栓闭塞性脉管炎在内的"脱痈"疾病的临床特点和手术治疗原则。汉代华佗《神医秘传》记载："此症发生于手指或足趾之端，先痒而后痛，甲现黑色，久则溃败，节节脱落，宜用生甘草，研成细末，麻油调敷……内服药用金银花三两、元参三两、当归二两、甘草一两……水煎服……"这是最早的治疗"脱疽"的内服和外治疗法，这四味大剂量的解毒养阴活血药被后世称为"四妙勇安汤"。南北朝时期的《刘涓子鬼遗方》将"脱痈"更名为"脱疽"，更能反映本病的本质。

陈实功的《外科正宗》（公元1615年）就有"脱疽论"的专篇论述："凡患此者，多生于手足，故手足乃五脏之干，疮之初生，形为粟米，头便一点黄泡，其皮犹如煮熟红枣，黑气浸漫，相传五指，传遍上至脚面，其痛如汤泼火燃，其形则枯骨筋练，其秽异香难解……"。对"脱疽的病因和发病机制、症状、预后和治疗均有记载。除内服药治疗外，应用针灸、熏洗和外用药粉等疗法。并指出肢体坏疽发展的严重性，"若割取之后，黑色仍漫，痛肿尤甚，败恶无脓，口干舌硬，精神不爽，食不知味者终死"。这是对"脱疽"比较完整全面最重要的一部著作和记载。在后期，名著如《医宗金鉴》《疡医大全》《外科秘录》等也均有详细的记载及专篇论述，并积累了丰富宝贵的经验。

现代医学直到1879年威尼华特（Winiwarer）对本病才有初步的描述，1908年贝尔格（Bilerger）进行了临床观察和病理变化研究，最后定名为血栓闭塞性脉管炎，也称为贝尔格（Bilerger）病。

近年中西结合治疗血栓闭塞性脉管炎有了很大的进展，各地报道很多，随着现代科技的发展，致残率明显减少。

一、病因

对血栓闭塞性脉管炎的发病原因，目前尚未完全明了。可归纳为两方面：①外源性因素：主要是吸烟、寒冷与潮湿的生活环境、营养不良、损伤和感染；②自身免疫功能紊乱，血液高凝状态，性激素和前列腺激素失调，遗传因素以及血管神经调节障碍。此外，精神刺激亦可能有关，亦有认为与肾上腺皮质功能亢进有关，血液内肾上腺素含量增高，引起持续性血管痉挛，血管壁营养障碍，导致血栓形成。血栓闭塞性脉管炎的病因多种多样，从临床角度来看，凡能使外周动脉处于持久痉挛状态的因素，都能诱发本病，本病男性多发，女性罕见。

中医认为与脏腑、经络及营卫气血有密切关系。《诸病源候论》："疽者，五脏不调所生也……若喜怒不测，饮食不节，阴阳不和，则五脏不调，营卫虚寒，腠理则开，寒客经络之间，经络为寒所折，则营卫稽留于脉……营血得寒涩而不行，卫气从之于寒相搏，亦壅遏不通……故积聚成疽……发于足趾，名曰脱疽"。

中医学认为，人体气血运行川流不息，"血脉营卫，周流不休"，"如环无端"，"以营四末，内注五脏六腑"，"脉道以通，气血乃行"。如情志不舒，饮食失节，老伤虚损和禀赋素虚等可使脏腑功能失调，引起心、脾、肾、肝的亏虚，而导致经络、气血功能紊乱，这种机体内部矛盾的发展，是发病的内因，在发病学上起主导作用。但也不应忽视客体，吸烟和外伤等外在不良刺激对机体内部的影响。这些外在因素可促使机体内部矛盾激化，促使机体抗病能力降低。从而内外合邪，诱发本病。

二、病理

血栓闭塞性脉管炎为全身性周围血管疾病，主要是侵犯四肢血管，特别是下肢远端血管，常首先发生在下肢中、小动脉，如胫前、胫后、足背、蹠、趾动脉（多侵犯腘动脉以下血管），病情进展时可累及腘、股、髂动脉，而侵犯股主动脉者很罕见，单纯上肢者也较少。

初期为动、静脉全层非化脓性血管炎症，急性期（病变早期）为急性动静脉炎及动静脉周围炎，呈显著的炎症变化，并累及伴随的神经呈炎症性变化。血管全层有广泛的内皮细胞和成纤维细胞增生，有淋巴细胞，中性多核细胞浸润，可见巨细胞。由于血管炎症，血管内膜增生，血栓形成，使血管阻塞；血栓内有巨细胞肉芽组织。慢性期（病变后期）管腔内血栓机化，内有新生细小血管再通，含有大量纤维细胞，并与增生的血管内膜融合粘连，纤维组织增多，使动静脉和神经被纤维组织包裹在一起，形成坚硬的索条，病变的管壁虽有严重的改变，但仍保持其血管基本构造。血管病变呈阶段性，病变的血管长短不一致，病变节段之间的血管往往是正常的；由于具有周期性发作，病情稳定后也有急性发作，因此可有急慢性病理变化同时存在，不同病变节段可有不同期的病理变化。

三、临床表现

1. 发凉

血栓闭塞性脉管炎肢端发凉，怕冷是最突出的表现，当患肢暴露在比较寒凉的环境中时则有异常冷冻的感觉。

2. 间歇性跛行

患者在行走一定的距离时，下肢即发生疼痛、酸胀感、疲乏感、迫使跛行，并必须停行、休息、稍停，一般 1~5 分钟症状可以迅速消失，但当继续行走一段距离后上述症状重新出现。"跛行距离"与"跛行时间"越短，病状就越严重。

3. 静止痛

指肢端在休息或静止状态下产生的疼痛，这是肢端缺血程度加重的指征，最常发生在夜间，患者常诉述：患肢有一种持续不断的钝性疼痛，可伴有阵发性的剧烈刺痛，向肢体远端放射，或有烧灼感、蚁行感，及手指/足趾之麻木、厥冷等感觉，影响睡眠，白天很少发生。

4. 皮色变化

可呈苍白、潮红或发绀色，当肢体抬高数分钟后足趾异常苍白（贝氏阳性），而下垂后则呈明显紫红色、红色。

5. 营养障碍改变

患肢皮肤干燥光薄，汗毛稀疏或脱落，趾、指甲增厚或脆薄变形，生长异常缓慢，趾（指）皱缩，小腿肌肉萎缩变细。

6.脉搏减弱或消失

患肢跌阳脉、太溪脉减弱或消失,少数患者腘动脉亦消失。股动脉消失多见于严重的病例,上肢发病时可有桡、尺动脉的减弱或消失。但应注意的是,约有8%的正常人由于解剖异位,足背动脉可能扪不到。胫后动脉异位者极其罕见。

7.伯格体位

血栓闭塞性脉管炎患者肢体缺血较严重时疼痛剧烈,即使肢体处于休息状态,疼痛仍不能缓解,称为"静息痛"。此时疼痛剧烈、持续,尤以夜间为甚。患肢抬高疼痛加重,下垂后则略有缓解。患者常屈膝抱足而坐,或将患肢下垂于床旁,以减轻患肢疼痛,形成血栓闭塞性脉管炎的这种典型体位,称伯格体位。

8.溃疡和坏疽部位、范围及性质

血栓闭塞性脉管炎的溃疡和坏死常由趾端或趾甲旁开始,缓慢向足后部发展,呈干性坏疽,多局限于足部,发生于小腿者罕见,坏疽的性质可以分为干性和湿性两种。前者多是无继发感染,局部组织干瘪而脆,坏死界限分明可见;后者多是由于合并感染,或伴有静脉回流受阻,局部充分而致局部组织腐崩化脓,具有腐尸般臭味,边缘有炎症性反应。

四、诊 断

在临床工作中如能认真地调查、详细地询问病史、进行仔细地体格检查,一般就可以做出正确的诊断,便于及时早期进行中西结合的治疗,使患者早日康复。

1.病史

询问时要有系统性,应特别注意有关心血管方面的症状,包括现有症状、发病经过等。应当认真了解初次出现症状的时间,可能的诱因,发病是急骤的或缓慢的,是单侧的、双侧的或为广泛的,对于各种引起症状加重、减轻或者完全使之消失的因素,如运动、休息、冷热改变、体位变更等,要做详细的询问。因为这些情况对于诊断和鉴别具有重要的意义。

关于年龄和性别在诊断上的意义不可忽视,因为血栓闭塞性脉管炎最常见于成年(20~40)男性青年(20岁以下者也较少见),对45岁以上的患者应注意闭塞性动脉硬化的存在。年轻女性(40岁前)若出现肢端发凉、怕冷、酸胀乏力和疼痛时可能为肢端动脉痉挛病(雷诺病)。女性患血栓闭塞性脉管炎者少见(罕见)。但大动脉炎多见于青少年(30岁前)女性。

2.四肢检查

注意观察肢体皮肤颜色和温度的改变,以及因为动脉供血不足而产生的各肢端营养障碍征象。肢体的高举与下垂实验(贝尔格实验)是诊断肢端缺血最常用、最简便、最有价值的方法。其步骤为:先让患者平卧于检查床上,放平肢体,观察该体位各趾(指)的颜色。正常人趾、指可轻度发红,如局部苍白,或呈现斑点状发绀和潮红或青紫色,则表示有肢端缺血现象,特别是仅限于一侧肢端或一两个趾、指时。

第二步,肢体抬高。检查上肢时,嘱患者站立,高举双手过头数分钟;检查下肢时平卧,髋关节屈曲90°,可嘱患者用双手互握在大腿之后侧,检查者以一手托持患者的足跟部或小腿部,以协助维持此抬高位。对于体弱的患者可用一把椅子倒放在检查台上,使之与台面成45°角,将患者双下肢搁在椅背上,可减少体力消耗。正常人肢端保持淡红色或稍微发白,肢端缺血时则变异常苍白。如肢体抬高肢端颜色并无变时,可嘱患者在肢体高举状态下做两手握拳和放松的快速运动5~6次,或两足反复伸屈运动30秒钟,在停止运动后数秒钟再观察肢端的颜色。如运动后出现皮肤苍白改变,则为跖掌面苍白试验,阳性,表示有肢端缺血存在(贝尔格阳性)。其苍白程度、范围与肢端缺血程度成正比。

最后,使肢体下垂。正常时由抬高肢体所出现的皮肤颜色改变,在 10 秒钟以内可以恢复正常。有肢端缺血时则恢复时间延可迟至 45～60 秒钟或更长些。而且颜色不均匀,呈斑块状。延长时间与肢端缺血的程度成正比。当肢体继续处于下垂时,正常人的皮肤无特殊变化,或可逐渐出现轻度发绀;而有肢端缺血时,则可变成重度发绀色,一般多限于足的远端部分,伴有静脉曲张时,肢体下垂试验无价值。

3.脉搏

四肢主要动脉为:足背动脉(趺阳脉)位于踝关节前方足背部(足大拇指与第二足趾之间的后方)位置表浅,可清楚摸到搏动;胫后动脉(太溪脉)位于内踝后方与跟腱之间;腘动脉位于腘窝中央深部,约为委中穴处,使膝部屈曲便于扪诊;股动脉位于腹股沟韧带中点之下方,位置较浅,很易摸到搏动;桡动脉(寸口脉)位于腕前之外侧,桡骨茎突的内侧,即普通常用的诊脉部位;尺动脉位于腕前之内侧,尺侧屈腕肌的外侧,与桡动脉脉象进行扪诊;肱动脉位于上臂下段之内侧,在肱二头肌腱内侧方,位置较浅,可向肱骨扪压,容易扪得搏动,有时向上腋窝扪诊,可摸到腋动脉的搏动。

在进行以上四肢动脉扪诊时,应注意肢体侧肢循环动脉的建立,如在踝部、膝部和腕部等处有无侧肢循环动脉存在,还必须考虑到足背动脉的解剖异常,8%～13% 的正常人足背动脉缺失而扪不出。因此,如无肢体动脉血管循环障碍的征象,不能以足背动脉搏动或桡动脉的"反关脉"消失或减弱而诊断为血栓闭塞性脉管炎的依据。动脉搏动可分为正常(＋＋)、减弱(＋)、消失(－)、可疑(±)。

4.血压

应常规测量上肢的血压,下肢病变时同时测两下肢血压,下肢血压的测定方法。

(1)测定腘动脉:令患者仰卧,以血压带环绕于大腿之下 1/3 处,将听诊器放于腘动脉以测听血压。

(2)测定"趺阳脉"(足背动脉)。

(3)测定"太溪脉"(胫后动脉),正常人下肢血压高于上肢 20～30mmHg,如一侧肢体血压测不到或某侧收缩压差别小于 15mmHg,则有肯定的临床意义。

5.眼底检查

在有高血压、动脉硬化或怀疑无脉症时,应做眼底检查,因为此类病常可累及眼底血管,出现不同程度的特征,有助诊断和鉴别诊断。

6.听诊

包括心脏听诊和颈部、腹部大血管区域的听诊,因为达成急性动脉栓塞之栓子来源主要是心脏病变,多见于风湿性心脏病引起的二尖瓣狭窄,尤其是合并有心房颤动时为最多见。若于颈部或腹部听到持续性吹风性血管杂音是诊断大动脉炎最可靠的特征。

7.游走性血栓性浅静脉炎

血栓闭塞性脉管炎的早期或发病过程中,可在肢体反复发作游走性血栓性浅静脉炎,皮肤上出现痛性发红的硬结、斑块及索条状物,这是有诊断意义的一个特征。应注意持续发作的时间和部位。大动脉、闭塞性动脉硬化和雷诺病不出现游走性血栓性浅静脉炎。

五、辅助检查

病史询问和体格检查之后，如认为必要和设备可能时，可做一些辅助检查来帮助诊断，也便于观察疗效。但必须结合临床资料进行分析比较才有价值。对于某些患者，即使辅助检查全部做完，也未必能做出明确的诊断。

1. 化验检查

常规化验检查对血栓闭塞性脉管炎诊断并无特殊价值，如肢坏疽感染时常有白细胞总数中的中性粒细胞增加，久病身体虚弱继发贫血者可有血色素、红细胞下降。部分患者或肢体溃烂时可有红细胞沉降率加速。当病情好转或肢体溃烂稳定、创口逐渐愈合时，则红细胞沉降率逐步恢复正常。疑为闭塞动脉硬化症时，应检查血脂。糖尿病坏疽时，注意血糖；大动脉炎时，血沉加快。

2. X 线检查

肢体 X 线片在血栓性闭塞性脉管炎可见骨质普遍疏松，如足部有坏疽或溃疡时，可发现骨髓炎、骨破坏；在闭塞性动脉硬化症可有不规则的串珠状钙化斑点。同时胸部 X 线片可见主动脉弓凸出及其动脉壁有条状钙化阴影。动脉造影：肢体中小动脉呈节段性狭窄和闭塞，闭塞远端的动脉可通过丰富的侧支血管再显影，未闭塞的动脉正常，边缘光滑，无扭曲现象。

3. 彩色超声多普勒检查

为血栓闭塞性脉管炎首选的诊断方法，其优点如下。

（1）无损伤性：患者无痛苦，机体无损伤。

（2）可重复性：能反复检查，简便易行，便于病情观察。

（3）普遍性：对患者年龄、身体状况要求较低。

（4）准确性：对有症状或无症状的患者，准确率都很高。

（5）能够对患者的血管壁结构进行观察。

（6）能够实时了解患者肢体动脉的血流动力学变化。血栓闭塞性脉管炎是一种累及血管的炎症，节段性、周期性发作的慢性闭塞性疾病，主要是侵袭四肢中小动静脉，可见到：①动脉全层增厚，内膜毛糙，外膜模糊，管腔呈节段性狭窄或闭塞，病变上下段血管内壁平整接近正常，但是手、足部细小动脉处的病变，显示较为困难；②彩色多普勒血流显像（COFI）显示血流束变细，不规则，边缘呈锯齿状，呈明显节段性或"串珠样"改变，血流色彩混杂；③脉冲多普勒在病变部位血流频谱流速较病变之间的正常血管流速加快，但是远端血管常常表现为低速单向血流。

4. 其他检查

肢体血流图：描记肢体动脉搏动的变化，若血流图的峰值降低，提示血流量减少，降支下降速度减慢，说明流出道阻力增加，其改变与病变严重程度成正比。其他有毛细血管镜、心电图等检查。

六、临床诊断分期

根据发病经过临床上可分为Ⅲ期三级分类法。

Ⅰ期，局部缺血期

患肢发凉、怕冷、麻木、酸胀、沉重、间歇性跛行。间歇性跛行即行走一段距离后，患者小腿肚或(和)足掌部发生酸痛、胀痛或抽痛,被迫稍顿或休息2～5分钟,症状迅速缓解消失,如果行走同样的距离,患肢仍出现同样症状。部分患者的小腿、足部和股部常反复发作游走性血栓浅静脉炎。这些早期症状对临床诊断具有重要意义。检查患肢皮肤温度稍低,色泽较苍白,泛红试验阳性,末梢动脉搏动减弱或消失,肢体抬高实验(贝尔格实验)阳性。

Ⅱ期,营养障碍期

患肢发凉、怕冷、麻木、疼痛和间歇性跛行加重,有静息痛,夜间疼痛剧烈,患者常屈膝抱足而坐,彻夜难眠。足部皮肤营养障碍。表现为皮色苍白、潮红、紫红或青紫、足汗减少或无汗出,趾甲生长缓慢、增厚、干燥、稀疏、变形、皮肤干燥、脱屑、萎缩、皲裂、弹性降低、汗毛脱落、稀疏,常有小腿肌肉萎缩。营养障碍严重者,可出现缺血性神经炎、有触电样或针刺样疼痛,以及感觉障碍。此时患者肢动脉呈器质性改变,动脉搏动消失。

Ⅲ期,坏死期

患肢由于严重血液循环障碍,趾部或足部发生溃疡或坏疽,多首先发生在足拇趾和小趾,常由趾端开始,逐渐向近心端发展,可累及其余足趾,但大多数局限在足趾或足部,蔓延累及踝关节,足跟和小腿者很少。单独足跟部、足背部发生溃烂坏疽者,多由于外伤或皮肤干裂继发感染所引起。肢体溃烂后,疼痛剧烈难忍,可伴有发热,意识模糊,胃纳减退,体力日渐衰弱,消瘦无力,可发生严重贫血和电解质紊乱,但发生败血症者很少见,坏疽的足趾脱落后,容易发生骨残端骨髓炎或坏死组织存留,常遗留溃疡面经久不易愈合。

根据肢体坏疽和溃疡的程度和范围,可分为三级:

一级坏疽:坏疽仅限于跖趾或掌指关节远端;

二级坏疽:坏疽扩延到跖趾关节;

三级坏疽:坏疽扩延至足背、踝或腕关节以上部位。

十性坏疽:当肢体动脉闭塞后,患部无动脉血液供应,局部组织水分蒸发、吸收、逐渐干枯,皮肤皱缩,最后发硬,干黑坏疽。坏死组织与健康组织之间形成明显的分界线。由于坏死组织刺激,在分界线处有炎症性渗出物,健康组织逐渐长出新鲜肉芽,并连同上皮组织生长爬行,向远端推进,但局部感染不明显,无发红、肿胀,多无全身症状。如时间长久,坏死组织与健康组织可以完全分离,坏死组织甚至自行脱落。

湿性坏疽:当肢体动脉闭塞后,由于患者常将肢体下垂以缓解疼痛,静脉回流受阻,肢体肿胀,细菌繁殖而感染严重,局部足趾溃烂发湿,有大量腐败组织和脓液,有恶臭,四周组织暗红、灼热,无分界线形成,坏疽常向上蔓延、发展。全身症状严重,出现热毒炽盛证,可有高热、意识模糊、舌苔黄黑干燥而起芒刺、舌质红绛等症候。

七、中医诊断依据

中国中医药管理局颁布《中医病症诊断疗效标准》(中华人民共和国中医药行业标准 ZY/T001.1－001.9－94)。

1. 多发于下肢一侧或两侧。患者可有受冷冻、潮湿,长期多量吸烟,外伤等病史。

2. 初起趾、指冷痛,小腿酸麻胀痛,行走多时加重,休息时减轻,呈间歇性跛行,趺阳脉减弱,小腿可有游走性青蛇毒(静脉炎)。继之疼痛呈持续性,肢端皮肤发凉,下垂时则皮肤暗红、青紫,皮肤干燥,毫毛脱落,趾甲变形增厚。肌肉萎缩,趺阳脉消失,进而发生干性坏死,疼痛剧烈,彻夜不眠,抱膝而坐。溃烂染毒,出现湿性坏死,肢端红肿热痛,全身发热。

3. 患者大多数为 20～40 岁男性,闭塞性动脉硬化症多发生于老年人。

4. 超声多普勒、血流图、甲皱微循环、动脉造影、X 线胸部摄片、血脂血糖等检查。除帮助诊断外,尚可了解血管闭塞部位及程度。

八、鉴别诊断

1. 闭塞性动脉硬化症

多见于老年人,40 岁以下很少发病,男女均可发病,常伴有高血压、冠心病、糖尿病史,受累血管为大中动脉,两下肢常可同时发病,症状明显,两上肢也有发凉、麻木、疼痛感觉。病程较短,发展快,坏疽发生较早,而且广泛,可累及小腿或大腿,但疼痛比较轻。四肢动脉或颞浅动脉多有结硬和扭曲现象。眼底常有视网膜动脉硬化、化验血脂升高。X 线平片显示动脉壁内有钙化阴影(Ⅱ)。见表 3.2。

2. 大动脉炎

也称多发性大动脉炎,主要为主动脉不同部位和不同分支的一种慢性进行性炎症病变,由于炎变可导致动脉管腔变窄或闭塞。故临床上有肢端缺血的表现(表 3.3)。

本病多发生于青少年,尤其女性占多数(68.4%),其临床表现按发病的部位不同可有上肢或下肢之症状体征。在上肢一般表现为无脉症(桡动脉消失)。血压测不到。在下肢为肢端发凉,无力及间歇性跛行,但疼痛症状不多见,皮色改变不明显,头晕、视物模糊,晕厥,健忘等表现。在活动期可伴有低热、出汗、贫血及游走性关节痛,血沉加快。查体:常在颈部、背部或腹部听到血管杂音。

3. 雷诺综合征

是一种末梢血管舒缩功能紊乱性疾病(表 3.3)。特点:

(1)最多见于青年女性,男性罕见。

(2)两手对称性发病,下肢少见。

(3)常因寒冷、精神刺激或情绪波动而阵发性发作,两手苍白、发绀、潮红,发作过后恢复正常,患肢动脉搏动无变化,随着发病期限的增长血循环障碍逐步加重,皮色改变的时间也逐渐延长。

(4)发生溃疡和坏疽者甚为少见,仅个别病例在后期发生指端局限性表浅小溃疡或坏疽,从无累计一节手指以上者。

表 3.2　脉管炎与动脉栓塞性坏疽、糖尿病性坏疽的鉴别要点

鉴别点　　病名	血栓闭塞性脉管炎	动脉栓塞性坏疽	糖尿病性坏疽
性别年龄	多为青壮年(20～40 岁),男性多,女性罕见	中年(40 岁以上)为常见,男女均可发病	为老年肥胖人最为多见
过去病史	多数有寒冻、吸烟史	有严重心脏病史,如风心病、二尖瓣狭窄、心房颤动、心内膜炎或动脉硬化	有糖尿病史,常伴动脉硬化

(待续)

（续表）

鉴别点＼病名	血栓闭塞性脉管炎	动脉栓塞性坏疽	糖尿病性坏疽
肢体缺血症状	肢体凉冷，间跛，剧痛，皮肤潮红、紫红或苍白，皮干，甲厚，甲生长慢	常见下肢股动脉栓塞，肢体突然剧痛，厥冷，麻木，感觉或过敏，活动障碍和出现紫斑。栓塞平面以下的动脉搏动消失	肢体凉冷，间跛，疼痛和皮色改变
发病情况	起病缓慢，病程较长	起病急骤，病程短促	起病较慢
坏疽的部位和性质	多为单侧下肢，常由趾端开始，缓慢而向足后部发展，呈干性坏疽，多局限在足部，累及小腿者很少见	坏疽部位以栓塞动脉而定，多见于单侧下肢，坏疽范围广泛，可累及足部小腿，股部，呈干性坏疽	多为单侧下肢，发展迅速，可蔓延至足部和小腿。多呈湿性坏疽
肢体的感染情况	一般不明显。严重坏疽多有高热，白细胞增高	坏疽感染重，高热，白细胞增高，全身情况严重	坏疽常由严重感染，高热，恶寒，白细胞增高，病情严重
心脏听诊	无异常	心尖区有隆样舒张期杂音，心律完全不规律，心音强弱不一	无异常
化验检查	尿糖阴性，血糖正常	尿糖阴性，血糖正常	尿糖阳性，血糖增高

表3.3　脉管炎与闭塞性动脉硬化、雷诺病、大动脉炎鉴别表

鉴别点＼疾病名称		血栓闭塞性脉管炎	闭塞性动脉硬化	雷诺病	大动脉炎
一般情况	性别	多为男性（97.9%）女性罕见	男女均有，约为6∶1	多为女性（80%）	多为女性（68.4%）
	年龄	多为青壮年（20～40岁）占86%	多见于45岁后	多见于青壮年（40岁前）	多见于青少年（30岁前）82.6%
	吸烟	多见于严重吸烟嗜好	可有	无或有	可有
	寒冻	有受冻史	无	寒冷易引起发作	无

（待续）

（续表）

鉴别点	疾病名称	血栓闭塞性脉管炎	闭塞性动脉硬化	雷诺病	大动脉炎
病史和症状	病变部位	多侵犯四肢中、小型动脉（先一侧发病），上肢较少，下肢较多	受累血管系大、中型动脉，多波及上肢	两手对称发病，下肢少见	侵犯降主、腹主、头臂动脉，多见上肢，不对称
	肢体症状	持续发凉、间歇跛行、剧烈疼痛，常有血管痉挛现象	四肢发凉、麻木、异常感，疼痛轻，罕有血管痉挛	间歇发作两手凉冷，多见血管痉挛现象	肢体酸软无力，不痛，无血管痉挛现象
	皮色改变	持续性潮红、紫红或苍白	不显著，多呈苍白色	发作性苍白－青紫－潮红	不明显
	浅静脉炎	40%有	无	无	无
	其他症状	严重坏疽者可有高烧、贫血、消瘦等	有头晕、头痛、耳鸣、失眠等	病情进展有肢端缺血症状	活动期伴有低烧、无力、贫血、出汗、关节痛等
体征	肢体缺血征	皮肤干燥光薄，汗毛脱落，甲厚变形，肌肉萎缩	早起不明显，后期可有	一般正常，晚期指端可变瘦、细	不明显
	动脉搏动	足背、胫后、腘动脉常减弱或消失	可见股动脉、腘动脉及足背、胫后动脉消失	正常	正常
	血管杂音	无	可有	无	常有颈、腹、背部听到血管杂音
	其他部位动脉硬化	无	上肢、颞浅动脉多弦硬、扭曲	无	无
	溃疡及坏疽	病程长，进展慢，坏疽发生晚，呈干性坏疽，多局限于足部	病程短，进展快，坏疽发生早，呈干性坏疽，可累及小腿或大腿	很少见，为指端局限性皮肤溃疡或坏疽	无
	血压	正常	多高	正常	上肢测不到，或上肢高血压下肢低血压
	眼底	正常	常见视网膜动脉硬化	正常	视网膜动脉变细，静脉粗大紫黑，有小血管瘤呈花枝状等
化验检查	尿血糖	阴,正常	阳,增高	阴,正常	阴,正常
	胆固醇β脂蛋白三酯甘油	正常	常增高	正常	正常
	血沉	正常	正常	正常	加快

（待续）

鉴别点 ＼ 疾病名称		血栓闭塞性脉管炎	闭塞性动脉硬化	雷诺病	大动脉炎
X线检查	平片	可见患肢骨质普遍稀疏	肢体动脉有钙化阴影，主动脉弓突出，有条状钙化	无特殊	主动脉弓和弓降部突出扩张，降部动脉内收，伴有搏动减弱和消失，心脏扩大（左室为主）
	动脉造影	肢体中、小动脉呈节段性闭塞，无扭曲，有丰富侧支循环	肢体动脉有虫蚀样缺损、狭窄和阻塞，血管扭曲呈波浪形，侧枝血管少	无特殊	可见头臂、降主、腹主动脉上段广泛缩窄和闭塞，程度不定

4. 糖尿病性肢体动脉闭塞症

有糖尿病史或无临床症状但血糖、尿糖都较高，常伴有动脉粥样硬化，多有周围神经病变，感觉障碍；晚期常出现肢体坏疽和难以控制的感染，坏疽多呈湿性，发展迅速，但疼痛较轻或不痛。严重者可并发肾病、肝病、视网膜血管病变和心脑血管病变，肢体血管既有大中动脉狭窄、闭塞等病变，也有微血管病变。

5. 动脉栓塞

栓子常来源于心脏与大动脉，常见有严重的心脏病患者，如风湿性心脏病、冠心病、心房颤动，或人工瓣膜置换术后，动脉（如胸腹主动脉、髂动脉、股动脉）腔内治疗术后，肢体骤然发生的恶态性锐痛，皮肤呈死尸般苍白和冰冷，在此苍白的肤面上散在着小岛状瘀斑。肢体感觉和运动功能丧失，主要动脉搏动消失，在阻塞的远端形成坏疽，通常范围较广泛，进展特别迅速，一般上肢多在肘关节以下，下肢在大腿中下 1/3 交界之下，由于坏疽严重可危及患者生命，剧烈疼痛。根据病史，发病特点，结合彩色超声，动脉造影等检查不难鉴别（表3.2）。

6. 硬皮病

由于病变都始于趾、指，发生小血管内膜炎及血管周围浸润，致有血管腔的狭窄或闭塞。故多数病例可出现雷诺现象，以及其他肢端缺血征象，甚至发生坏死。但本病的主要病变是皮肤硬化，典型的症状为手指动作逐渐失灵，终至强硬。并且在发病过程可伴有全身乏力、消瘦、胃纳不佳等。

7. 结节性动脉外膜炎

本症又名结节性多动脉炎、全动脉或坏死性动脉炎。主要侵犯中、小动脉，全身各部都可累及，尤其肾、心、肝、胃肠，以及肌肉中的中、小动脉最容易发病。受损血管中层发生水肿及坏死，内膜有不同程度的增生而引起阻塞。故可出现各种皮肤的症状，如红斑、瘀斑、紫癜等，亦可以发生皮肤坏死。但很少使较大的动脉闭塞或搏动消失。此征常有软弱、乏力、低热、血沉快等症状，关节疼痛和肌肉疼痛症状更为常见，由于多累及心、肾等重要器官，预后不良。诊断的确定必须通过活组织检查。

8. 网状青斑

多见于儿童及青年女性，是一种有多种原因引起的皮肤局部循环失调性血管疾病。其特点是皮肤呈网状或斑状青紫现象为特征，网状青斑多出现在肢体容易外露部位，如手、前臂、踝部和小腿,尤其是伸侧,但也累及上肢、躯干和面部等处,患肢常有发冷、麻木与感觉异常等,严重病例可发生足趾部溃疡或坏疽,本病在临床上有三种类型。

(1)大理石样皮斑:为较轻的一种,遇受凉后皮肤出现紫红色网纹,温暖后即消失。

(2)特发性网状紫斑:紫红色斑纹较为明显,且范围较广,在温暖环境中也不完全消失。

(3)症状性网状紫斑:常与结节性多动脉炎、结节性红斑等同时存在。此症大动脉搏动不见得会减弱,小动脉闭塞引起的足趾溃疡或坏疽罕见。

9.肢端发绀症

又称手足紫兰症,是一种自主神经官能症,多见于20多岁青年女性,以手足对称性、持续性皮色发绀为特征的末梢神经血管功能性疾病,患者常有皮肤划痕症,多见多汗等自主神经功能紊乱现象,肢端常有冷感与发绀,多见于上肢。但本症无典型的雷诺现象(苍白→发绀→变红),也无皮肤苍白征,不同于雷诺病。寒冷可使症状加剧,温暖却不能使之减轻或消失。动脉搏动不受影响,且从未见有发生溃疡或坏疽者。

10.红斑性肢痛症

本病的主要症状是肢端(有时只有一个或两个趾、指)发作性血管扩张、潮红、肿胀、灼热、疼痛为主要特点,又有"红痛症"、"脚痛综合征"或"足灼热综合征"等病名,发病机制尚未明了。多发生于儿童及青年(以女性为多,占92.86%)。患者肢端疼痛呈阵发性,可持续数分钟、数小时或数天,为剧烈烧灼痛,夜间明显且发作次数较多,温度较高的环境,长时间站立行走或双足下垂易使症状加重。浸冷水,抬高患肢,或将足露出被外,均可使疼痛缓解。疼痛发作时患部有潮红充血现象。局部温度升高(达35℃~37℃),伴有出汗,足背动脉及胫后动脉搏动增强。临床上将红斑肢痛症分为原发性、继发性和特发性三类。原发性多见于儿童、青少年、有家族遗传史;继发性常见于真性红细胞增多症、高血压病、糖尿病、系统性红斑狼疮、痛风、类风湿关节炎、多发性硬化症、传导性单核细胞增多症等;特发性红斑肢痛症是指我国南方的一类具有流行性特点的红斑肢痛症。

11.冻伤

患者有明显受寒冻的病史,轻症表现为手足部红斑或青紫色,有冷冻感,但暖和后则变为烧灼和痒痛,冬季发病,且有复发性,严重冻伤可引起坏疽,但坏死多在表浅部,可有大泡形成。

九.辨证治疗

(依施氏方案)根据现代医学病情发展变化分为三期,中医学按症状表现,根据四诊八纲分为四型,即:虚寒型(相当于缺血期)、血瘀型(相当于营养障碍期)、热毒型(相当于坏疽期)、气血两虚型(可出现在各期)。治疗方面,脉管炎主要病机是络脉痹阻,气血流通不畅,因此在辨证论治过程中要贯穿一个"通"字,也就是活血化瘀法,但应掌握标本缓急和扶正祛邪的辨证统一关系。如气血不足之虚证以治本扶正为主;火毒炽盛严重感染之实证以祛邪治标为主。扶正是指补养气血,调理肝肾;祛邪是指清热解毒。总之,宜以急则治标,缓则治本为原则,或表本兼理,因果并顾。本着寒者热之、热者寒之、虚者补之、塞者通之,以达到气血流通,不可一概而论。

1.虚寒型

患肢发凉,疼痛麻木,有时小腿抽痛,伴有间歇跛行,跌阳脉(足背动脉)减弱或消失。组织皮色苍白,触之发凉,或并发迁移性静脉炎。脉沉细缓,舌苔薄白。由于寒邪外袭,阳气不达,脉络痹阻,气血流通不畅,治以温经散寒活血通络为主。

【方药】当归四逆汤加味。若足趾冰冷、脉迟、舌苔白、边有齿痕者,阳和汤加减。

(1)当归四逆汤:当归(3 两)、桂枝(3 两)、芍药(3 两)各 9 ~ 15g,细辛(3 两)、炙甘草(2两)各 6g,通草(1 两)3g,大枣(25 枚)5 枚。

水煎服。

(2)阳和汤:熟地 30g,生甘草、肉桂粉各 3 ~ 6g,姜炭、麻黄各 2g,鹿角胶 9g,白芥子 6g,水煎服。

随症加减,两方可和用。

2.血瘀型

局部皮色黯紫而红,下垂时更甚,抬高则皮色苍白,疼痛较重,患肢发凉或热,跌阳脉消失,脉缓或弦数,舌苔白或微黄,由于脉络痹阻,气血流通不畅,治以活血化瘀为主。方用:桃红四物汤加味。

桃红四物汤:当归、熟地黄、川芎、白芍药、桃仁、红花。

水煎服,随症加减。

3.热毒型

局部黯红而肿,趾(指)如煮熟红枣,渐变紫黑,浸润蔓延,五趾相传,多呈干性坏死,剧痛难忍,日夜不能安睡,或伴有发热口渴。脉弦数或细数。舌质红,苔黄或鲜红无苔。由于寒邪郁久化热或外伤感染,治以清热解毒,活血止痛,四妙勇安汤或顾步汤加味。

四妙勇安汤:当归、玄参、金银花、甘草。

顾步汤:当归、金银花、公英、菊花、人参、黄芪、牛膝、地丁、石斛、甘草。

4.气血两虚型

患肢肌肉消瘦,趾甲干燥肥厚,溃疡面肉芽淡红,生长缓慢,伴有面色憔悴,萎黄体瘦,精神倦怠,心悸气短。脉沉细,舌质淡红。由于久病致虚,治以养血益气,方用十全大补汤,或归芪建中汤加味。

十全大补汤:党参(人参)、炒白芍、炙黄芪、炒白术、茯苓、当归、川芎、熟地黄、肉桂、炙甘草。

归芪建中汤:当归、黄芪、桂枝、炒白芍、炙甘草、生姜、饴糖、大枣。

随症加减。

十、病案摘选

例案一

芦某某,男,39 岁,农民。于 1991 年 8 月 14 日,初诊。

以右脚发黑溃烂,疼痛加重 3 个多月来求治。患者于 16 年前就自觉双下肢发困发凉,又于 10 年前"抬石头"用力"过猛"造成疼痛加重,跛行,每行走不到 200m 即要"歇息"而再行。1978 年春右腿加重,右脚第二趾端发黑溃烂,经运城、安阳等地诊断为血栓闭塞性脉管炎,经治疗"结干疤"未脱;1990 年春再次复发,蹲趾发黑,疼痛逐渐扩至足背至踝关节,流黑色臭性分泌物,昼夜疼痛,不能安眠,精神萎靡,食欲不佳 2 个月。体温 36.4℃,脉搏 104 次/分,血压100/40mmHg,白细胞 18 400/L。发育正常,营养差,痛苦病容,强迫体位,双下肢肌肉萎缩,无毛发,右肢较重,由脚至踝关节处呈紫黑色,足趾及足背呈瘪干(图 3.1),腘动脉及股动脉消失,本病Ⅲ期3级。脉沉细数,舌苔淡黄,脉证合参:中阳不振,热毒内蕴,补中气清内热,通络健脾。

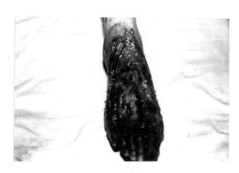

图3.1(见彩图)

【中药】生黄芪、炙黄芪各20g,党参30g,炒白术、生白术各15g,茯苓12g,当归15g,川芎12g,桂枝15g,炮姜10g,鸡血藤30g,毛冬青20g,地龙12g,二花15g,麦芽15g,健曲12g,炙草8g。

水煎服,日一剂。

【西药】

(1)青霉素120万U加入0.9%盐水中静脉滴注,日2次。

(2)低分子右旋糖酐500mL,加脉洛宁30mL,静脉滴注,日一次。

(3)5%葡萄糖250mL,加前列地尔100μg,日一次(连用15天)。

清洗创面,清除坏死组织,外敷消炎生肌纱条(附方1),每日换药一次。

7天后精神好转,疼痛减轻,食欲有增,分泌物减少,加服通脉胶囊(附方2),每次4粒,日2次。

9月4日停用青霉素、低右、脉络宁,以十全大补汤加桃红四物汤加减服药170余剂,创面自行愈合,于1992年5月8日出院(图3.2和图3.3)。

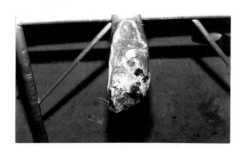

图3.2(见彩图)

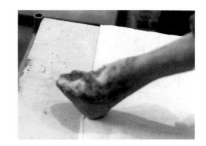

图3.3(见彩图)

本病例为气血两虚型,久病必虚,药以十全大补汤为主,甘温补中,温补气血,活血散寒。鸡血藤、毛冬青、地龙活血通经,二花清热解毒,麦芽、健曲消食健脾,配以通脉胶囊,破瘀活血。合西药消除感染,扩张血管,改善微循环,而获得较好的疗效。

例案二

杜某某,男,44岁,农民。1991年4月21日初诊。

下肢发凉,疼痛 14 年,右脚趾及足背部溃烂疼痛加重 6 个月。

患者于 14 年前(1976 年)冬自觉右下肢发胀,跛行,足趾疼痛,第二年左脚第二趾疼痛发黑,在当地做截趾后基本痊愈。1980 年双下肢发凉且右肢较重,跛行,约 200m 即要休息片刻才能再行走,于去年冬加重,从足趾到足背发紫,昼夜疼痛,不能卧睡,近几个月破溃,流"黑水",逐而扩散蹞趾及小趾全部坏死而求治(图 3.4)。

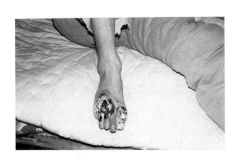

图 3.4(见彩图)

体温 36.5℃,脉搏 72 次/分,血压 135/85mmHg。发育正常,营养欠佳,意识清楚,痛苦病容,端坐强迫体位(贝格体位),双下肢萎缩,左足第二趾残缺,双腿皮肤光亮无毛发,右脚蹞指至足背溃烂 10.5cm×9.8cm,蹞趾坏死可见死骨,小趾坏死已脱落,双脚趺阳脉、太溪脉消失,右肢腘动脉消失,左肢腘动脉减弱,白细胞 9600/L。脉沉细缓,舌苔薄白。本病属Ⅲ期 3 级,为阳气不达,血流不畅,治以温经通络,益气活血。

【药用】当归 15g、桂枝、15g、木通 8g、细辛 3g、鸡血藤 35g、丹参 15g、威灵仙 12g、麻黄 5g、炒白芍 12g、炙黄芪 20g、毛冬青 25g、附子 8g、甘草 3g、大枣 3 枚。

每日一剂,随症加减。

通脉胶囊 4 粒,日 3 次。

在常规操作下清理坏死创面,外敷消炎生肌纱条,每日换药一次。

低分子右旋糖酐 500mL,加入脉络宁(南京金陵制药厂产)30mL,每日一次,连输 12 天停药,休息 7~10 天,共行 3 个疗程。

至 5 月 9 日,坏死组织脱落,新组织生长很好(图 3.5)。继续治疗月余,基本痊愈。于 7 月 3 日出院,住院 73 天。

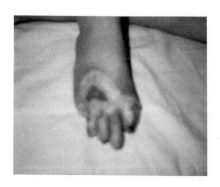

图 3.5(见彩图)

本例属于虚寒型,以当归四逆汤加减,药以桂枝、细辛、附子、麻黄祛寒、温经通络;当归、白芍、丹参、鸡血藤、毛冬青活血化瘀。以威灵仙之辛温走窜,木通之通阳利血脉,炙黄芪补气,甘草和诸药,大枣养血补脾。再加低分子右旋糖酐加脉络宁,口服通脉胶囊通脉活血,扩张微循环,消除血栓提高疗效。

例案三

杨某某,男,42岁,农民。

右下肢发凉6年,加重溃烂半个月,于1993年3月19日初诊。患者是6年前已确诊为血栓闭塞性脉管炎,曾做多次治疗,于去冬加重,下肢发凉,跛行,皮肤发紫,昼夜疼痛,右足趾发黑溃烂,到某医院治疗月余不佳,溃烂加重扩散而转至此。查:体温36.5℃,血压125/80mmHg。食欲尚可,由于痛不得眠,精神欠佳。足趾至足背发紫黑伴有绿毛状(图3.6),跗阳脉、腘动脉消失。脉弦数,舌苔黄。由于火毒内蕴,络脉痹阻,治以清热解毒,活血通络。

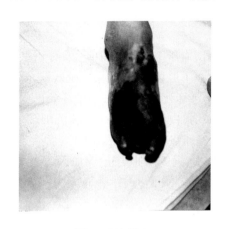

图3.6(见彩图)

【药用】当归20g、元参20g、石斛15g、金银花15g、毛冬青25g、地丁20g、丹参15g、赤芍15g、地龙15g、乳香10g、没药10g、甘草10g。

每日一剂。

在常规操作下清理创面(可疑绿脓球菌感染),外敷消炎生肌纱条。

【西药】

(1)滴注庆大霉素,日2次。

(2)低分子右旋糖酐加脉络宁30mL,滴注,日一次。

(3)口服维生素类加通脉胶囊,日3次。

治疗2周创面干净,坏死组织及死骨脱落,界限明显,周围组织和新生组织生长丰满,经治疗后基本愈合(图3.7)。于1993年7月12日出院。住院114天。

本例属于热毒型,以四妙勇安汤加减治疗,用地丁、金银花、甘草清热解毒;玄参、石斛养阴生津;丹参、当归、地龙、毛冬青、赤芍活血化瘀、凉血通络;乳香、没药理气止痛。通脉胶囊通脉活血。西药抗感染,扩张微循环血管。外敷消炎生肌纱条,疗效满意,效果很好。

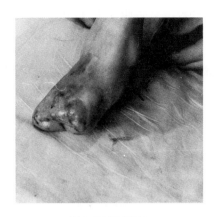

图3.7(见彩图)

例案四

张某某,男,23岁。1994年4月25日初诊。

左腿发凉4年,足趾发黑溃烂3个月,患者于4年前因受冻而双下肢发凉,后又在煤矿干活受潮湿而加重,以左腿较重多行至200~300m就要少歇息而再行,去冬左脚第二趾突发疼痛,趾尖部发黑,夜间加重,不能卧睡。逐而扩散至趾关节。经××医院诊断为血栓闭塞性脉管炎,住院月余无效而求治(图3.8)。查:体温36.5℃,血压120/80mmHg,白细胞6700/L。营养状况良好,左脚足发白,第二趾黑,溃烂,跌阳脉、腘动脉消失,脉弦细,舌苔白,尖有痛点,为寒湿瘀阻络脉,气血流通不畅,治以温经通络,活血化瘀。

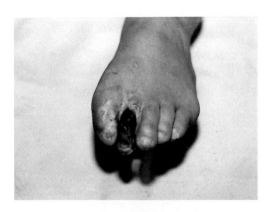

图3.8(见彩图)

【方药】黄芪20g、当归15g、川芎15g、赤芍15g、牛膝10g、桃仁10g、红花10g、附子12g、桂枝10g、鸡血藤25g、丹参12g、细辛3g、甘草3g。

水煎服,每日一剂。

通脉胶囊4粒,日3次。

【西药】

(1)5%葡萄糖300mL加脉络宁30mL,滴注,每日一次。

(2)抗感染。

(3)常规操作下清理创面,外敷消炎生肌纱条,包扎。

经治疗 82 天基本痊愈,于 1994 年 7 月 17 日出院(图 3.9)。

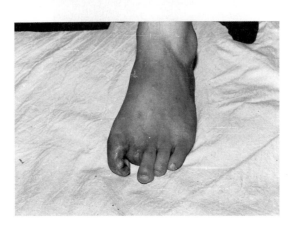

图 3.9(见彩图)

本病例应属于寒湿、血瘀夹杂证,以附子、桂枝、细辛祛寒温经;黄芪补气;桃红四物汤活血化瘀;牛膝引药下行。配以通脉胶囊,通脉化瘀,脉络宁改善微循环,提高疗效。

例案五

曹某某,男,38 岁,农民。于 1995 年 3 月 18 日初诊。

左下肢发凉 4 年,左脚小指发黑,溃烂 4 个多月。患者 4 年前自觉双下肢发凉、麻木,左肢较重,不出汗,皮肤干燥,偶发疼痛,经××医院诊断为血栓闭塞性脉管炎。去冬干活受冻而加重,小趾发黑肿胀,昼夜疼痛,不能卧睡,夜间更重,逐而溃烂。查:体温 36.6℃,脉搏:72 次/分,血压 115/80mmHg。营养健康状况良好,左脚发白发凉,小趾发黯紫色,干性坏死,周围组织皮色红紫,脓液不多(图 3.10)。跗阳脉消失,贝氏试验＋＋,白细胞 8.6×10⁹/L。脉沉细,苔薄白。为虚寒凝滞,气血瘀阻。以温阳补血,散寒通滞。

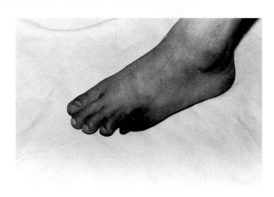

图 3.10(见彩图)

【药用】黄芪 20g、当归 15g、熟地 30g、肉桂 12g、干姜 8g、麻黄 5g、鹿角胶 10g(烊化)、白芥子 6g、鸡血藤 30g、毛冬青 25g、牛膝 10g、甘草 5g。

水煎服,日一剂。

配服通脉胶囊4粒,日3次。

【西药】

(1)5%葡萄糖200mL加复方丹参注射液(原上海第一制药厂产)16mL,滴注,日一次。

(2)口服抗生素。

(3)口服:阿司匹林、曲克芦丁、维生素C。

创面按常规操作,清除坏死组织,外敷消炎生肌纱条,经治疗77天,于6月7日出院(图3.11)。

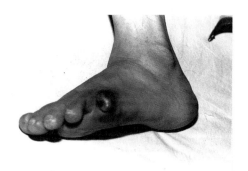

图3.11(见彩图)

本例属虚寒淤滞型,以阳和汤加减为主,温阳补血散寒通滞,加以黄芪补气;鸡血藤、毛冬青养血活血;牛膝引药下行,起到"离照当空,阴霾自散"之意,再配以西药抗感染,解决血液黏稠度,改善微循环,以更快的提高疗效达到治愈目的。

十一、治疗体会

1.中药活血化瘀药的使用

血栓闭塞性脉管炎的治疗贯穿一个"通",有利于解除全身或局部血行不畅,有利于血管扩张,从而达到"脉道以通,气血乃行"。病有寒热、虚实之分,在使用活血化瘀药时要有针对性。属于寒者应选用温性药物,如当归、鸡血藤、红花等,既有活血通络,又有行血止血之功。属于热者应选寒凉药物,如络石藤、忍冬藤、丹皮、赤芍、丹参、毛冬青等,不但有活血化瘀之效,而且有清热通络的作用。另一种药物性和平,如桃仁、苏木等,可用于无明显寒热或加于上述二类药物中,以增强活血化瘀之功。本人认为,通脉胶囊可使用于任何期的患者,但应根据病情进展使用。中药制剂活血化瘀的药物,如丹参注射液、丹参冻干粉、丹参酮等,川芎嗪、红花注射液、血塞通、血栓通、疏血通、灯盏花注射液、葛根素注射液、刺五加注射液、脉络宁等也可使用,活血化瘀都具有改善血液循环和微循环,提高红细胞变形能力,增强组织的耐缺氧和抗损伤能力;扩张周围血管,解除血管平滑肌痉挛,降低血管外周阻力,增加肢体血流量;降低全血黏度和血浆黏度,改善红细胞和血小板的聚集性,改善血液流变性;有抗凝、抗血栓和促纤溶作用;起到抗动脉粥样硬化,通过降低胆固醇、三酰甘油水平,抑制和减轻动脉粥样斑块的形成,并能调节机体的免疫功能。

2.西药的应用

(1)扩张血管的药物:其机制主要是扩张血管和缓解血管痉挛,有利于促进侧支血管形成及增加肢体血液循环。它包括:①作用肾上腺素受体药物(α 受体阻滞药和 β 受体兴奋药),如妥拉唑啉、酚苄明等;②直接扩张血管的药物,如罂粟碱、烟酸、己酮可可碱、前列腺素 E₁、前列地尔、丁咯地尔等。

(2)抗血小板的药物:是指具有抑制血小板功能,尤其是抑制血小板聚集的药物,这类药物统称为血小板抑制药(常用分八大类),环氧化酶抑制药(如肠溶阿司匹林),TXA₂合成酶抑制药物(如达美格雷),TXA₂受体抑制药(如 AH-23848),磷酸二酯酶抑制药,腺苷酸环化酶活化药,血小板受体抑制药,钙拮抗药及其他抗血小板制剂,该药物除了少数直接作用于血小板外,都是有选择性的干扰和抑制花生四烯的代谢过程,从而使 TXA₂(血栓素)生成减少或者增加 PGI₂(血管扩张并抑制血小板的聚集)合成,以及供给人工合成的腺苷酸环化酶活化剂、PGI和其他衍生物,抑制血小板的聚集功能。一般药物包括肠溶阿司匹林、磺吡酮、氯吡格雷、双嘧达莫、达美格雷、肝素等。

(3)溶纤降纤药物:它能直接或间接激活纤维蛋白溶解系统,溶解血栓中的纤维蛋白,降解血液中的纤维蛋白原,达到溶解血栓、降纤的目的。常用药有尿激酶、蝮蛇抗栓酶、降纤酶、东菱克栓酶、蚓激酶、重组组织型纤溶酶活化药(t-PA)等。

(4)肾上腺皮质激素:一般情况不宜使用,但对病变活动期患者,为减轻炎性反应,控制血管炎症可以短期使用。

(5)抗生素:在肢体溃疡或坏疽激发感染时应根据细菌培养和药敏结果,选择有效的抗生素,口服、肌内注射或静脉滴注。

(6)支持疗法:病情严重者应给与支持疗法,补充营养和维生素,纠正水电解质紊乱,必要时补液,输新鲜血液等。

3. 外治疗法

血栓闭塞性脉管炎以内治为主,但外治亦很重要,对创面的处理恰当与否,也是缩短疗程和减轻患者痛苦的重要手段之一。

(1)外用药:提毒去腐药是外科创面感染的必用药物。但对血栓闭塞性脉管炎患者的坏死溃疡不能使用刺激性强的药物,如升丹、轻粉、白降丹之类。若用之反而会加速坏死,加重疼痛。包括在创面使用局部麻醉药都会促使坏死,消炎生肌油纱条(附方 1)外敷油纱条或用玉红膏纱条(附方 2)或外敷生肌散(附方 3),有生肌、止痛、防感染的效果,并对绿脓杆菌感染的创面有良好的功效。

(2)外洗药:①早期未破溃(属阴寒者),用当归、川芎、桂枝、艾叶、桑枝、牛膝、毛冬青、白芷、生附子、丹参、干姜、羌活、透骨草、川椒、白芍、甘草。熏洗患肢或蒸后熏渍溃患肢。②破溃者用解毒活血药:公英、苦参、二花、白芷、苏木、红花、灵仙、赤白芍、毛冬青、鸡血藤、乳香、没药、甘草。纱布包扎水煎煮,过滤,趁热熏洗或渍渍患处,每日 1~2 次,熏洗后常规换药。

(3)手术:对扩散坏死的组织,采用分期分批的清除方法,先清除远端坏死组织,后清除近端的;先清除疏松的,后清除牢固的;先清除软组织,后清除死骨。对晚期坏死得趾(指)末端坏疽,在控制感染的情况下,只要分界清楚时,方可采取低位截趾(指)手术。

附方三首

附方 1,消炎生肌纱条

当归 80g,白芷 45g,紫草 30g,大黄 35g,黄柏 30g,黄芩 20g,虎杖 15g,柳枝、槐枝(鲜)寸节 10 余节,加香油 500mL 浸泡 7 天(冬天半个月),乳香 15g、没药 15g、血竭 15g、冰片 3g,细末。

将制法:浸泡后的油药文火煎枯,除去药渣,加入乳香、没药、血竭粉末,稍凉后再加入冰片粉末,再浸泡消毒后的纱条即为消炎生肌纱条。生肌、消肿,特别是对绿脓杆菌有效。

附方 2,通脉胶囊

太子参、黄芪、当归、二花、牛膝、水蛭、土鳖虫、乌蛇、罂粟壳、檀香、川芎、蜈蚣。

附方 3,生肌散

煅象皮 5g,血竭 5g,赤石脂 5g,乳没各 5g,龙骨 5g,儿茶 5g,冰片 2g,煅凤凰衣 4g,琥珀 2.5g,珍珠粉 2g。细末(也可用于烧伤)。

附一,中西医结合治疗血栓闭塞性脉管炎经验摘录

一、中西结合治疗血栓闭塞性脉管炎 90 例

(一)辨证分型

1. 阴寒型

温经散寒,和营通络:制附子 15g(先煎)、麻黄 9g、熟地黄 30g、干姜 10g、白芥子 12g、鸡血藤 30g、川芎 15g、桂枝 10g、白芍 30g、炙甘草 6g、川牛膝 30g。

2. 血瘀型

活血化瘀,疏通经络:丹参 30g、赤芍 15g、当归 15g、黄芪 45g、柴胡 10g、桃仁 10g、红花 10g、酒大黄 10g、延胡索 10g、川楝子 10g、水蛭 10g。

3. 湿热下注型

清热利湿、活血化瘀:茵陈 30g、薏仁 30g、泽泻 50g、茯苓 30g、公英 30g、元参 30g、当归 30g、牛膝 30g、黄柏 10g、苍术 10g、生甘草 10g。

4. 热毒炽盛型

清热解毒,活血化瘀:金银花 60g、玄参 30g、栀子 15g、地丁 30g、当归 30g、丹皮 15g、土茯苓 30g、黄连 10g、生甘草 40g。

5. 气血两虚型

补气养血,调和营卫:太子参 30g、黄芪 20g、当归 30g、元参 20g、白芍 15g、桂枝 10g、山药 30g、白术 10g、川芎 10g、炙甘草 10g。

(二)西药治疗

对Ⅰ、Ⅱ期患者:

(1)应用 0.25% 利多卡因 20mL,654-2 10mL,妥拉唑啉 25mg,左下肢股动脉注射;

(2)用低分子右旋糖酐 500mL,丹参注射液 20mL,静脉滴注。

对Ⅲ期患者:

(1)若有感染者应用抗生素;

(2)病情稳定,但创面久不愈合者,可应用复方氨基酸或低分子右旋糖酐 500mL 加复方丹参 20mL,静脉滴注。

1. 解毒活血汤

为治疗本病基本方,通用于各期各型:二花 100g,元参 50g,石斛 50g,茜草、红花、甘草各

25g,桃仁、土鳖虫、生地各15g。

水煎,分3次,日2~3次服。

2.复肢丹

适用于各期各型。组成:乌梢蛇、蟾蜍各150g,土鳖虫、虻虫、水蛭、血竭、三七、乳香、没药各100g,红花50g,犀角15g,麝香5g。共为细面,蜂蜜为丸重5g,另用丹参100g、生槐花50g。煎汤冲服一丸,日2~3次。

3.宁痛丹

通经镇痛:米壳50g,延胡索40g,汉防己、路路通、络石藤、二花各30g,滴乳香25g,生甘草、朱砂各15g,曼陀罗花10g,共为细末(后入朱砂、曼陀罗花),研匀分100包,痛时服每次一包,不可多服,日量不超过4包。

二、关于血栓闭塞性脉管炎治疗问题的初步探讨

通脉方:熟附子、豆豉姜、路路通、黄芪、毛麝香、甘草各20g,干姜6g,桂枝12g。

随症加减,合并溃疡坏疽者加虎杖30g。并肌注青霉素或庆大霉素。前两期(注:指Ⅰ、Ⅱ期患者)患者配合浸洗,用"活络洗方"(毛麝香、大风艾、海风藤根、桂枝、入地金牛根各12g,大罗伞15g)热洗;坏死期患者用"消炎洗方"(一枝黄花、虎杖、红花、救必应各15g,苦参、黄柏各12g)温洗。

1.中医辨证

Ⅰ期多为虚寒型、气血两亏型,Ⅱ期多为瘀血型,Ⅲ期多为热毒型。

2.通脉片

太子参、黄芪、当归、二花、牛膝、水蛭、土鳖虫、乌梢蛇、罂粟壳、檀香等,早晚给8~12片,或服通脉散12g,服1~3个月为一疗程。

3.消炎通脉合剂

二花10~60g,元参、当归各24~30g,赤芍12~15g,川芎、红花各10g,桃仁12g,牛膝、络石藤各15~20g,川乌5~9g,甘草12g,防己10~12g。

4.加减独活寄生汤

独活、桂枝、川芎、红花、甘草各9g,青风藤15~20g,熟地黄、桑寄生、当归各20~30g,鸡血藤30g,牛膝15g,伏苓、赤芍各12g,附子6g。

随症加减。

5.活络通脉汤

当归、丹参、黄芪、二花、地丁各5~25g,炙乳没、红花各10g,延胡索、生地各10~15g,公英、土茯苓各15~30g,生甘草3~15g,上肢加姜黄,下肢加牛膝,伴溃疡加五枝膏。

三、中西结合治疗血栓闭塞性脉管炎74例小结

中医辨证分型。

1.虚寒型

相当于缺血期。患肢冷麻,间歇性跛行,相应部位脉搏减弱或消失,皮温低于健侧,相差2℃以上。脉沉迟或弦细,舌质淡,苔薄白,此为肾阳虚,阳气不能通达四肢,外受寒邪,以致寒凝气滞,脉络不通。

2. 瘀滞型

相当于营养障碍期。患肢肢端血运差,远端瘀血呈紫红、暗红或暗紫色,有静止痛,肌肉萎缩、趾甲增厚。脉沉细或弦细,舌质紫暗,苔薄白。此为气滞血瘀,络脉闭塞。

3. 热毒型

相当于坏疽期。患肢局部红肿,昼夜剧痛,屈膝而坐,肢端坏死,精神抑郁或烦躁,发热或不发热,食欲不振,大便干燥,小便短赤。脉洪数或滑数,舌质红,苔黄燥或厚腻。此为寒邪郁久化热,热毒耗阴。

4. 气血两亏型

相当于恢复期。面容憔悴、萎黄,心慌气短,畏寒自汗,患肢肌肉显著萎缩,创面色暗。脉沉细无力,舌淡苔少。此为气血两亏,正气不足。

编者注:裴玉崑,就职于中医研究院北京广安门医院。

(一)内服药

1. 虚寒型

治以温经散寒之剂:用阳和汤加减:熟地黄 15～30g、肉苁蓉 15g、鹿角胶 9g、牛膝 15～30g、附片 9～15g。

2. 瘀滞型

治以活血祛寒、通络:当归 30～60g、牛膝 15～30g、桃仁 9g、红花 15g、地龙(研)9g、土鳖虫(研)9g、水蛭(研)9g、菖蒲 15g、穿山甲 15g。

3. 热毒型

治以清热解毒,活血止痛。用顾步汤,四妙勇安汤加减:双花 60～90g、元参 30～60g、公英 30g、地丁 30g、丹参 30g、赤芍 15g、牛膝 30g、延胡索 9g。

以上三方均为每日一剂,水煎服。

【加减】气虚加太子参 30g、黄芪 30g;内热口渴加石斛 15g、天花粉 15～30g;大便干燥加川军 9～15g;湿重加苍术 9g、泽泻 15g、薏苡仁 30g;血亏加当归 30～60g、川芎 15g;剧痛加罂粟壳 9g;食欲不振加山楂 30g、砂仁 9g 或焦三仙 30g;脾虚加白术、茯苓、苍术各 3～15g;伴关节痛者加秦艽、独活各 15g,桑白皮、制草乌各 3～15g。

(二)中药外洗

1. Ⅰ号脉管炎洗药

适用于虚寒型,部分瘀滞型未破溃的患者:透骨草、伸筋草、川芎各 15g,川乌、干姜、川椒各 9g,祁艾、苏木各 30g,每日一剂煎 200mL,浸泡患肢或趁热外敷患处,每日 3 次,每次半小时。

2. Ⅱ号脉管炎洗药

适用于热毒型破溃者:马齿苋、蚤休、蒲公英各 30g。再洗之前,创面周围应用乙醇消毒,防止交叉感染。

(三)西药

1. 低分子右旋糖酐 250～500mL,内加维生素 C 1g 静滴,每日一次或隔日一次,用量最多不超过 20 次,用于部分重症患者。

2.有急性炎症时需酌情选用抗生素。

3.平时每个人均口服维生素 C 0.2～0.5g。

四、治疗脉管炎经验介绍

1.基本方

黄芪 210g,党参、麦冬、水蛭各 140g,当归、地龙、蒲黄各 70g。

【加减】偏寒型加附子、桂枝各 120g,细辛 60g;偏热及热毒型加二花 250g、元参 140g、公英 300g;偏虚寒型加党参和黄芪加至 280～420g。共为细末,炼蜜为丸,每丸 9g,2 丸/次,日 3 次。饭前 1 小时用引药送服。引药:鲜松针 100g,山楂、糖(热型用白糖,其余用红糖)各 50g 以白酒 500mL 密封浸泡 5 天后,每服 10mL;或用人尿(病轻者用自己尿,重者用童便)100mL/次。

2.以含 0.125% 美兰,5% 葡萄糖液 15～30mL 做患肢动脉快速注射,每周 2 次。

3.外用方

艾叶、红花各 10g,荆芥 15g,公英 50g,透骨草 30g,丁香 5g,葱白 3 根,煎汤 1500mL,熏洗患肢。有创口者洗毕涂猪胆汁膏(猪胆汁 250mL,制乳香、没药、珍珠原粉各 60g,樟脑 8g,脂肪适量,依法调制),4 周为一疗程,疗程间隔 5 天。

五、血栓闭塞性脉管炎 180 例的中医辨证施治

1.虚寒凝滞型

黄芪 50g,当归 30g,红花、丹参、牛膝、地龙、肉桂各 20g,附子 10g。

2.血脉瘀滞型

当归、赤芍各 50g,红花、丹参、牛膝、鸡血藤各 30g,地龙、甘草、桃仁各 10g。

3.热毒型

金银花 100g,元参 50g,当归、赤芍各 40g,全虫 5g,蜈蚣 3 条,甘草 10g。

4.气血两虚型

黄芪 50g,当归 40g,党参、红花、丹参、二花各 30g,熟地、白术、甘草各 20g。

每日一服,治疗 3～6 个月为一疗程。

六、中西医结合治疗血栓闭塞性脉管炎疗效分析

党参、黄芪、丹参各 30g,当归、甘草各 25g,白术、川芎各 20g。

阴寒型加制附子、干姜各 30g,桂枝、肉桂各 20g;血瘀型加白芍、鸡血藤、制附子、干姜各 30g;瘀热型加金银花、苍术各 25g;毒热型加金银花、连翘、公英、黄柏各 20g。

日一剂水煎服。

并用烟酸 100mg,山莨菪碱 120mg,日 3 次口服。蝮蛇抗栓酶 0.75U;复方丹参注射液 20～30mL;低分子右旋糖酐 500mL,静滴,日一次。15 天为一疗程。

浅静脉炎反复发作,用金黄散和 33% 硫酸镁外敷创面;创面感染用 1:1000 氯己定液冲洗,适时切除坏死组织;创面大,新生肉芽健康点状植皮;指(趾)缺血性坏死酌情手术切除。抗感染支持疗法。宜食清淡富含维生素 C、维生素 B_6 之品。

本组 340 例,总有效率 99.41%。

参考文献：

[1]马新普,杜丽萍,陈建英.中西结合治疗血栓闭塞性脉管炎90例.山东中医杂志,1991,10(5):35.

[2]刘柏龄.关于血栓闭塞性脉管炎治疗问题的初步探讨(附50例临床分析).新中医,1979(2):1.

[3]裴玉崑.血栓闭塞性脉管炎的研究.中医杂志,1988(8):6.

[4]潘建中.温经散寒法治疗血栓闭塞性脉管炎50例疗效观察.中医杂志,1983,24(3):39.

[5]吕奎杰.血栓闭塞性脉管炎40例临床观察.黑龙江中医药,1982(2):24.

[6]李兴培,彭钰第."活络通脉汤"治疗血栓闭塞性脉管炎61例报告.陕西新医药,1979(8):6.

[7]范正祥整理.中西医结合治疗闭塞性脉管炎经验选编(第一辑).北京:人民卫生出版社,1980.

[8]王树德,葛建忠.治疗脉管炎经验介绍.中医药研究,1991(2):62.

[9]王景春.血栓闭塞性脉管炎180例的中医辨治.辽宁中医杂志,1991(11):20 - 21.

[10]梁永清.中西医结合治疗血栓闭塞性脉管炎疗效分.中西结合外科杂志,2002,8(1):25 - 26.

附二,经典方剂(内服、外治)

一、治疗血栓闭塞性脉管炎内服的经典方剂

1.四妙勇安汤

金银花、玄参、当归、甘草。(清代《验方新编》方)

【功用】清热解毒,活血止痛。

适用于血栓闭塞性脉管炎合并溃疡或坏疽,患肢溃破或坏疽,疮面色暗红,脓液稠厚,证属毒热互结型。

2.阳和汤

熟地黄、肉桂、麻黄、鹿角胶、白芥子、炮姜炭、生甘草。(明代王洪绪《外科证治全生集》方)

【功用】温阳补血,散寒通滞。

适用于血栓闭塞性脉管炎缺血期或肢体坏死,见肢体喜暖怕冷,麻木酸胀疼痛,皮肤苍白,触之发凉,口中不渴。舌淡苔白,脉沉细或迟细,证属阴寒型。

3.血府逐瘀汤

当归、生地黄、桃仁、红花、赤芍药、牛膝、柴胡、枳壳、桔梗、川芎、甘草。(清代《医林改错》方)

【功用】活血化瘀,理气止痛。

适用于血栓闭塞性脉管炎患者,患肢发凉怕冷,麻木或疼痛,证属气滞血瘀型。

4.桃红四物汤

当归、赤芍药、川芎、生地黄、桃仁、红花。(清代《医林改错》方)

【功用】养血活血逐瘀。

适用于血栓闭塞性脉管炎患者,患肢发亮怕冷,皮色紫黯,或创面肉芽色暗不鲜,日久不愈,证属血瘀型。

5.补中益气汤

黄芪、甘草、人参、当归、陈皮、升麻、柴胡、白术。(金代《脾胃论》方)

【功用】补中益气,升阳举陷。

适用于血栓闭塞性脉管炎患者,患肢发凉怕冷,麻木,周身乏力,证属脾虚中气不足型。

6. 补阳还五汤

黄芪、赤芍药、地龙、当归、川芎、红花、桃仁。（清代《医林改错》方）

【功用】补气活血通络。

适用于血栓闭塞性脉管炎患者,患肢发凉怕冷,下之沉重、乏力严重,证属气虚血瘀型。

7. 当归四逆汤

当归、芍药、桂枝、通草、炙甘草、细辛、茯苓。（东汉《伤寒论》方）

【功用】温经散寒,活血通脉。

适用于血栓闭塞性脉管炎患者,症见四肢不温,患肢冰凉,遇冷则症状加重。舌质淡,苔薄白,脉沉迟。证属阴寒型。

8. 暖肝煎

当归、枸杞子、小茴香、肉桂、乌药、沉香、茯苓。（明代《景岳全书》方）

【功用】暖肝温肾,行气止痛。

适用于血栓闭塞性脉管炎患者,倦怠乏力,腰膝酸软,患肢发凉怕冷,麻木不仁,证属肝肾阴寒型。

9. 内补黄芪方

黄芪、麦冬、熟地黄、人参、茯苓、炙甘草、远志、白芍药、川芎、肉桂、当归。（明代《外科发挥》方）

【功用】补气养阴,通阳活血。

适用于血栓闭塞性脉管炎患者,患肢发凉、怕冷、麻木或创面颜色晦暗。舌质红绛有齿痕,苔黄,脉弦。证属气阴两虚、瘀阻脉络型。

10. 八珍汤

川芎、甘草、白芍药、当归、熟地黄、人参、茯苓、白术。（明代《正体类要》方）

【功用】补益气血。

适用于血栓闭塞性脉管炎坏疽后期,创面色苍白,肉芽不鲜,日久不愈,证属气血不足型。

11. 十全大补汤

党参、白术、当归、黄芪、熟地黄、白芍药、茯苓、川芎、肉桂、甘草。（金代《医学发明》方）

【功用】补气养血,活血生肌。

适用于血栓闭塞性脉管炎坏疽后期,患肢溃破,创面色苍白,少量渗液,日久不愈,证属虚寒型。

12. 人参养荣汤

党参、熟地黄、黄芪、当归、白术、白芍药、茯苓、远志、陈皮、五味子、炙甘草、生姜、大枣。（宋代《太平惠民和剂局方》方）

【功用】补气养血活血。

适用于血栓闭塞性脉管炎患肢溃破,创面色苍白,肉芽不鲜,周围皮色暗红,皮肤脱屑,日久不愈,证属气血俱虚型。

13. 二妙散

黄柏、苍术。（元代《丹溪心法》方）

【功用】清热燥湿。

适用于血栓闭塞性脉管炎溃疡或坏疽,患肢发凉或怕冷,局部溃破或坏疽,红肿热痛明显,证属湿热下注型。

14. 五味消毒饮

金银花、蒲公英、紫花地丁、野菊花、紫背天葵子。（清代《医宗金鉴》方）

【功用】清热解毒。

适用于血栓闭塞性脉管炎溃疡或坏疽,局部肿胀疼痛明显、不可触碰,创面周围皮肤颜色鲜红,证属热毒炽盛型。

15. 犀黄丸

牛黄(犀黄)、麝香、乳香、没药。（清代《外科证治全生集》方）

【功用】清热解毒,活血散结。

适用于血栓闭塞性脉管炎溃疡或坏疽,局部疼痛、发热,创周皮色暗红或紫黯,证属瘀热互结型。

16. 膈下逐瘀汤

五灵脂、当归、川芎、桃仁、牡丹皮、赤芍药、乌药、延胡索、甘草、香附、红花、枳壳。（清代《医林改错》方）

【功用】活血祛瘀,行气止痛。

适用于血栓闭塞性脉管炎溃疡或坏疽,溃疡创面肉芽不鲜,渗液清稀,周围皮肤颜色暗红,证属气滞血瘀型。

17. 犀角地黄汤

水牛角、生地黄、芍药、牡丹皮。（唐代《备急千金要方》方）

【功用】清热解毒,凉血散瘀。

适用于血栓闭塞性脉管炎溃疡或坏疽感染,患足发绀,创面渗液或成脓,恶臭,周围皮肤红肿疼痛,证属瘀热互结型。

18. 知柏地黄丸

熟地黄、山茱萸、山药、泽泻、牡丹皮、茯苓、知母、黄柏。（明代《景岳全书》方）

【功用】滋阴清热。

适用于血栓闭塞性脉管炎患者,症见潮红盗汗,耳鸣遗精,口干咽燥,患肢肌肉萎缩,麻木不仁,或创面肉芽暗红,创周皮肤潮红,证属肝肾阴虚型。

19. 顾步汤

黄芪、人参、石斛、当归、金银花、牛膝、菊花、甘草、蒲公英、紫花地丁。（清代《外科真诠》方）

【功用】益气养阴,祛瘀通络,清热解毒。

适用于血栓闭塞性脉管炎患者,症见皮肤干燥,趾毛脱失,趾甲增厚变形,肌肉萎缩,趾呈干性坏疽,口干欲饮,便秘溲赤。舌红苔黄,脉弦细数。证属热毒伤阴型。

二、血栓闭塞性脉管炎的外治经典方剂

1. 八宝丹

珍珠、牛黄、象皮、琥珀、龙骨、轻粉、冰片、煅炉甘石。（清代《疡医大全》方）

【功用】生肌收口。

适用于血栓闭塞性脉管炎患肢局部溃破,创面分泌物由多转少、由浓变清,尚未愈合,证属脓毒已尽者。

2. 生肌散

石膏、轻粉、赤石脂、黄丹、龙骨、血竭、乳香、樟脑。（明代陈实功《外科正宗》方）

【功用】解毒定痛,生肌敛疮。

适用于血栓闭塞性脉管炎患肢局部溃破,创面分泌物少,肉芽红活,生长缓慢者。

3. 生肌象皮膏

象皮、当归、血余、生地黄、龟甲、生石膏末、黄蜡、白蜡、制炉甘石末、麻油。（民国时期《疡科纲要》方）

【功用】生肌敛口。

适用于血栓闭塞性脉管炎溃疡或坏疽,患肢局部溃破,创面色苍白,少量渗液,迁延不愈,证属气血虚弱者。

4. 金黄膏

黄柏、带黄、姜黄、白芷、天花粉、生南星、陈皮、苍术、厚朴、甘草。（明代《外科正宗》方）

【功用】清热解毒,消肿止痛。

适用于血栓闭塞性脉管炎溃疡或坏疽,患肢局部溃疡疼痛明显、不可触碰,创周皮肤颜色鲜红,证属热毒炽盛者。

5. 冲合膏

紫荆皮、独活、赤芍药、白芷、石菖蒲。（明代《外科正宗》方）

【功用】活血通络,软坚消肿。

适用于血栓闭塞性脉管炎溃疡或坏疽,患肢局部溃疡疼痛,肿胀,皮色暗红,证属痰瘀互结者。

6. 阳和解凝膏

鲜牛蒡子全草、鲜白凤仙梗、肉桂、附子、桂枝、大黄、当归、草乌头、川乌头、地龙、僵蚕、赤芍药、白芷、白蔹、白及、川芎、续断、防风、荆芥、五灵脂、木香、香橼、陈皮、乳香、没药、苏合油、麝香、大麻油。（清代《外科证治全生集》方）

【功用】温经散寒,活血通络。

适用于血栓闭塞性脉管炎溃疡或坏疽,患肢发凉怕冷,局部溃疡,创面色淡白,无肉芽生长,深夜清稀量多,疼痛不堪,经久难愈,证属阴寒者。

附三,国内知名专家治疗血栓闭塞性脉管炎内服经验方剂

一、尚德俊经验方剂

1. 四妙勇安汤加味

金银花、玄参、当归、赤芍药、牛膝、黄柏、黄芩、栀子、连翘、苍术、防己、紫草、生甘草、红花、木通。

【功用】清热利湿,活血化瘀。

适用于血栓闭塞性脉管炎肢体坏疽局部患者,轻度肢体坏疽感染,脓少,红肿,疼痛,伴有低热。舌苔白腻或黄腻,脉滑数。证属湿热下注型。

2. 丹参通脉汤

丹参、赤芍药、当归、鸡血藤、桑寄生、川牛膝、黄芪、郁金、地龙、川芎。

【功用】活血化瘀,通络止痛。

适用于血栓闭塞性脉管炎,肢体明显发凉、怕冷、疼痛,肢端、小腿有瘀斑,或足呈紫红色、青紫色。舌质绛或有瘀斑,脉弦涩。证属血瘀型。

3. 活血通脉饮

丹参、金银花、赤芍药、土茯苓、当归、川芎。

【功用】活血化瘀,通络止痛。

适用于血栓闭塞性脉管炎,患肢持续性疼痛,局部皮肤呈紫红、暗红或青紫色,肢端皮肤有瘀斑。舌质紫暗,苔薄白、脉沉细涩。证属血瘀型。

4. 补肾活血汤

熟地黄、桑寄生、当归、鸡血藤、丹参、川续断、川牛膝、红花、补骨脂、茯苓、白术、淫羊藿、狗肾、陈皮、山药。

【功用】温肾健脾,活血化瘀。

适用于血栓闭塞性脉管炎,肢体发凉,全身畏寒怕冷,腰膝酸软,乏力倦怠,胃纳减退。舌质淡,脉沉细。证属脾肾阳虚型。

5. 活血通脉片

丹参、赤芍药、土茯苓、当归、金银花、川芎,共研为细末,压制成0.3g的片剂。

【用法】口服,每次10～20g,每日3次。

【功用】活血化瘀。

适用于血栓闭塞性脉管炎各种证型的患者。

6. 四虫片

蜈蚣、全蝎、土鳖虫、地龙各等分,共研为细末,压制成0.3g的片剂。

【用法】口服,每次5～10片,每日2～3次。

【功用】活血化瘀,通络止痛。

适用于血栓闭塞性脉管炎各种证型的患者。

二、李廷来经验方剂

1. 茵陈赤小豆汤

茵陈、赤小豆、生薏苡仁、苍术、黄柏、苦参、防己、泽泻、佩兰、白豆蔻、木通、生甘草。

【功用】清热利湿,活血通络,芳香化浊。

适用于血栓闭塞性脉管炎喜冷怕热,小腿酸胀,肿痛,肢体困重。舌苔白腻或黄腻,脉滑数。证属湿热型。

2. 四红汤加减

紫草、紫参、茜草、丹参、金银花、板蓝根、赤芍药、天花粉、生甘草。

【功用】清热解毒,活血养阴。

适用于血栓闭塞性脉管炎患肢剧痛,肢端坏疽、溃疡,伴局部继发感染。舌质紫或红绛,舌质黄而中剥,或黄厚,或灰黑苔,脉洪数或弦数。证属热毒型。

三、奚九一经验方剂

1. 药物组成

茵陈、苦参、垂盆草、生甘草、制大黄、半边莲、黄连。

【功用】清热,利湿,解毒。

适用于血栓闭塞性脉管炎急性活动期,证见双足发凉怕冷,皮温低,重度发绀,溃破创面脓性分泌物较多,创面白腐。苔白腻,脉滑数。证属湿热下注型。

2. 药物组成

炙黄芪、益母草、垂盆草、茵陈、栀子、泽兰、制大黄。

【功用】清热,益气,活血。

适用于血栓闭塞性脉管炎邪渐去,正气不足。证见双足发凉怕冷,皮温低,轻度发绀,溃疡面腐净,肉芽生长良好。

四、颜德馨经验方剂

1. 药物组成

附子、鹿角粉、制土鳖虫、川芎、红花、威灵仙、刘寄奴、苏木、甘草。

【功用】温阳和营,化瘀通络。

适用于血栓闭塞性脉管炎,症见下肢发凉怕冷,得寒冷时加剧,麻木疼痛交作,足趾色紫。舌红苔薄,脉沉细而涩。证属寒瘀交滞。

2. 药物组成

金银花、玄参、当归、川牛膝、忍冬藤、丹参、牡丹皮、制乳香、制没药、生甘草。

【功用】清热化瘀,和热通络。

适用于血栓闭塞性脉管炎,症见下肢发凉怕冷,溃破疼痛。脉细数,舌红且干,苔薄黄。证属瘀热交搏。

五、胡慧明经验方

通脉散:壁虎、水蛭各等分,焙干,共为细末,每日3次,每次2.5g,温水送服。

适用于血栓闭塞性脉管炎,下肢静脉炎。

【方解】壁虎,又名守宫、天龙,咸、寒,有小毒,散结止痛作用最著;水蛭,咸、苦,平有小毒,破血逐瘀力较猛,二者合之可具通脉散结、破血逐瘀、止痛之功,脉管炎与静脉炎基本病理均为血瘀经脉中,不通则痛,故用上方治之最为合拍。据现代研究证明,本方具有改善血液流变性,改善微循环,扩张周围血管,缓解痉挛,增加血流量,延缓动物动脉血栓形成,并有抗血小板黏附、聚集、释放作用。可改善血栓形成后的局部血液供应,对纤溶活性和出血时间无甚影响,可是全血黏度下降。

【加减】若热甚者加地丁30g、忍冬藤30g;其痛不可忍着加延胡索20g、没药6g;证属虚寒者用阳和汤煎汤送服;阴虚火旺者用玄参30g、生地20g;属气虚者加黄芪30g、党参或太子参20g;血虚甚者加当归30g、熟地20g;见湿热盛者用五神汤送之。其趾(指)节黑而坏死者煎象牙粉1.5g(冲)、当归10g送之。

编者注:本方为天津中医学院第一附属医院胡慧明教授之名方(全国中医学会委员),其擅长中医外科。

六、任继学经验方剂

药物组成:附子、肉桂、干姜、五灵脂、三棱、莪术、透骨草、豨莶草。

【功用】温经散寒,活血化瘀。

适用于血栓闭塞性脉管炎患者,症见肢体微热,双下肢凉,尤以双足为甚,双足趾色青而暗,不温疼痛,得热则舒,颜面微青。舌质淡,苔白腻,脉沉迟。

七、顾伯华经验方剂

1. 药物组成

玄参、生地黄、金银花、四季青、白花蛇舌草、川牛膝、当归、赤芍药、红花、赤小豆、虎杖、生山楂。

【功用】养阴清热,和营活血。

适用于血栓闭塞性脉管炎坏死期,症见两下肢肌肉萎缩,皮肤温度低,汗毛脱落,趾甲变厚,足趾趾端溃烂,脓水较多,肿胀,周围皮色暗红,足背动脉、胫后动脉搏动减弱或消失,证属寒湿化热型。

2. 药物组成

生地黄、当归、赤芍药、红花、赤小豆、川牛膝、萆薢、生甘草。

适用于血栓闭塞性脉管炎患者,肢端坏疽,健康组织与坏死处分界明显,腐肉尚未全脱,疼痛大减。

3. 药物组成

生黄芪、党参、当归、赤芍药、红花、生地黄、玄参、白花蛇舌草、忍冬藤、生甘草。

适用于血栓闭塞性脉管炎患者,肢端坏疽创面腐肉大部分已脱,脓水极少,疼痛亦止,肉芽新鲜。苔薄白,脉濡细。证属气血两亏。

八、朱仁康经验方剂

化毒除湿汤:当归、牡丹皮、赤芍药、金银花、干地龙、制乳香、制没药、赤茯苓、伸筋草、威灵仙、丝瓜络、生甘草。

【功用】通络和营,清热化湿。

适用于血栓闭塞性脉管炎坏死期,症见足趾溃烂,脓水较多,疼痛肿胀,证属湿热下注型。

九、房芝萱经验方剂

药物组成:玄参、石斛、金银花、蒲公英、连翘、紫花地丁、延胡索、当归、赤芍药、红花、桃仁、大黄、白芷、桔梗、甘草、牛膝、生地黄、川楝子、野菊花、罂粟壳。

每日一剂,每6小时服药一次。

【功用】清热解毒,养阴活血镇痛。

适用于血栓闭塞性脉管炎3期患者,症见肢体发凉麻木疼痛,足趾破溃,焮红肿胀,足部皮温增高,血水渗溢,剧痛难忍,动脉搏动不能触及。舌质红绛、舌苔黄腻、脉弦滑数。证属郁热灼阴,血瘀蕴毒。

十、唐祖宣经验方剂

药物组成:炮附子、党参、茯苓、黄芪、白芍药、桂枝、白术、细辛。

【功用】温阳益气,活血通络。

适用于血栓闭塞性脉管炎患者,症见下肢发凉,麻木,疼痛,入夜加重,疼痛难眠,足趾溃破,流清稀脓液。舌淡苔白多津,脉沉迟无力。证属寒凝气滞,脉络不通型。

十一、朱进忠经验方剂

芪麦地黄汤:黄芪、当归、党参、麦冬、五味子、生地黄、苍术、牡丹皮、肉苁蓉、茯苓、泽泻。

【功用】益气滋阴。

适用于血栓闭塞性脉管炎患者,症见足趾坏死变黑,疼痛昼夜不止,尤以夜间为甚,面色白无华,神疲乏力,食纳全废。舌苔白腻,脉虚大滑数。证属气阴俱虚型。

十二、张琪经验方剂

活血解毒饮子:丹参、当归、王不留行、皂角刺、穿山甲珠、红花、蒲公英、金银花、黄芪、甘草、乳香、赤芍药、牛膝、地龙、桂枝、葱白。

【功用】益气,活血,解毒,佐以温通。

适用于血栓闭塞性脉管炎患者,症见双足凉、疼痛剧烈、肿胀、皮色紫黑。脉沉,舌质紫。辨证为外受风寒湿邪,气滞血涩,郁久化热成毒而致脱疽。

十三、余鹤龄经验方剂

药物组成:金银花、玄参、黄芪、当归、川芎、丹参、川牛膝、泽泻、薏苡仁、赤小豆、乳香、没药。

【功用】清热解毒,活血通络。

适用于血栓闭塞性脉管炎,症见肢体发凉怕冷、疼痛肢体末端破溃,有脓,疮周肿胀,证属湿热内蕴,气血凝滞。

十四、金起凤经验方剂

脱疽温阳汤:肉桂、熟地黄、麻黄、炮附子(先煎)、细辛、当归、丹参、白芥子、鹿角霜、川牛膝、络石藤、生黄芪。

【功用】温阳通络,散寒止痛,活血化瘀。

适用于血栓闭塞性脉管炎肢体及足趾冰冷,疼痛肿胀明显者,证属阳虚寒凝型。

十五、王锦云经验方剂

四妙勇安汤加减:金银花、玄参、当归、乳香、没药、白扁豆、陈皮、苍术、甘草。

【功用】清热活血,通络止痛。

适用于血栓闭塞性脉管炎,肢体发凉怕冷麻木,间歇性跛行或静息痛,肢体坏疽继发感染,局部红肿流脓,皮肤温度升高,证属热毒型。

十六、左荫黄经验方剂

解毒济生汤：当归、远志、黄柏、生甘草、天花粉、银柴胡、川芎、茯神、牛膝、红花、黄芩、知母、金银花、麦冬、犀角(代)。

【功用】清热，活血，解毒。

适用于血栓闭塞性脉管炎脱疽初起，恶寒体倦，发热作渴，或肿或紫，或麻或痛，四肢倦怠，心神恍惚不宁者。

十七、李兴培经验方剂

活血通脉汤：金银花、玄参、当归、生地黄、黄芪、蒲公英、紫花地丁、土茯苓、丹参、红花、生甘草、制乳香、制没药、延胡索。上肢加姜黄，下肢加川牛膝。

【功用】清热解毒，活血化瘀。

适用于血栓闭塞性脉管炎肢端溃疡或坏疽继发感染然，局部红肿热痛，脓多味臭。舌质红绛，舌苔黄腻或黑，脉滑数。证属热毒型。

十八、周连三经验方剂

真武汤加味：黄芪、炮附子、茯苓、白芍药、白术、生姜、干姜、甘草、桂枝、党参。发热者去干姜，剧痛者加麻黄，湿重者加苍术、薏苡仁。

【功用】温阳益气，活血通络。

适用于血栓闭塞性脉管炎下肢发凉，麻木，疼痛，入夜加重，疼痛难眠，足趾溃破，流清稀脓液。舌淡苔白多津，脉沉迟无力。证属脾肾阳虚型。

十九、刘绍武经验方剂

当归四逆汤加减：当归、丹参、益母草、王不留行、玄参、鸡血藤、黄芪、蒲公英、赤芍药、郁金、金银花、党参、桂枝、川椒、鹿角胶(冲服)、川牛膝、通草、附子、大枣。

【功用】温经活血，清热解毒，补气益血。

适用于血栓闭塞性脉管炎寒热错杂，虚实相间患者，症见患肢厥冷，足趾紫黑，其势欲溃，疼痛剧烈，以致彻夜不寐，步履艰楚，面容憔悴，寸口脉弦细，趺阳脉不应。

二十、陈淑长经验方剂

1. 药物组成

川乌、桂枝、生黄芪、炮姜、熟地黄、白芍药、当归、川牛膝、川芎、茯苓、泽泻、白术、甘草。

【功用】温经散寒，活血通络。

适用于血栓闭塞性脉管炎组织缺血期，症见患肢发凉怕冷、麻木、间歇性跛足，趾甲增厚、汗毛脱落，证属脉络寒凝型。

2. 药物组成

玄参、当归、金银花藤、生甘草、生黄芪、丹参、荆芥、防风、赤芍药、茯苓、赤小豆、党参、白术、乳香、没药、焦三仙。

【功用】清热解毒，补益气血。

适用于血栓闭塞性脉管炎坏死期,症见患肢紫滞肿胀、趾端破溃、脓液清稀,创面晦暗。舌淡紫,苔薄白,脉沉细。证属脉络热毒型。

附四,国内知名专家治疗血栓闭塞性脉管炎的外用经验方剂

一、尚德俊经验方剂

1. 生肌珍珠散

乳香、没药、樟丹、血竭、儿茶、煅龙骨、芦荟、煅象皮、煅石决明、煅海蛤、珍珠、冰片、轻粉。共研极细末,储瓶备用。

【用法】均匀撒布于创口一薄层,外盖玉红膏油纱布包扎。

【功用】活血,生肌,敛口。

适用于血栓闭塞性脉管炎溃疡日久不收口,肿痛不明显,创面肉芽色淡,证属邪气已尽,正气亏虚者。

2. 大黄油纱布

大黄500g,熬成浓汁,用凡士林调成膏,加纱布条经高压蒸汽灭菌后,制成大黄油纱布,可作换药用。

【用法】外敷创口,每日换药一次。

3. 玉红油膏纱布

当归、白芷、紫草、甘草、血竭、轻粉、白蜡、香油。

将前4味药放入香油内浸泡5天,再将药煎枯为度,过滤去渣,继加热熬油,再把血竭、白蜡放入油内熔化,然后再加入轻粉,搅匀成膏(即《外科正宗》的生肌玉红膏)。加纱布条经高压蒸汽灭菌后,即制成玉红膏油纱布,备用。

【用法】外敷创口,每日或隔日换药一次。

【功用】解毒祛腐,生肌敛口。

适用于血栓闭塞性脉管炎溃疡中创口坏死组织及脓液很少者。

4. 解毒洗药

蒲公英、苦参、黄柏、连翘、木鳖子、金银花、白芷、赤芍药、牡丹皮、甘草。

【用法】将上药共为粗末,用纱布包扎好,加水煎煮后,过滤去渣,趁热熏洗或溻渍患处,每日1~2次,每次1小时左右。如有创口,熏洗后再常规换药。

【功用】清热解毒,活血消肿,祛腐排脓。

适用于血栓闭塞性脉管炎溃破流脓甚多者。

5. 回阳止痛洗药

透骨草、当归、赤芍药、川椒、苏木、生南星、生半夏、生草乌、川牛膝、白芷、海桐皮。

【用法】将上药共为粗末,用纱布包扎好,加水煎煮后,过滤去渣,趁热熏洗或溻渍患处,每日1~2次,每次1小时左右。如有创口,熏洗后再常规换药。

【功用】回阳止痛,活血通络。

适用于血栓闭塞性脉管炎肢体发凉怕冷疼痛者。

6. 活血止痛散

透骨草、延胡索、当归、姜黄、川椒、海桐皮、威灵仙、川牛膝、乳香、没药、羌活、白芷、苏木、

五加皮、红花、土茯苓。

【功用】活血散瘀，舒筋止痛。

【用法】将以上药物用纱布包扎好，加水煎煮后，趁热熏洗或溻渍患处，每日 1～2 次，每次 30～60 分钟。

适用于血栓闭塞性脉管炎局部瘀血疼痛者。

7. 温脉通洗药

当归、川芎、赤芍药、艾叶、羌活、川椒、白芷、生附子、生南星、干姜、红花、甘草。

【功用】温经散寒，活血通络。

【用法】加水煎汤，趁热熏洗患处，每日 2 次。

适用于血栓闭塞性脉管炎证属阴寒型，肢体明显发凉怕冷者。

二、张鹤龄经验方剂

1. 通脉生肌散

珍珠粉、煅龙骨、炉甘石、象皮、血竭。

【功用】生肌长皮收口。

【用法】共研细末备用。

适用于血栓闭塞性脉管炎溃疡或坏疽，难以愈合，腐肉已去，新肉刚生。

2. 祛腐拔毒丹

龙骨、蜻蚪、巴豆霜、雄黄、枯矾。

【功用】祛腐消肿止痛。

【用法】共研细末备用。

适用于血栓闭塞性脉管炎溃疡或坏疽，溃烂难以愈合，腐肉脓水较多，新肉未生。

三、奚九一经验外洗方剂

药物组成：一枝黄花、半边莲、苦参。

【用法】将上述中药煎水 2000mL，水温 35℃～37℃，每日泡洗患足，早晚各一次，每次 30 分钟。

【功用】清热解毒。适用于血栓闭塞性脉管炎急性活动期，症见双足发凉怕冷，皮温低，重度发绀，溃破创面脓性分泌较多，创面白腐。苔黄腻，脉滑数。证属湿热下注型。

四、朱仁康经验方剂

药物组成：当归、独活、威灵仙、红花。

水煎半盆浸洗 15～30 分钟。

【功用】活血止痛。

适用于血栓闭塞性脉管炎，肢体发凉怕冷麻木疼痛，皮色苍白。

五、余鹤龄经验方剂

药物组成：黄连、生甘草、蒲公英、赤芍药。

水煎淋洗创面，每日一剂。

【功用】清热解毒,消肿止痛。

适用于血栓闭塞性脉管炎合并溃疡或坏疽,患肢局部溃破,红肿、疼痛均明显,证属湿热内蕴者。

六、任继学经验方剂

药物组成:附子、肉桂、干姜、五灵脂、三棱、莪术、透骨草、豨莶草。

水煎每日药浴双足 45 分钟。

【功用】温经散寒,活血化瘀。

适用于血栓闭塞性脉管炎未破溃患者,证属寒凝脉络型。

七、赵尚怀、赵怀舟经验方剂

椒艾洗药:川椒、艾叶、桂枝、防风、透骨草、槐枝、当归、苏木、红花、桑枝、生川乌。

上药加水 2500mL,煎汤先熏后洗,每日 1~2 次,每次 30 分钟。

【功用】温经散寒,活血祛风。

适用于血栓闭塞性脉管炎局部缺血期,证属寒凝脉痹型。

八、金起凤经验方剂

脱疽洗方:苏木、红花、肉桂、川乌、细辛、乳香、没药、透骨草、生艾叶、酒桑枝、樟脑。

上药加水半盆煎煮,趁热先熏后泡洗,每次 30 分钟,每日 2 次。

【功用】活血通络止痛。

适用于血栓闭塞性脉管炎肢体凉麻,疼痛明显者,证属血瘀型。

九、民间经验方

毛冬青根皮 100g,水煎温洗患肢,每日 1~2 次。水温不宜过高,以免耗伤气血。

【功用】化瘀解毒,宁络通脉。

适用于血栓闭塞性脉管炎无坏疽溃疡者,有坏疽溃疡者慎用。

附五,全国各地医院治疗血栓闭塞性脉管炎的经验方剂

一、湖南中医药研究所经验方剂

通络活血汤:当归、红花、乳香、没药、苏木、血竭、生黄芪、刘寄奴。

【功用】活血通络。适用于血栓闭塞性脉管炎患者,症见肢体发凉怕冷,麻胀疼痛,间歇性跛行,肢端皮色苍白、暗红或青紫色,溃疡或有或无,证属络阻型。

二、辽宁中医学院附属医院经验方剂

当归活血汤:当归、乳香、没药、桃仁、红花、甘草。

【功用】活血通络。

适用于血栓闭塞性脉管炎患者,症见肢体发凉怕冷麻木,间歇性跛行,皮肤苍白、紫红或青紫,证属血瘀型。

三、长春中医学院附属医院经验方剂

解毒通络汤：金银花、当归、玄参、石斛、生黄芪、牛膝、赤芍药、桃仁、红花、丝瓜络、甘草。

【功用】活血化瘀，解毒通络。

适用于血栓闭塞性脉管炎肢体疼痛，肢端潮红、紫红肿胀，或出现游走性血栓性浅静脉炎，证属湿热型。

四、山西医学院第二附属医院经验方剂

1. 温经回阳通瘀汤

当归、熟地黄、甘草、鹿角（先煎）、细辛、赤芍药、白芍药、附子、桂枝、党参、怀牛膝、木瓜、炮姜、红花。

【功用】温经散寒，活血通络。

适用于血栓闭塞性脉管炎肢体特别怕冷，疼痛，遇寒加重，皮肤冰凉、苍白。舌质淡，苔薄白，脉沉细或迟。证属虚寒型。

2. 温经导湿通瘀汤

桂枝、鸡血藤、生薏苡仁、独活、当归、黄柏、赤芍药、白芍药、苍术、白术、附子、怀牛膝、泽泻、木瓜、生姜、红花、细辛。

【功用】温经散寒，祛湿通络。

适用于血栓闭塞性脉管炎肢体湿冷，疼痛，遇寒或潮湿加重，肢体肿胀，皮肤冰凉。舌质淡，苔薄腻，脉濡。证属寒湿型。

3. 滋阴解毒汤

金银花、当归、生地黄、蒲公英、石斛、玄参、怀牛膝、甘草。

【功用】滋阴解毒，活血化瘀。

适用于血栓闭塞性脉管炎肢端溃疡或坏疽继发感染，局部红肿热痛，伴全身发热。舌质红绛，舌苔黄腻，脉滑数。证属毒热型。

五、广州市第三人民医院经验方剂

1. 药物组成

黄芪、党参、当归、玄参、金银花、入地金牛、穿山甲（代）、王不留行、延胡索、地龙。

【功用】活血化瘀，通络止痛。

适用于血栓闭塞性脉管炎患者，症见肢体发凉怕冷，持续性固定性疼痛，以夜间为甚，肢端呈紫红、暗红或青紫色，证属血瘀型。

2. 药物组成

黄芪、当归、玄参、金银花、蒲公英、穿山甲（代）、王不留行、黄芩、黄柏。

【功用】清热解毒，活血化瘀。

适用于血栓闭塞性脉管炎坏死期。

参考文献：

［1］裴玉崑.周围血管病学.北京：科学技术出版社,1993：331.

［2］山东中医学院药理教研组.血栓闭塞性脉管炎的血流变学特性.山东医药,1979(5):5.

［3］刘柏龄.关于血栓闭塞性脉管炎治疗问题的初步探讨(附50例临床分析).新中医,1979(2):1.

［4］潘建中.温经散寒法治疗血栓闭塞性脉管炎50例疗效观摩.中医杂志,1983,24(3):39.

［5］刘政,张玥,张玉冬.血栓闭塞性脉管炎防治答疑.北京:人民军医出版社,2011:56,111-120.

［6］赵宁骏.江浙蝮蛇抗栓酶的临床应用.中级医刊,1989,24(7):19.

［7］陈福真.无损伤性血管检查技术在下肢缺血性疾病中的应用.实用外科杂志,1992,12(1):3.

［8］裴玉崑,赵永昌,白文山,等.通脉片治疗血栓闭塞性脉管炎的疗效观察.中医杂志,1987(1):36.

［9］李兴培."活络通脉汤"治疗血栓闭塞性脉管炎61例报告.陕西新医药,1979(8):6.

［10］施汉章.中医治疗血栓闭塞性脉管炎的临床体会.中医杂志,1980,21(3):27.

［11］西安医院附一院中医科.活血化瘀药物对血栓闭塞性脉管炎患者微循环和纤维蛋白溶解系统的影响.中华内科杂志,1978,17(6):433.

［12］李兴培,孟农.两例三期血栓闭塞性脉管炎中医治验.中级医刊,1983(6):26.

［13］薛盟.怎样认识血栓闭塞性脉管炎,如何辨证和合理用药.中医杂志,1990,31(6):54.

［14］马绍尧.周围血管病的证治.中医杂志,1987,28(8):568.

［15］裴玉崑.血栓闭塞性脉管炎的研究.中医杂志,1988,29(4):61.

［16］陈自权.妥拉唑啉、654-2、普鲁卡因动脉注射治疗脉管炎.中级医刊,1981(2):51.

［17］陈国锐.血栓闭塞性脉管炎外科治疗近况.实用外科杂志,1992,12(1):8.

［18］金星.107例闭塞性动脉硬化患者体外血栓形成观摩.中西结合杂志,1991,11(6):331.

［19］刘翠芬.血栓闭塞性脉管炎的中西医结合护理.实用中西结合杂志,1998,11(6):544.

［20］周聪和.活血化瘀法治疗血栓闭塞性脉管炎.辽宁中医杂志,1991(3):27.

［21］姚振加.脱疽(血栓闭塞性脉管炎).新中医杂志,1982(5):18.

［22］万盛玉,刘迎田,杨永忠,等.运用"回阳通脉"法治疗血栓闭塞性脉管炎162例疗效观察.吉林医药,1979(4):27.

［23］薛广成.中药内外兼治血栓闭塞性脉管炎100例.中国医学文摘——中医,1995,19(5):33.

［24］马新普,杜丽萍,陈建英.中西医结合治疗血栓闭塞性脉管炎90例.山东中医杂志,1991,10(5):35.

［25］钟瑞英.中西结合治疗脱疽30例.新中医杂志,1999,31(3):24.

［26］孙建华,陶振岗.活络效灵丹合四妙勇安汤治疗血栓闭塞性脉管炎17例.山东中医杂志,1999,10(5):24.

产后乳汁缺乏症

本病属中医产后乳汁不行"乳汁不足""乳难"等病范畴。病因较复杂,多数为身体虚弱或产后失血过多,或因情志不舒,肝郁气滞,或先天所致。但大多是由气血虚弱或因饮食不节而致。《景岳全书》所述:"妇人乳汁,乃冲任气血所化,故下行为经,上行为乳"。而气血的化生与中焦脾胃收纳的水谷精微有关。所以病机多是由于身体虚弱,气血生化之源不足,或因肝郁气滞,则乳络不通所致。

所提及的是,母乳是婴儿最理想的天然食品,增强婴儿免疫力,促进发育,这是任何乳品、人工营养品不可替代,故世界卫生组织和联合国儿童基金会呼吁,母亲们用母乳喂养婴儿最少要4个月,这是为了婴儿的健康。

一、辨证治疗

1. 气血两虚型

【治法】益气养血,佐以通乳。

【方药】通乳丹加减:黄芪 30g、党参 15g、当归 15~30g、麦冬 10~15g、桔梗 6g、通草 6g、王不留行 12g、炙草 6g、猪蹄 1 只。

本方出自《傅青主女科》:参、芪补益阳气;归、麦滋养阴血;桔梗乃"舟楫之剂",以载药上行至乳房;通草利窍通乳;王不留行疏通乳络;猪蹄乃血肉有情之品,滋补精血津液,通行乳脉,乃滋生乳汁之要药。

【加减】气虚为主者加黄芪至 45~90g、肉桂 1~3g、升麻 6g,补气升阳;血虚为主者加熟地 20g、阿胶 10g(烊化)、何首乌 15g,以补血养脉;若乳汁清稀如水,漏乳特甚,伴四肢清冷、脉沉微者,加炮姜 6g、熟附子 15g、淮山药 15g、砂仁 6g(后下),以补益脾肾通乳;若食少便溏,脘胀脾胃运化不足者,加炒白术 10g、砂仁 6g(后下)、陈皮 10g,以滋化源。

2. 肝郁气滞型

【治法】疏肝理气,通络下乳。

【方药】下乳涌泉散加减:柴胡 9g,青皮、白芍、当归、川芎、生地各 12g,天花粉 10g,桔梗 6g,炮穿山甲(先煎)10g,王不留行 10g,甘草 6g。

本方出自《清太医院配方》:方中柴胡、青皮疏肝理气,配四物汤;天花粉补血增液;桔梗载药上行;通草淡渗通利;穿山甲、王不留行活血通乳。

二、验方选录

方一

党参 15g,云苓、白术各 10g,黄芪 15g,桔梗、王不留行、路路通、穿山甲各 10g,当归 12g,通草 5g,木通 6g,升麻 3g。

每日一剂,连服 3~6 剂。

【加减】属于气虚者用原方;肝郁气滞者加柴胡、白芍、青皮;有热者加夏枯草、蒲公英、天花粉;乳孔阻塞者加漏芦。一般疗效可达 90% 以上。

方二,升麻饮

升麻 6g、党参 15g、白术 20g、云苓 10g、当归 12g、木通 5g、桔梗 10g。

【按】《医学启源》曾论述到,升麻行阳明胃经,是厥阴肝药,善提精气于胸中,补气血必与升麻同用,补脾胃非升麻不可,这是介休一名老中医马老先生多年研究下乳之经验。升麻为引经药,都知道王不留行、穿山甲乳汁不下非用它,这些都是常法。即补气又补血,然仍还是缺乳呢,补的气血生乳聚在乳房;而补在膻中,生化在上焦才能增多乳汁,这就是用升麻之理。

参考文献:

[1]高允旺.偏方治大病(续编).太原:山西科学技术出版社,2005.

急性乳腺炎

本病是指在乳汁淤积的基础上,细菌通过乳头进入乳房引起的急性化脓性感染,或因输送管阻塞,或乳头过小或内陷,婴儿吮乳困难不能将乳腺内乳汁吸尽。或乳汁稠脓,乳汁过多。婴儿吸饱后仍有盈余,或因睡觉不注意,乳房受压造成乳腺管扩张、淤积,或产后其他部位感染而引起(多是因金色葡萄球菌感染,链球菌少见),多发生在产后 1~4 个月,甚至一年发病。发病多急、快,是因产后体虚,免疫力下降或长期哺乳或母体卫生较差所致。

急性乳腺炎属于中医"乳痈"范畴,因发病情况不同多有不同的命名,本病多名为"吹乳",妊娠期发病称"内吹乳",本节只指"吹乳"的急性病变。

一、方药

全瓜蒌 20g、当归 12g、赤芍 12g、通草 6g、穿山甲 9g、皂刺 9g、鹿角霜 12g、甘草 3g。

【加减】产后未满 30 天者,要注意体虚,加党参、黄芪、茯苓、白术、当归、川芎。益气健脾,养血活血,透脓托毒。有热者加金银花、蒲公英,清热解毒消痈;肿块较硬韧者加浙贝母、莪术,以此化痰祛瘀,软坚散结;有气滞者加柴胡、白芍,疏肝解郁,透表泻热散结。

二、方解

全瓜蒌功能清胃通络、散结消痈肿,兼能通便导腑,疏通三焦,既为主药。穿山甲、皂刺可直达病所,攻结聚之邪,溃坚破结,通络透脓;当归、赤芍合用,养血和营,使血气充足,可使营卫外发,透脓外泄,生肌长肉;鹿角霜、木通合用,温肾阳,通经,下乳;甘草清热解毒、消痈愈疮,并能调和诸药。

三、治疗方法

首先看乳房肿胀结节大小,先根据部位再"突通"乳腺管,然后用拔火罐的方法疏通乳腺管,若能拔出黄色或脓性淤积的乳汁,即可消除缓解疼痛。再根据患者体质,虚实辨证服用中药治疗。

例案

马某某,女,22 岁,农民。2010 年 12 月 17 日初诊。

患者左乳红肿疼痛 6 天,加重 2 天,求治。患者初产后第 19 天突发左乳疼痛,当地给"消炎"药,输液无效,近日加重并伴有发冷发热,肿块肿大,发红发硬。体温 38.7°C。脉弦紧,舌质红、苔黄。

【拟】全瓜蒌 12g、当归 12g、赤芍 15g、通草 6g、皂刺 9g、鹿角霜 15g、路路通 12g、黄芪 20g、穿山甲 9g、金银花 12g、公英 15g、浙贝 12g。

2 剂,水煎 2 次,分 2 次服。

用猪鬃数根通突乳腺,再用大口火罐拔罐,两次拔出黄白色分泌物 70mL. 嘱服上述中药 2 服,疗效妙不可言。

　　【按】急性乳腺炎的发生是由乳汁淤积,乳络阻塞,气血瘀滞,化热酿毒以致肉腐化脓,治疗以通为用,以消为贵,尤贵早治,注重通法。在治疗具体运用时因病期不同而施以相应的治疗方法,关键在于早治。早期治疗以"通"为大法,通乳络以去积乳,疏肝气以消郁结,通腑实以泻胃热,拔"火罐",以除淤积,具体均是运用通法。在选用理气、通乳、活血、散结的药物时切不可滥投苦寒之药。"通"乳腺管,吸尽淤积乳汁,尽力一两次一定疏通,消除淤积乳汁。任何抗生素都无法替代消除淤积乳汁的效果。运用得法常一次性治愈。对于在乳房表面形成的结节性感染性的乳房化脓感染要早切开、早引流,首选揉抓排脓法,冲洗。本法简便易行,疗效好,见效快。

乳腺增生

　　本病亦称乳腺纤维囊性病。乳房囊性增生病是一种非炎症、非肿瘤的良性增生性疾病。乳腺结构不良性疾病,属于中医的乳癖、乳疬、乳中结核、乳痨等病的范畴。多是由于卵巢内分泌功能紊乱所引起的乳腺间质和腺体不同程度的增生或(和)复旧不全,使乳腺组织结构在形态上和数量上出现异常改变,形成的可以触及的边界不清、没有包膜的肿块。

　　多发生于25~50岁的女性,占乳房发病率的75%,是临床常见的一种疾病。好发于社会经济、受教育程度较高的女性及初潮年龄较早、未孕或初孕年龄较大的、绝经较迟的妇女。近年来人们对乳腺增生的重视和研究不断深入,对乳腺癌发生的机制提出了"多阶段发展模式"的假说,即:正常→增生→非典型增生→原位癌→浸润性癌的发展模式,并且认为正常→增生→非典型增生→原位癌是可逆的可恢复的阶段。为人们采取各项措施阻断/逆转癌前的各个发展阶段,降低乳腺癌发病率提供了理论基础。

　　乳腺增生病患者的患癌危险率较正常妇女明显升高。对乳腺增生病进行广泛深入的研究,积极寻找理想的防治方案,对乳腺癌的一级预防及改善本病患者的生活质量具有重要的现实意义。

一、西医认识

　　对乳腺增生的病因目前并不十分清楚,但多认为与内分泌失调及精神因素有关,黄体素分泌减少,雌激素相对增多是本病的重要原因,乳腺是体内多种内分泌激素的靶器官,其生长发育及其伴随月经周期出现的周期性变化、乳汁分泌等一系列生理活动,是在下丘脑-垂体-卵巢轴及其他内分泌激素的综合作用下进行的。乳腺增生病的发生是多种因素共同作用的结果,但以雌激素/孕激素分泌失调或(和)乳腺组织对激素的敏感性增高是本病发病的主要原因。排卵前期黄体生成素(LH)和雌二醇(E_2)分泌不足,以及黄体期 E_2 绝对或相对增高,黄体酮(P)分泌相对或绝对不足,失去制约 E_2 与保护乳腺组织的作用,使乳腺组织不断处于雌激素的刺激之中,乳腺组织不能由增殖转入复旧或复旧不全,久而久之引起乳腺组织增生,为导致本病的关键。而促乳素(催乳素,PRL)的升高亦直接刺激乳腺组织,并进一步抑制黄体期 P 的分泌,同时,刺激 E_2 的合成导致 E_2/P 比例失调,从而引发乳腺增生。近年来许多学者认为,促乳素(催乳素)升高也是引起乳腺增生病的一个主要因素。此外,有研究表明,激素受体在乳腺增生病的发病过程中也起着重要的作用。

一般认为,内分泌紊乱存在多方面因素,神经、免疫及微量元素等多种因素均可造成机体各种内分泌激素的失衡。人类生存的外部环境,工作及生活条件、人际关系、各种压力造成的神经精神因素,以及饮食结构的改变(高脂肪、高蛋白是合成体内激素的原料)、婚龄延期、婚后不愿生育或不育或不哺乳等均可使人体的内环境发生改变,从而影响内分泌系统的功能,进而使某一种或几种激素的分泌出现异常,引起乳腺增生。

二、中医认识

(一)病因

中医学认为,本病的发生与情志、饮食、劳倦等多方面因素有关。

1. 情志因素

情志抑郁不畅、急躁恼怒,郁久伤肝,导致肝气郁结,致气机郁滞,气结瘀乳房,经脉阻塞不通,不通则痛;气郁日久,血流不畅,周流失度,瘀血形成,痰浊内伤则气滞,痰凝,血瘀结聚成块,瘀聚乳房,发为本病。

2. 饮食因素

恣食生冷、肥甘,损伤脾胃,脾运失健则痰湿,内生,痰湿之性黏滞,易阻气机,痰气互结,经络阻塞则为乳癖。

3. 劳倦内伤

房劳,劳力过度,耗伤元气;肝肾不足,冲任失调或脾肾阳虚,痰湿内结,经脉阻塞,而致乳房结块疼痛。

(二)病机

病属本虚标实,冲任失调为发病之本,肝气郁结,痰凝血瘀之际。病位在肝、脾、肾。因乳头为厥阴肝经所属主,乳房为阳明胃经所属。

1. 肝气郁结

肝主疏泄肝气宜舒畅而条达,宜升发而疏散。若情志不畅,郁久伤肝,致气机郁滞,蕴结于乳房胃络,经脉阻塞不通,不通则痛,故乳房疼痛;肝气郁久化热,灼津为痰;肝郁而致气血周流失度,气滞痰凝,血瘀结聚成块,故见乳房结块。高锦庭《疡科心得》曰:"乳中结核,何不责阳明而责肝,以阳明胃土,最畏肝木。肝气有所不疏,胃见木之郁,惟恐来克,伏而不扬,肝气不疏,而肿硬之形成……",强调了乳癖的发生与肝气郁结有关。

2. 冲任失调

冲任二脉起于胞宫,其气血上行为乳,下行为经,冲任与肾并行而行,若肾虚,冲任失调,气血瘀滞,积聚于乳房、胞宫,致乳房疼痛而结块,或月事紊乱。《外科医案汇编》中,"乳中结核,虽云肝病,其本在肾",阐明了肾和冲任在乳癖发病学上的重要影响。

3. 痰凝血瘀

陈实功《外科正宗》"夫乳病者,乳房阳明经所司,乳头厥阴经所属……",忧思郁怒,情志内伤,肝脾气逆,肝郁则气血凝滞,脾伤则痰浊内生,痰瘀互凝,经络阻塞,结滞乳中而成乳癖。

颜世澄《疡医大全》"……乳癖乃乳中结核,形如丸卵,或堕重作痛,或不痛,皮色不变,其核随喜怒消长,多有思虑伤脾,怒恼伤肝,郁结而成也。"

三、临床表现

本病最多见于 25 ~ 45 岁性功能旺盛期的妇女,城市妇女的发病率高于农村。乳腺增生的共同临床表现为乳腺胀痛,有结节感或肿块。

1. 乳房疼痛

以胀痛为主,或为刺痛、钝痛或牵拉痛,可累及一侧或两侧乳房,以一侧偏重多见,疼痛严重者不可触碰,行走或活动也有乳房疼痛,甚至可影响工作或生活。疼痛主要以乳房肿块处为主,常涉及胸肋部、腋窝或肩背部,有些可伴有乳头疼痛或瘙痒。疼痛常在月经前数天出现或加剧,经潮后明显减轻或消失,或随情绪波动而变化,无规律性,这种与月经周期及情绪变化有关的疼痛是乳腺增生病临床表现的主要特点。

乳房疼痛是单纯性乳腺上皮增生症最有特点的症状,疼痛呈间歇性,与月经变化有关,大多数疼痛位于乳腺外上象限,而乳腺腺病的疼痛与月经关系不密切,仅个别与月经有关。

2. 乳房肿块

单侧或双侧乳房均可发生,大多位于外上象限,也可见于其他象限,肿块多为多发性,也可单发,大小不一,小者为粟粒般大,大者也可为 3 ~ 4cm,肿块形状有片块状、结节状、索条状、颗粒状等,其中以片状多见,和皮下组织不粘连,质地中等或质硬不坚,表面光滑或颗粒状,边界不明显,推之活动度好,大多伴有压痛。乳房肿块也有随月经周期而变化的特点。经前增大变硬,月经后稍见缩小变软。肿块的形态和分布常可分为以下数种。

(1)片块型:肿块呈厚薄不等的片块状,圆盘状或长圆形,数目不一。质地中等或韧性,边界不清,推之活动。

(2)结节型:肿块呈扁平或串珠状结节,形态不规则,质地中等或偏硬,推之活动,亦可见肿块呈米粒或砂粒样结节。

(3)混合型:有结节、索条、片块样等多种形态肿块混合存在着。

(4)弥漫型:肿块分布超过乳房 3 个象限以上者。

乳房肿块和疼痛可同时出现,也可先后出现,或以肿块为主或以疼痛为主。

3. 乳头溢液

个别患者可出现乳头溢液,常见于单侧或双侧,多孔,呈乳汁样、草黄色或棕色浆液状或清水样,多见于乳腺腺病和囊肿性、乳腺上皮增生病。

4. 伴随症状

除出现乳房疼痛和乳房肿块表现外,还常伴有月经失调、月经延期或超前,甚或闭经,月经量少色淡,或色紫伴有血块,或有不同程度的痛经,亦有不孕,有的伴有情绪郁闷,心烦易怒,遇到生气,精神紧张或劳累后,乳房的不适之症更为明显。

四、临床诊断

乳腺增生病为慢性病程,患者多呈慢性病容,临床望诊可见患者烦躁易怒或抑郁,虚弱无力,倦怠嗜卧,精神不振,腰膝酸软,面色黧黑等。舌脉可见舌质淡红或暗红有瘀点,舌苔白或黄。望乳房外形、颜色、皮肤、乳头高度,乳腺增生病患者乳房一般双侧大致对称,外形正常,无异常凹陷或凸起,皮肤颜色润泽,无脱屑斑片,浅表经脉不扩张,乳头一般在同一水平。

乳腺增生病患者因肝气郁结,口有苦味。

问:乳房疼痛的时间、性质、部位、程度及与月经周期的关系。

答:一般由于个体差异各有不同之处,多为胀痛为主,亦有刺痛、钝痛、牵掣痛和隐痛,可累及一侧乳房或双侧乳房,并向肩胛部或胁肋部放射,疼痛呈周期性,月经前加重,月经后减轻或消失,或疼痛随情绪的变化而波动,乳房的疼痛主要以肿块周围局部为甚,也可以向患者的腋窝及肩胛部放射。甚至在行走或活动时加剧,部分患者伴有乳头疼痛或瘙痒,有部分疼痛无规律,与月经无关,还有些无疼痛症状。

问:乳头溢液情况、形状、颜色、量。

答:5% ~15%的囊性增生出现乳头溢液,单侧或双侧可发生单孔或多孔溢液,一般为黄色、棕色、乳白色,浆液性或清水样,偶尔可见血性溢液。

问:伴随症状,询问、情绪、劳累及月经周期等。

答:胸闷不适,精神抑郁或心烦、易怒、情绪恼怒或劳累后症状加重,患者月经不规律,经量减少,或经量增多,或淋漓不尽,经色淡或紫暗,常伴有痛经或闭经。

(一)切诊、触珍

1.乳房触诊

在一侧或双侧乳房内,可以触及单个或多个肿块,好发于乳房的外上象限,也有的分散在整个乳房内,触诊肿块形态不一,呈片块型、结节型、混合型和弥漫型。片块呈厚薄不等的片块、盘型或椭圆形,边界清楚,质韧;结节型肿块呈扁平或串珠状小结节,形态不规则,边界不清晰,部分融合,质韧稍硬;弥漫型肿块呈颗粒状分布,超过乳房3个象限以上,肿块大小不等,多数为1~2cm,大者超过4cm,肿块边界不清楚,质地韧硬不坚,与皮肤和深部组织无粘连,可推动,常有触痛。除非合并大囊肿或腺瘤,肿块缺乏立体感,为本病的主要特点。肿块可于月经前增大变硬,行经后缩小变软,部分或者腋窝淋巴结可肿大,但柔软光滑,偶尔触痛。

2.脉诊

脉弦细或弦滑。

(二)辅助检查

1.X线钼靶摄影

乳痛症X线表现为乳腺部分或全部为斑片状密度增高影,边缘模糊,呈棉花絮状或毛玻璃状。文献报道乳房钼靶X线诊断正确率为80% ~90%,高频X线摄片与定位穿刺活检相结合,可进一步提高诊断准确率。

(1)腺性增生可见单个或几个密度增高的肿块阴影,如棉花状、雪花状,边界不清楚,弥漫性增生者病变区阴影可趋向融合,失去正常的乳腺结构,少或偶尔钙化点。

(2)囊性增生主要表现为大小不等的圆形、椭圆形或分叶状阴影,边缘光滑、锐利、密度均匀。偶尔可见细小的钙化点,但不成堆出现。乳管造影进入周围小囊腔内,呈密度增高小圆形或结节状,病变范围较广。

(3)纤维小叶增生病变广泛者,整个乳腺呈一片均匀密度增高阴影,病变局限者,仅在局部的区域内见到均匀性密度增高阴影。本病与致密型乳腺或未成熟乳腺较难鉴别,但在腺体实质边缘处有时可见到凹凸不整的现象。

上述三种乳腺增生,不能绝对分开,在同一病例中一般同时存在两种以上增生类型,因此其 X 线影像表现也变化多端。必须注意的是,X 线所见的块影大小与临床触诊的大小基本相同,此点在鉴别诊断上很重要,应予以重视。

2. 超声检查

概念:是以小叶、导管或纤维组织不同程度增生为主要表现的乳腺良性病变;绝经较长时的妇女乳腺组织增生称为乳腺退化不全。

可见增生乳腺组织呈增多、增高、增强的反射波形,结构紊乱,有的腺体层呈光条或光斑样回声带,混杂有囊状或管状无回声区。

(1)单纯增生:双腺体层增厚,回声减低,内见多个大小不等的条索状或圆形低回声,边界不清,彩色多普勒血流信号可以正常或增加。

(2)囊性增生:两侧乳腺轻度对称性增大,腺体层结构紊乱,回声弥漫性增强,分布不均匀,呈条状或斑片状改变。当形成囊性扩张时,乳腺内可见大小为 0.2 ~ 0.5cm 的结节状低回声或囊肿,有人称为"豹皮样回声"。乳腺增生的另一特点是触诊可及结节,但声像图上相应部位见不到结节。乳腺增生的腺体层及结节内的血管多普勒频谱多数为低速低阻型,阻力指数小于 0.70。

(3)腺性增生:腺体层不增厚,回声增强,结构致密,无明显结节,以乳腺小叶、小管、末梢导管及结缔组织不同程度增生为特点。

鉴别诊断:其临床症状较明显,平时乳房胀痛,月经前疼痛加剧,甚至能触及疼痛肿块,月经后缓解,而超声检查不能探及到明显界限的肿块,据此与乳腺脓肿、囊肿及肿瘤等病变相鉴别。

3. 近红外线扫描

乳腺红外线扫描技术无创伤,高分辨、速度快,对乳腺癌的整体诊断符合率达 80%,可作为乳房普查工具,可见云雾状、片状、花絮状或点状灰影血管影清晰度欠清,呈树枝状,边缘稍模糊,有毛刺样或斑点样改变,或粗细欠均匀,血管走向尚自然,临床所及乳房结块与血管间关联不大。

4. 其他检查

针吸细胞学检查、组织学检查等。

(三)诊断要点

*1. 诊断依据

(国家中医药管理局颁布的《中医病症诊断疗效标准》ZY/T001. 1 - 001. 9 - 94)

(1)多数在乳房外上象限有一扁平肿块,扪之有豆粒大小韧硬结节,可有触痛。肿块边界欠清,周围组织不粘连。

(2)乳房可有胀痛,每随喜怒而消长,常在月经前加重,月经后缓解。

(3)本病多见于 25 ~ 45 岁妇女。

(4)钼靶 X 线乳房摄片,冷光源强光照射,液晶热图像检查有助诊断,必要时做组织病理学检查。

*2. **诊断参考标准**

(2002 年中华中医外科学会乳腺病专业委员会第八次会议通过)

(1)症状与体征:①乳房有不同程度的胀痛、刺痛或隐痛,可放射至腋下、肩背部疼痛,可与月经、情绪变化有相关性,连续 3 个月或间断疼痛,3~6 个月不缓解;②一侧或两侧乳房发生单个或多个大小不等,形态多样的肿块,肿块可分散于整个乳房,与周围组织界限不清,与皮肤或深部组织不粘连,推之可动,可有触痛,可随情绪及月经周期的变化而消长,部分患者可有溢液或瘙痒。

(2)排除标准:排除初潮前小儿乳房发育症,男性乳房发育症以及乳房良、恶性肿瘤。

(3)辅助检查:钼靶 X 线摄片、B 超、近红外线扫描、乳腺纤维导管镜、穿刺细胞或组织学检查。

(4)诊断标准:凡具上述"症状与体征"中之 1 项 +"排除标准"者,根据临床条件应结合"辅助检查"进行诊断。

*3. **症候分类依据**

(国家中医药管理局颁布的《中医病症诊断疗效标准》ZY/T001.1－001.9－94)

(1)肝郁痰凝:多见于青壮年妇女,乳房肿块随喜怒消长,伴有胸闷肋胀,善郁易怒,失眠多梦,心烦口苦。舌苔薄黄,脉弦滑。

(2)冲任失调:多见于中年妇女,乳房肿块月经前加重,经后缓减,伴有腰酸乏力,神疲倦怠,月经先后失调,量少色淡,或闭经。舌淡、苔白,脉沉细。

* **辨证参考标准**

(2002 年中华中医外科学会乳腺病专业委员会第八次会议通过)

(1)肝郁气滞证

主症:

1)乳房胀痛、窜痛;

2)乳房疼痛和(或)肿块与月经、情绪变化相关;

3)烦躁易怒;

4)两肋胀满。

次症:

1)肿块呈单一片块,质软,触痛明显;

2)青年女性;

3)月经失调或痛经;

4)舌质淡红,苔薄白或薄黄,脉弦。

标准:具有 3 项主症或两项主症 +2 项次症。

(2)冲任失调证

主症:

1)乳房疼痛症状较轻或无疼痛;

2)腰膝酸软或伴足跟疼痛;

3)月经周期紊乱,量少或行经天数短暂,或淋漓不尽或闭经。

次症:

1)中年以上妇女;

2）头晕耳鸣；

3）舌质淡,舌苔薄白,脉细。

标准:具有 2 项主症 +2 项次症。

（3）痰瘀互结证

主症:

1）乳房刺痛；

2）肿块呈多样性,边界不清,质韧；

3）舌暗红或青紫或舌边尖有瘀斑,或舌下脉络粗胀、青紫。

次症:

1）乳房胀痛和(或)肿块与月经、情绪不堪相关；

2）月经延期,行经不畅或伴有瘀块；

3）舌苔腻,脉涩、弦或滑。

标准:具有 3 项主症或 2 项主症 +2 项次症。

五、鉴别诊断

1. 乳腺纤维腺瘤

好发于 20～30 岁的女性,多为单发,肿块为无痛性,生长缓慢。触诊乳房内单个或多个肿块,呈圆形或椭圆形,部分呈分叶状,边界清晰,表面光滑,质地韧,与周边组织及皮肤均无粘连,活动度良好,无压痛或偶有轻压痛。乳房钼靶 X 线片可见乳房内有高密度阴影,边界清楚,其边缘可见细窄的透明环。

2. 乳腺囊肿

多在哺乳后发现,触诊时乳房较边缘部位可触及直径 1～2cm 或更大的圆形或椭圆形肿物,边界清楚,表面光滑,稍有压痛,质地柔韧,而有囊性感,活动度好,偶有粘连。针吸穿刺可抽出乳白色或嫩黄色乳汁,病程较长者抽出淡黄色、黄褐色黏稠之乳酪样物质,钼靶 X 线摄片见圆形或椭圆形透亮区,边缘锐利。

3. 乳腺癌

乳房无痛性肿块,逐渐增大,少数生长迅速。肿块质地较硬。表面凹凸不平,与周围组织粘连,活动度差或局部皮肤呈"橘皮样"改变,或有乳头抬高或内陷,同侧腋窝淋巴结可肿大,钼靶 X 线可见密度较高的肿块阴影,边缘参差不齐,呈毛刺状、放射状,周围或见不规则的透明环,并可见聚集的泥沙样,针尖样钙化点,血管增多、增粗、迂曲或模糊,对应皮肤增厚或收缩,乳头内陷。注意乳腺癌 X 线片肿块阴影较临床触及的肿块为小,此为乳腺癌与乳腺增生鉴别的重要征象。

六、治疗

中医中药在对乳腺增生疾病的治疗中积累了较为丰富的经验,对本病有着独特的优势和潜力。从整体出发,辨证与辨病相结合,能从多方面、多角度起到调整内分泌,抑制增生,增强机体免疫力作用,效果确切,无毒副作用。若病程较长、病情严重或疑有癌变倾向者,可予手术治疗,术后再用中药调理,巩固尤为重要。

(一)中医治疗

中医药治疗为一线治疗方法,可配合其他如外敷、针灸等。临床根据不同病情,辨证审因而论。

1.辨证治疗

(1)肝气郁滞

【症状】多见于青壮年妇女。乳房随喜怒消长,伴有胸闷肋胀,善郁易怒,失眠多梦,心烦、口苦。苔薄黄,脉弦滑。

【治法】疏肝理气,散结止痛。

【方】柴胡疏肝散加减:柴胡、白芍、川芎、枳壳、香附、炙草、青皮、川楝子、茯苓、延胡索、郁金、海藻、青皮。

每日一剂,水煎服。

【加减】肝郁化火,口干口苦。心烦易怒者,加夏枯草、栀子,以清肝泄热;乳房胀痛明显者,加炙三棱、莪术,以破血行气,通经止痛;若伴痛经者,加益母草、五灵脂,以祛瘀通经止痛;乳头溢液者,选加夏枯草、栀子、丹皮、旱莲草,以清肝凉血养阴清热。

(2)痰瘀互结

【症状】乳房刺痛与月经情绪不甚相关,肿块呈多样性,边界不清,质韧,月经延期,或伴有瘀块。舌暗红有瘀斑,或舌下脉络粗胀、青紫脉涩、弦或滑。

【治法】化痰散结,活血化瘀。

【方药】血府逐瘀汤合逍遥蒌贝散加减:当归、枳壳、川芎、甘草、赤芍、怀牛膝、桔梗、生地、柴胡、桃仁、红花、丹参、郁金、三棱、莪术、茯苓、浙贝母、山慈菇、生牡蛎(先煎)。

【加减】胸闷、咳痰者,加瓜蒌皮、橘叶、桔梗,以宽胸顺膈化痰;食少纳呆者,加陈皮、半夏,以健脾消滞开胃;肿块硬韧难消者,选加炮山甲、全蝎、水蛭、昆布、海藻、白芥子,以加强软坚散结之力;若月经量少者,加桃仁、红花,以活血通经;月经不畅有血块者,加益母草、三七末(冲服),以活血祛瘀。

(3)冲任失调

【症状】多见于中年妇女。乳房肿块月经前加重,经后缓解。伴有腰酸乏力,神疲倦怠,月经先后失调,量少色淡,或经闭。舌淡、苔白、脉沉细。

【治法】温肾助阳(或滋阴补肾),调摄冲任。

【方药】二仙汤加味(或六味地黄丸合二至丸加味)。

二仙汤加味:仙茅、仙灵脾、肉苁蓉、女贞子、何首乌、菟丝子、莪术、王不留行、郁金。

六味地黄丸合二至丸加味:淮山药、泽泻、山茱萸、熟地黄、丹皮、茯苓、女贞子、墨旱莲。

【加减】乳房疼痛明显者,加延胡索、川楝子,以理气止痛;若乳痛于经前加重者,加山楂、麦芽,以疏肝消滞止痛;腰膝酸软者,加杜仲、桑寄生,以补肾壮腰;乳房肿块呈囊性者,加白芥子、昆布、瓜蒌,以消痰散结;月经不调者,加当归、香附,以养血活血调经;闭经者,加大黄蛰虫丸,以活血通经。

乳腺增生病机复杂,症状轻重不一,虚实互见,并非单一治法所能独任,更不能一放一统治疗全过程,由于辨证标准的不统一,在临床上就导致辨证结果的不统一。

2. 辨病治疗

乳腺增生病多属于中医学"乳癖"范畴,根据中医理论,乳腺增生病发生的致病因素是肝郁气滞、痰瘀互结及冲任失调,最终致乳房经络阻塞,在治疗上除了遵循辨证论治的原则,更应病证结合,以提高临床疗效。

20 世纪末,人们对于乳腺癌发生的机制提出了"多阶段发展模式"的假说,即:正常→增生→非典型增生→原位癌→浸润性癌的发展模式,并且认为正常→增生→非典型增生→原位癌是可逆的可恢复的阶段。因此现代医学在乳腺增生病的诊疗技术研究中主要侧重如何发现这类人群,即乳腺癌癌前病变(乳腺非典型增生)的鉴别诊断与治疗。病理形态学关于乳腺增生及非典型增生的诊断标准,但是需要活检手术,给患者带来创伤,因此积极寻求方便易行、准确率高的检查方法是乳腺病诊断面临的主要问题。

筛选过程中一旦怀疑乳腺非典型增生,从早期发现和早期诊断乳腺癌角度出发,应做穿刺活检,证实非典型增生时,若为轻度或中度者,可以定期随访观察。中药的预防尤为重要,一旦发现为癌变应做以癌变处理。

本人认为在治疗中,除辨证及辨病治疗外,加用适当的破瘀散结的药物是很必要的(如消癖胶囊、三棱、莪术、夏枯草、海藻、穿山甲、露蜂房等)。

(二)西医治疗

乳腺增生病的发病主要是内分泌激素失调的观点已被大多数学者公认,治疗关键是调节卵巢内分泌趋向正常或阻断激素作用靶点,即可阻断发病环节,缓解其临床症状,因此现代医学多采用内分泌治疗方法。此外,还有维生素、碘制剂等辅助治疗。

1. 内分泌药物

(1)他莫昔芬(TAM):是一种雌激素拮抗药,能直接与靶器官争夺受体而阻断雌激素,临床应用具有即时效应的特点,目前临床较为常用,为首选药物。一般用量为 10mg,日 2 次,与月经后 2~5 天开始服用,服用 15~20 天停药,持续 2~3 个月,可起到一定的止痛消块作用。TAM 治疗乳腺增生病近期疗效好,但复发率高,而且由于 TAM 对雌激素的竞争不仅局限于乳腺,尚可作用于阴道、子宫内膜等其他雌激素靶点,故极易在用药一段时间后出现不良反应,如月经失调、白带增多、性欲减退、烦躁、恶心等,因而不宜长期服用。Fentima 也证明增加 TAM剂量或疗程并不能提高有效率和降低复发率,因此临床使用应当慎重。

(2)达那唑:是雄激素的衍生物,有抗促性腺激素作用,可干扰促性腺激素和促乳素(催乳素)的分泌,抑制卵巢激素的分泌。根据病情轻重,每日可用 100~400mg,持续 2~6 个月,有解除乳痛、消除乳内结节作用。但不良反应较明显,主要有闭经、月经淋沥不尽、体重增加、痤疮、油发、声音低哑、头痛水肿等。最近研究表明,治疗剂量的达那唑并不能降低促性腺激素水平,其治疗机制可能抑制某些酶阻碍卵巢产生甾类物质,调整激素平衡,达到治疗作用。

(3)溴隐停:是多巴胺受体激活药,具有长效多巴胺能作用。作用于垂体催乳细胞上的多巴胺受体,抑制促乳素(催乳素)的合成和释放,同时减少促乳素(催乳素)对尿促卵泡素的拮抗,促进排卵恢复,调整激素的平衡。治疗剂量为每日 1.25~5mg,3 个月为一疗程。但该药长期应用易出现不良反应,主要表现为头晕、恶心、呕吐、幻觉、直立性低血压、运动障碍等,且停药后易复发。

(4)己烯雌酚:为人工合成的非甾体雌激素,用于卵巢功能不全或垂体功能异常引起的各种疾病。对乳腺增生的应用量:第一次月经间期,每周口服 2 次小剂量雌激素(1mg),共服 3 周;第 2 次月经间期,依据病情好转程度而适当减量,可改为每周给药一次,每次 1mg;第 3 次月经间期改为仅给一次剂量,或每日给极小量(0.2mg),共 5 天。疗程 6～8 个月,亦可用 0.5% 己烯雌酚油膏每夜擦抹乳房皮肤。不良反应可见头痛、眩晕,甚者反而加重病情。

(5)黄体酮:为天然孕激素,可对抗雌激素对乳腺组织的作用,一般在月经前 2 周用,每周注射 2 次,每次 5mg,总量 20～40mg,应注意避免过度治疗,否则可引起乳腺发育不良,甚至有引起乳腺上皮细胞恶变的危险性。近年也有报道认为此药治疗本病无效。

(6)甲睾酮和丙酸睾酮:二者均为雄激素,有对抗雌激素水平作用,是两种激素水平趋于平衡。前者在月经后 10 天开始服 5～15mg,日一次,在第 2 次月经来前停服,每次用药总量不超过 100mg,后者在月经前一周开始肌注 25mg,每日一次,连用 3～4 天。两者不良反应有女性男性化、多毛、阴蒂肥大、音变、痤疮、肝损害、黄疸、头晕、恶心等。

(7)甲状腺素:通过抑制垂体对促甲状腺素释放激素刺激的反应,而达到使促乳素(催乳素)的释放和分泌减少。促乳素的升高是促进乳腺增生的重要因素,因此应用甲状腺素治疗本病有一定的疗效。一般每次口服 40mg,日 3 次,持续 1～2 个月。不良反应主要有心悸、震颤、汗多、兴奋、失眠、呕吐等。

2. 维生素类药物

(1)维生素 A:可促进无活性的过氧雄烯酮及黄体酮转变成有活性的雄烯酮及黄体酮,后两者有拮抗雌激素作用。常用量为每次 2 万～5 万 U,每日 3 次,口服,每次月经结束后连用 2 周。如大剂量服可引起食欲不振、腹泻、感觉过敏、四肢疼痛、肝大、嗜睡和呕吐等不良反应。

(2)维生素 E:是一种抗氧化剂,可抑制细胞间变,调节卵巢功能,使血清黄铜体/雌二醇比值上升,使成熟卵泡增多,黄体细胞增大并抑制黄体酮在体内氧化,增加黄体酮的作用,从而纠正体内内分泌紊乱,还可降低低密度脂蛋白,增加高密度脂蛋白,常用量为每次 100mg,每日 3 次,口服,连用 3 个月。其优点是无不良反应,服药方便,价格低廉,但疼痛复发率高. 也有文献报道维生素 E 对本病无效。

(3)维生素 B_1:每次 20mg,每日 3 次,口服。

(4)维生素 B_6:在体内与 ATP 经酶作用生成具有生理活性的磷酸吡哆醛和磷酸吡哆胺。主要参与蛋白质及氨基酸的代谢,维生素 B_6 缺乏可引起经前紧张者雌激素过剩,应用本品对调节性激素的平衡有一定的意义。每次 20mg,每日 3 次,口服。

3. 碘制剂类药物

4. 利尿药物

有学者认为乳房疼痛与乳房组织的充血水肿有关,因此短时间内使用利尿药物有利于症状的缓解。一般可选用螺内酯、氢氯噻嗪等短期使用。

5. 镇痛药

对于乳腺痛较甚者,如其他治疗措施均未见效时,可给予短时间的镇痛药物,以缓解症状。

6. 手术治疗

手术指征:①病变程度较重,病程较长,经长时间药物治疗无效;或思想负担较重,有严重的精神压力,影响生活和工作;或症状不缓解,肿块反而增大或变硬。②药物治疗观察期间的病例,在弥漫性结节状乳腺或片膜状乳腺腺体增厚区的某一局部出现与周围结节质地不一致的肿块;或结节虽变软变小,但原来边界欠清肿物变为孤立清晰。③导管上皮发生非典型增生,中至重度乳头状肿瘤病。④乳头溢液或溢血,乳腺检查不能排除癌变。⑤年龄为 40～60 岁患者,并具有乳腺癌高危因素。⑥乳腺 X 线检查有一处或多处钙化,特别是细小的泥沙样或针尖样钙化灶,不能排除乳腺癌者。

七、病案摘选

例案一

行某某,女,41 岁,农民。2009 年 8 月 22 日初诊。

患者左乳结块半年,每月经前乳房作胀疼痛,经事少而不定期,色淡。

【刻诊】左乳外上象限触及 4cm×3cm 肿块,质硬不坚,边界不清,根脚活动,肿块表面平滑,面色少华,心烦易怒,腰痛失眠。舌淡、苔白薄,脉细。

【彩超】腺体明显增厚,致密,内部回声增强,结构杂乱,可见约 2.5cm×2cm 的弥漫性的无回声区,其后方回声增强,诊断为左乳腺小叶性增生,证属肝气不舒,冲任受累。

治以疏肝理气,调理冲任,破结消瘀。

【方药】柴胡 12g、炒白芍 12g、香附 10g、青皮 10g、当归 12g、仙茅 12g、淫羊藿 10g、巴戟 9g、熟地 15g、鹿角霜 15g、甘草 6g、夜交藤 15g。

6 剂,水煎,合并药液分 3 次服,早晚一次。

消癖胶囊 3 粒/次,日 2 次,饭后服。

【二诊】2009 年 9 月 5 日。患者自述服药后心烦,失眠有所改善。脉细数,舌苔白薄。

原方,再 10 剂,服法同前述。

【三诊】2009 年 10 月 4 日。自述,本次经来,经期乳胀痛消失。扪及结节缩小。

原方加夏枯草 20g、露蜂房 12g,10 剂,服法同前述。

【四诊】2009 年 10 月 26 日。一切均可,月经正常(患者再不愿服汤剂),消癖胶囊 2 粒/次,日 2 次,2 个月加强巩固治疗。

至 2010 年 1 月 8 日、彩超显示左乳房增生结节基本消失。

例案二

吴某某,女,50 岁,职工。2011 年 1 月 6 日初诊。

双乳房疼痛 10 多年,近期经前乳房疼痛加重。患者 10 多年前因情绪激动"生气"而造成每遇经前乳房发胀、胸闷、疼痛,近期扪及有小结节,而且经前疼痛较重,"见红"即缓解。省××医院钼靶(1140004#)检查:双乳腺腺体增生。

【彩超】右侧乳腺腺体厚约 16mm,左侧腺体厚约 14mm,双侧腺体增厚,边缘呈弧形,强回声光带,皮下脂肪呈低回音,内有散在的弱光点,边界欠清,可见强回声光带分布,腺体呈均质中等回声光点,内有圆形、椭圆形的回声导管分布,排列不整齐,但大小相似。右侧乳房外下象可见大小约 5mm×3mm 的等回声区,边界清。诊断:双侧乳腺增生并右侧乳腺结节。CEA2.95,糖类抗原 15-3(CA15-3)7.09。

【既往】血压偏高,有头晕史,孕二育二。肥胖体。脉沉弦,舌质胖嫩,苔薄白。BP130/85mmHg。

治宜疏肝理气,破瘀散结。

【拟】逍遥汤加减,合消癖胶囊。

当归 12g、炒白芍 12g、柴胡 12g、茯苓 10g、炒白术 10g、夏枯草 15g、山慈菇 10g、蚤休 10g、郁金 8g、土贝母 12g、三棱 10g、莪术 15g、甘草 6g、姜 5 片。

10 剂,水煎 3 次,分 3 次服,早晚各一次。

消癖胶囊 3 粒/次,日 2 次,饭后服。

嘱经来停药,并用药渣包蒸后热敷乳房。

【二诊】2011 年 1 月 25 日。患者自述服药后月经前期疼痛明显减轻,胸闷消失。脉沉弦,苔薄白。

原方加露蜂房 12g。(患者要求多带药)15 剂,服法用法同前述。

【三诊】2011 年 2 月 18 日。患者让其女儿代替取药,诉:一切均好,疼痛、胸闷及结节消失。要原方再服 15 剂以加巩固,同时消癖胶囊不减。

【随访】2011 年 5 月 8 日。患者诉说,再未复发和疼痛过,结节消失。

例案三

王某某,男,13 岁,学生。2012 年 11 月 18 日初诊。

双乳房肿大疼痛月余,近日疼痛较重,曾经某乳腺病医院检查。

【彩超】左右侧乳腺体分别厚约 0.63cm、0.77cm,边界清楚,内回声点增粗增强,分部尚匀,以右侧较明显,其内可探及血流信号。诊断双乳腺异常发育(图 3.12)。经用药治疗月余,疼痛肿大未减轻。

临床诊断: 　　　　　　　　　　　　　　检查日期:2012-10-03 9:38:21

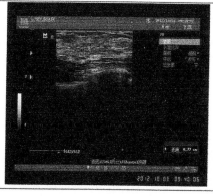

诊断描述:

　　左、右侧乳腺体分别厚约0.63cm、0.77cm,边界清楚,内回声光点增粗增强,分布尚均匀,以右侧较为明显,其内可探及血流信号

图 3.12(见彩图)

【刻诊】小儿发育正常,双乳房周围呈结节性肿大,压之疼痛,无粘连。为方便服药,用消癖胶囊 3 粒/次,日 2 次。连服月余,疼痛消失,乳房结节消失。

2013 年 1 月 13 日彩超复检:左右侧乳房分别探及约 0.36cm、0.38cm 的腺体回声,内回声光点较粗较强,分布尚可,未见明显异常血流(图 3.13)。

【按】随访一年发育正常,再未复发,疗效满意。

临床诊断:　　　　　　　　　　　　　　　检查日期:2013-01-13 12:01:28

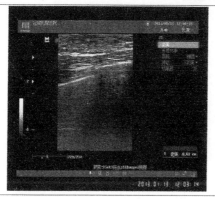

诊断描述:
　　左、右侧乳房分别可探及约0.36cm、0.31cm的腺体回声, 内回声光点增粗增强,

　分布欠均匀, 未见明显异常血流信号

图 3.13(见彩图)

例案四

付某某,女,31 岁,教师。2013 年 3 月 15 日初诊。

患者双乳胀满,偶伴疼痛 2 年余,每遇经前加重,多不在意,近半年加重,劳累或生气后也疼痛,右侧较甚,经某乳腺医院检查:

【彩超】左、右乳房腺体厚度分别约 0.85cm、1.09cm,边界光滑、完整,内部质地及结构紊乱,回声分布不均匀,呈粗大光点及光斑,可见多个大小不等的小结节,结节与周围组织界限不甚清楚,但与皮肤和胸大肌不粘连,其内未见异常血流信号。

【提示】双侧乳腺腺体增生(图 3.14)。数字化钼靶侧斜位及轴位片:双乳腺体呈 IVB 型,腺体结构不良,双乳腺体内可见团块状、斑片状,致密结节影,双腋下纹理紊乱,纹理中未见明显淋巴结影。

【诊断】双乳混合性增生,右乳外上瘤性增生,左乳内团块形成。双侧副乳(图 3.15)。

【既往】身体健康,格性强,孕一育一。

【刻诊】扪及右侧压痛(+ +)。脉弦细,苔白薄。

【拟】疏肝理气,破瘀散结。

(患者不能服中药汤剂)服逍遥丸 30 粒/次,日 2 次。消癖胶囊 4 粒/次,日 3 次,服一个月,经期停服。

【二诊】2013 年 4 月 22 日。患者述服后本次月经期疼痛明显减轻,压痛消失。脉沉弦。(效不更方)休息 5 天,继续再服一个月。

【三诊】2013 年 6 月 2 日。患者自述,服药后自疼痛缓解后再未疼痛复发,停服逍遥丸仍服消癖胶囊 3 粒/次,日 2 次,早晚饭后服一个月。

临床诊断:　　　　　　　　　　　　　　检查日期:2013-03-11 11:28:03

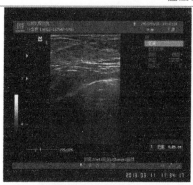

诊断描述:

　　左、右侧乳房腺体厚度分别约0.85cm、1.09cm,边界光滑,完整,内部质地及结构紊乱,回声分布不均匀,呈粗大光点及光斑,可见多个大小不等的小结节,结节与周围组织界限不甚清楚,但与皮肤和胸大肌不粘连,其内未见异常血流信号

图 3.14(见彩图)

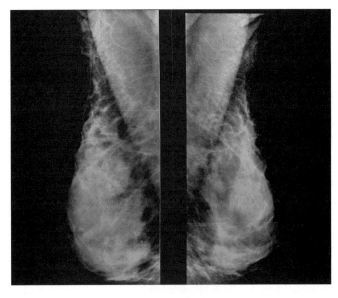

图 3.15(见彩图)

例案五

左某某,女,31 岁,教师。2013 年 3 月 21 日初诊。

双乳房经前闷胀,疼痛,伴分泌白色稀薄"乳汁"2 个多月,经前小腹疼痛,经量少,偶伴口苦。

【钼靶】

(1)双乳增生,结节形成。

(2)双乳导管扩张。

【刻诊】体质尚可,心情郁闷,失眠,经前乳房、小腹疼痛。脉沉细,苔微黄。证属肝郁气滞,气血失畅。

治宜疏肝解郁,和营理气。

【方药】当归12g、炒白芍12g、柴胡12g、茯苓10g、炒白术10g、生牡蛎40g(先煎)、桂枝6g、旱莲草12g、女贞子15g、八月札15g、甘草4g。

5剂,每剂水煎3次合并药液,分3次服,早晚各一次。

消癖胶囊4粒/次,日2次,餐后服。

【二诊】2013年4月18日。患者自述,服药后"乳汁"分泌逐渐减少,而且本次经前乳房疼痛明显减轻,经色暗,量较前月有所增多。脉沉细,舌苔白薄。

原方加郁金10g、川楝子12g、鹿角霜15g,减牡蛎。

再5剂,服法同前述。

【按】患者服汤药10剂,消癖胶囊2个多月,月经正常,乳房"泌乳"消失。经期乳房、小腹疼痛均消失,疗效满意。

八、名医治疗经验摘录

(一)顾伯华

中医外科专家,上海龙华医院教授。对乳腺增生有着独特的见解。临床辨证把该病分为肝郁气滞、冲任不调和痰瘀互结三型,并制定了乳癖灵Ⅰ号、Ⅱ号、Ⅲ号处方,为乳癖的治疗提供了有效的方药,临床疗效显著。

1.乳癖Ⅰ号

【方组】柴胡、香附、青皮、白术、白芍、当归各9g,陈皮、茯苓各6g,八月札12g,生甘草4.5g。

【功效】疏肝理气,和胃化痰。

【适应证】肝郁气滞型乳癖。

【临床表现】多见于青年妇女,乳房肿块疼痛,随月经周期而改变,以行经前疼痛最明显。本型病程较短,常伴情绪郁闷或心烦易怒。

【按】中医认为女子乳头属肝,乳房属胃,若情志失畅,肝气不舒,郁于胃中,日久则乳中生癖。正如《外科正宗》所曰:"多由思虑伤脾,怒恼伤肝,郁结而成也"。方中柴胡、香附、青陈皮、八月札疏肝解郁、理气和胃;当归、白芍养血补肝,配伍入脾之茯苓、白术,以达到补中理脾之用,甘草益气健脾并调和诸药。全方肝脾(胃)并治。气血兼顾,使肝郁得解,血虚得养,脾虚得补,药合病机,则诸症自愈。

2.乳癖Ⅱ号

【方组】柴胡、香附、白芍、当归、仙茅、淫羊藿、巴戟天各9g,青陈皮各6g,熟地黄、锁阳各12g,鹿角粉15g。

【功效】补益肝肾,调摄冲任,疏肝解郁。

【适应证】冲任不调型乳癖。

【临床表现】多见于中年妇女,乳房疼痛较轻,以乳房肿块为主,伴经期紊乱,月经量少,腰酸乏力,精神倦怠,心烦易怒或婚后不孕等。

【按】妇人之乳,资于冲脉与胃经。冲任两脉皆起胞中,任脉循腹里,上关元之胸中;冲脉挟脐上行,至胸中而散。冲为血海,任主胞宫,皆隶属于肝肾。若肝郁气乱,气血失畅,则冲任受累而失调。方中柴胡、香附、青皮开郁行气,使肝木条达舒畅;归、芍养血敛阴;陈皮健脾悦胃;着重用了锁阳、巴戟天、仙茅、淫羊藿、鹿角粉、熟地黄等温肾益肾,调摄冲任之品,且鹿角粉能温肾而散瘀消肿。全方动静结合,以求肝气疏达,气血畅通,冲任得摄,故可于药后月事正常,肿块随之消失。

3. 乳癖Ⅲ号

【方组】柴胡、白术、当归、金铃子、桃仁、三棱、莪术各9g,茯苓、益母草、海藻各12g。

【功效】理气祛瘀,化痰软坚。

【适应证】囊性痰瘀型乳癖。

【临床表现】多见于未婚青年,乳房肿块无明显疼痛,表面光滑,边界清楚,按之坚实,推之活动。病程较长,常有月经逾期或痛经史。

【按语】乳癖多由忧思伤脾,恼怒伤肝所致。脾伤则气结,气结则津液不能输布,聚而成痰;肝伤而气郁,气郁则血液不能畅行,积而成瘀,盖痰瘀坚结之邪,坚者削之,结者散之。方中柴胡、金铃子疏肝解郁;三棱、莪术、桃仁破瘀消积;海藻化痰软坚;然郁结日久,正气疲惫,为不使攻伐无度,故用白术、云苓、当归、白芍、益母草健脾益气、活血养血。全方刚柔相济,攻补兼施,共奏疏肝和营,化痰软坚之功,以图缓缓消坚磨积而不伤正气。

(二)姜兆俊

著名中医外科专家、教授。姜老认为,肝郁肾虚、气滞血瘀痰凝是乳腺增生病的基本病机,临床上以疏肝补肾、理气活血、化痰散结为基本治疗原则。

【拟定基本方】柴胡、香附、夏枯草、淫羊藿、鹿角霜、三棱、莪术、海藻、昆布(浙贝母、生牡蛎为基础方剂)。

【随症加减】

(1)对乳痛症患者当以疏肝理气止痛为主,选加青皮、陈皮、橘叶、延胡索、川楝子、白芍。

(2)肾阳虚明显者,可加选巴戟天、肉苁蓉、仙茅等温阳补虚,或合用阳和汤加减。

(3)有肾阴虚者,酌加天冬、枸杞子、何首乌等。

(4)经前乳房肿胀明显,证属脾虚湿盛者,可加茯苓、白术、泽泻、泽兰、益母草等。

(5)经前乳房疼痛严重者,加山慈菇、延胡索、川楝子等。

(6)乳房肿块难消者,加穿山甲、僵蚕、土贝母。

(7)乳头溢清水样或黄色液体者,加麦芽、生山楂、神曲、薏苡仁;若溢血性液,加旱莲草、花蕊石、白茅根、生地榆、三七粉等。

姜老认为中医药治疗乳腺增生病的优势在于整体调节内分泌功能紊乱。临床上除了辨病与辨证论治外,还要注意结合现代医学理论和研究遗方用药,如:①温阳药中的鹿茸、仙茅、淫羊藿、巴戟天、肉苁蓉等具有促性激素样作用或雄性激素样作用,可调整内分泌、拮抗雌激素、促进黄体水平。对乳腺增生有直接的防治作用。②海藻、昆布内含有丰富的碘,可刺激垂体产生黄体生成素,使卵巢滤胞囊肿黄体化,雌激素降低,恢复卵巢功能,同时有消肿作用。③麦芽、生山楂、鸡血藤有调整黄体功能,拮抗雌激素和促乳素的作用。④疏肝理气、活血化瘀药物可改善全身和乳房局部的血液循环,促进雌激素在肝脏的灭活和改善局部的充血水肿状况,并可抑制组织内单胺氧化酶活力,抑制胶原纤维合成,从而促使乳腺内肿块及纤维吸收,中止或逆转本病的病理变化。生何首乌也有类似作用。

乳房疼痛是乳腺增生病的主要症状之一,也是患者就诊的主要原因,从实践中看,疼痛易治,肿块难消。因此,姜老主张先止痛后消肿块,并根据自己长期临床实践总结出一套多层次多环节的止痛措施,具有明显的效果。中医认为,乳房疼痛的产生主要是由于肝郁气滞血瘀所致。因此,疏肝理气、活血止痛为首选治疗方法。药物选用柴胡、香附、陈皮、橘叶、延胡索、三棱、莪术、穿山甲(代)等。其中,橘叶理气止痛效果较好,为必用之品。现代药理证实,柴胡、香附等理气药具有不同程度镇痛作用,活血药可改善乳房局部血液循环,使局部充血水肿得到改善,可用于一般乳房疼痛。

对中度疼痛,可选用鹿角霜、淫羊藿、生麦芽、生山楂、鸡血藤等,此类药物有不同程度的拮抗雌激素或促乳素作用,可改善由此所致的乳房局部水钠潴留,如前所述脾虚湿盛者。

对重度疼痛,选用含碘的海藻、昆布消肿止痛,以及山慈菇,利用其内含有秋水仙碱的止痛作用,达到消肿止痛散结的目的。

(三)疏肝散结方

印会河方

【组成】丹参 30g、赤芍 30g、生牡蛎 30g、柴胡 10g、海藻 10g、昆布 10g、夏枯草 15g、玄参 10g、川贝母 10g、海浮石 15g。

每日一剂,水煎 2 次,分 2 次服。

【功效主治】疏肝通络,软坚散结。用于肝郁血滞、痰热互结的增生性疾病。如乳腺增生、子宫肌瘤、骨质增生、前列腺增生及其他肿瘤等。

【方解】方中重用丹参、赤芍、生牡蛎活血通络、散结消癥;柴胡疏肝解郁、和解透邪;海藻、昆布、夏枯草散结消瘿、化痰清热;玄参、川贝母、海浮石涤痰散结。

【加减】

(1)如前列腺增生宜加怀牛膝、冬葵子,引热下行。

(2)如乳腺增生宜加公英、橘叶,甚则三棱、莪术、穿山甲。

(3)如甲状腺瘤加生薏仁、山慈菇、穿山甲、白芥子、黄药子。

(4)如慢性淋巴肿大宜加连翘、生薏仁、皂角刺、煅龙骨、猫爪草、穿山甲。

(5)如骨质增生宜去昆布、海藻、玄参、川贝母,加威灵仙、木瓜、透骨草、生山楂、鹿衔草。

(6)颈部增生加葛根,腰部增生加独活,痛甚加马钱子。

(四)中西医结合治疗乳腺增生 100 例疗效分析

赤芍、白芍各 10g,橘核 15g,忍冬藤 20g,天冬、夏枯草各 30g。

日一剂,水煎服。于月经来潮前、后各 5 天用。10 天为一疗程,月经期停用。并用三苯氧胺 10mg,每日 2 次,口服。10 天为一疗程。用 2 个疗程。

【结果】痊愈 31 例,显效 37 例,有效 21 例。

(五)自拟消癖汤治疗乳腺增生症的临床观察

本方含:柴胡、香附、白芍、青皮、当归、郁金、丝瓜络、穿山甲、皂角刺、白芥子、半夏、鳖甲、川芎、赤芍、牡丹皮、巴戟天、鹿角胶各10g,路路通、延胡索、茯苓、浙贝母、山慈菇、夏枯草、淫羊藿各15g,王不留行、牡蛎、白花蛇舌草各20g,丹参30g。

随症加减,日一剂水煎服,月经间期服用。20天为一疗程。

本组136例,药用2个疗程,结果治愈82例,显效40例,有效8例,无效6例,总有效率为95.5%。

(六)疏肝散结汤

王寿康方

【组成】柴胡10g、当归10g、赤芍10g、白芍10g、郁金10g、青皮6g、橘皮10g、莪术10g、仙茅10g、淫羊藿10g、肉苁蓉10g、巴戟天10g。

【功效主治】疏肝散气,调理冲任。

【方解】从中医理论来说,王老认为发病之根本原因一为肝气郁结,二为冲任失调。故在方中以柴胡为主药,疏肝理气,顺其条达之性,开其郁遏之气。辅以当归、赤芍,和营调血,冀以血行通畅,气自条达。白芍养血敛肝,使肝血充足而有藏敛,肝气不致怫郁。再以青皮破坚癖,散滞气,莪术通月经,消癥积,郁金行气解郁,活血止痛。以上三药为佐药,用以加强柴、归、芍之调理气血之功。使之橘皮,既治肋胀痛,又直入肝经,为引经药。以上为本方之第一组成部分,亦为主要组成部分。又因本病之主要病状之一,即乳房胀痛常与月经有关,往往在经前3~4天胀痛尤甚,经后即松,因而加入仙茅、淫羊藿、肉苁蓉、巴戟天等补益肾元,调摄冲任。此为方剂第二组成部分。

【加减】胃气不舒加玫瑰花、香橼皮;伴结节加牡蛎、夏枯草、山慈菇;血虚加熟地黄;冲任失调重者加鹿角霜。

(七)蒌贝散结汤

沈家懽方

【组成】瓜蒌壳15g、浙贝母15g、柴胡15g、黄芩15g、郁金15g、川楝子15g、牡蛎30g、夏枯草15g、桔梗10g、白芷10g、三棱10g、莪术10g、连翘15g、当归15g、川芎10g、甘草10g。

每日一剂,每剂水煎3次,每次服约150mL,连服30剂为一疗程。

【外用方】重楼30g、僵蚕15g、白芷15g、黄芩15g、青黛5g、冰片1g、夏枯草15g、甘草15g。

上方分3次外用。共研细末后,用开水调成糊状,点醋、酒各一滴,局部外敷,隔日包敷一次,15次为一疗程,出现皮肤红痒、破溃者停用。

【功效】疏肝解郁,消瘀化痰。

【方解】方中瓜蒌壳、浙贝母化痰软坚;桔梗、牡蛎、夏枯草、白芷则增强化痰散结之功;柴胡、黄芩、川楝子、郁金疏肝理气解郁;三棱主散结、活血化瘀;当归、川芎活血、调冲任;连翘则用以清热解毒散结。

【加减】若伴有胸肋、乳房胀满较甚则酌情加香附、佛手,以行气消胀;若伴风热毒邪则加金银花、菊花、蒲公英清热解毒;如痰浊壅盛加法半夏、白术健脾化痰、降浊;若伴腰酸乏力、神疲倦怠则加淫羊藿、仙茅益肾固冲;若血热而致月经量多而不止,则去三棱、莪术,加生地黄、牡丹皮、地榆,以凉血止血。

(八)金氏分三型治疗乳腺增生病 585 例

具体治法如下(其中病程最短者 9 天,最长者 13 年)。

1. 肝郁不调、气滞痰凝型

药用当归、法半夏、茯苓、海藻、瓜蒌壳、仙灵脾、莪术、川楝子各 15g,柴胡、青陈皮、甘草各 10g。

2. 肝郁气滞、痰气互结型

方用海浮石、昆布、海藻、地龙、白花蛇舌草、海蛤粉各 15g,三棱、莪术、郁金、玄胡、白芍、银柴胡各 10g。

3. 肝郁气滞型,肝脾失调型

方用当归、白芍、香附、夏枯草、川楝子各 15g,青陈皮各 10g,坤草 15g,郁金 15g,鸡血藤 25g。

【加减】若有闭经或痛经加五灵脂、蒲黄、刘寄奴;肝阳不足加女贞子、旱莲草;血虚加鸡血藤、熟地黄、首乌;肿块大加鬼箭羽、丝瓜络、鹿角霜、生牡蛎;气滞加柴胡、橘叶或青皮。在治疗期间,经前期应重用活血化瘀,经期宜调经,经后要调补肝肾。每日一剂 20 天为一疗程,未愈可间隔 3 日继续第二疗程,亦可连续服药。

【结果】痊愈 90.3%,显效 6.5%,有效 3.2%,一疗程治愈占 35.4%,2 个疗程治愈占 53.8%,3 个疗程者占 10.8%。随访半年者占 64.1%,1 年以上者占 33.7%,未见复发、未访者 12 例,因恶变手术者 1 例。

(九)乳泰胶囊治疗乳腺囊性增生病 2948 例

用本品(含柴胡、香附、延胡索、瓜蒌、当归、川芎、青皮、橘核各 12 ~ 15g,乳香、没药、王不留行、穿山甲、皂刺、昆布、夏枯草、郁金各 10 ~ 12g,每粒 0.4g。西安交通大学第二医院研制) 3 ~ 4 粒/次,日 3 次,口服;月经前用 15 天为一疗程。用 2 ~ 3 个疗程。

【结果】治愈 2165 例,好转 698 例,无效 85 例,总有效率 97.1%。

(十)他莫西芬联合三甲散治疗乳腺增生病

两组各 31 例,本组用三甲散加减(含鳖甲、龟甲、穿山甲、牡蛎各 100g,柴胡、红花、赤芍各 120g 研末)10g,每天 3 次口服,与对照组均用他莫西芬 20mg,每天顿服。均于月经干净后 3 ~ 5 天开始,21 天为一疗程。用 2 ~ 6 个疗程。随访半年。

【结果】两组分别显效(肿块最大直径缩小 >1/2,疼痛消失)25、18 例,有效 4、6 例,无效 2、7 例,总有效率 94%、78%。复发 2、4 例。见副作用反应 2、14 例。

(十一)仙莪汤治疗乳腺增生病 130 例临床观察

【组成】淫羊藿 5g,肉苁蓉、丹参、香附各 20g,仙茅、天冬各 12g,当归、川芎、郁金、桃仁、莪术、海藻、柴胡、白芥子各 10g。胸闷胀痛减肉苁蓉加川楝子、白芷;多疑善虑加合欢花、代赭石;失眠多梦加夜交藤、百合;病久加穿山甲、鹿角片。

日一剂水煎服,对照组 130 例,用乳癖消 3 片/次,日 3 次,口服,均 30 天为一疗程,用 2～3 个疗程。

【结果】两组分别治愈 68、30 例,显效 37、35 例,有效 20、36 例,无效 5、29 例,总有效 96%、68.2%。

(十二)化癖汤

柴胡 6g、枳实 12g、白芍 20g、青皮 10g、瓜蒌 30g、当归 12g、急性子 30g、夏枯草 12g、连翘 30g

【用法】月经前 5 天服药,连续服 5 天,月经期间不服药,再等下次月经前 5 天服药,有的月经不调,只要有结节痛胀或比平时增大就连服 5 剂,一般 10 剂增生肿块消失。(老鹳草单味可治疗乳腺增生)

参考文献:

[1]刘学敬.中西医结合治疗乳腺增生 100 例疗效分析.黑龙江中医药,2010,39(1):8-9.
[2]张寿芝.自拟消癖汤治疗乳腺增生症的临床观察.黑龙江中医药,2010,39(3):25.
[3]金东槿.慢性乳房囊性增生病中药治疗 585 例.辽宁中医杂志,1986(3):27.
[4]萧佐桃,邹商祈.中医杂病集成.2 版.长沙:湖南科学技术出版社,1992.
[5]薛兴欢.乳泰胶囊治疗乳腺囊性增生病 2948 例.陕西中医,2002,23(3):195-196.
[6]段凌,潘志欣.他莫西芬联用三甲散治疗乳腺增生病.辽宁中医大学学报,2010,12(7):157.
[7]周华凤.仙莪汤治疗乳腺增生病 130 例临床观察.实用中西结合临床,2004,4(1):48.
[8]高允旺.偏方治大病(续篇).太原:山西科学技术出版社,2005:183.

乳腺癌

乳腺癌是女性常见的恶性肿瘤之一,仅次于宫颈癌。全世界每年有 120 万妇女发生乳腺癌,我国女性乳腺癌占女性恶性肿瘤的 4.8%,男性乳腺癌占男性恶性肿瘤的 0.07%,发病与地域有一定的关系,发病高峰年龄从 45～60 岁,发展到 35～70 岁,有明显的上升趋势,已对妇女的身心健康构成了严重威胁。乳腺癌属中医学的"乳岩""乳痞"等范畴,另外"石痈""乳核""乳疽""乳毒""乳衄""番花奶"等也与乳腺癌类似。随着科学的发展,对中医药治疗乳腺癌有着新的进展和不可替代的疗效。

一、西医认识

乳腺癌发病的确切原因目前尚不清楚,较为复杂,与月经、婚姻、孕产、哺乳、体型、饮食习惯、乳房外伤、乳腺良性疾病、乳腺癌家族史及经济生活水平,尤其是饮食和妇女饮酒习惯的改变,绝经后体重的增加、吸烟、放射性照射、农药等不良刺激以及遗传因素等有关。

(一)高危因素

有一侧乳腺癌病史的女性其患新的乳腺癌危险性是正常人的 3～4 倍,且新的乳腺癌可能与第一次完全无关,或者在另一个乳房或在同一个乳房的不同部位。主要与第一次乳腺癌复发是完全不同的。

(二)中危因素

1. 年龄

随着年龄的增加,约 77% 的乳腺癌发生于 50 岁以上,50% 超过 65 岁,近年有年轻化的趋势。

2. 直接亲属患病史

如果母亲、姐妹、女儿等一级亲属患有乳腺癌,患病概率可增加一倍,而二级亲属有患乳腺癌的女性,风险可增加 0.5 倍,如果其母亲在绝经前曾患双例乳腺癌的,自身患乳腺癌的危险为一般妇女的 9 倍,而且乳腺癌患者的下一代出现乳腺癌的平均年龄均比一般人提前 10 年左右。姐妹当中有患乳腺癌者,其危险性为常人的 3 倍。需要强调的是,乳腺癌并不是直接遗传,有家族史的女性仅占所有乳腺癌患者的 5% ~ 10% 。而乳腺癌患者的亲属有 3/4 是不患乳腺癌的。

3. 基因

一个人若带有两种乳腺癌家族基因变异种 BRCA.1. 或 BRCA.2. 中的一个,那么此携带者的患病风险会增加。而携带有这些家族基因变异种的任何一种,其患病风险在其一生当中会增加 80% 。

4. 乳房肿块

如果早期乳房活组织检查结果显示异型增加(小叶或导管),则患乳腺癌的概率增加 4 ~ 5 倍。

(三)一般高危因素

1. 非直系亲属

姑、姨、奶奶、外婆、表姐妹等患有乳腺癌。

2. 早期乳房活组织检查异常

妇女早期的活组织检查显示下列任何一种的就可以增加患病的风险:特征复杂的纤维腺瘤;非典型增生;硬化性腺病;单个的乳头状瘤。

3. 婚育

女性未婚者危险性是已婚的 2 倍,年龄超过 40 岁未婚、未孕,或一生不生育或第一胎生育年龄大于 30 岁者,其乳腺癌的发病率明显高于正常婚育的妇女。专家认为,生育对乳腺癌的保护作用仅指在 30 岁以前有足月产者,哺乳对乳腺的保护作用主要是对绝经前的妇女。

4. 月经的影响

月经初潮小于 12 岁与大于 17 岁相比,乳腺癌发生的相对危险增加 2.2 倍。闭经大于 55 岁与小于 45 岁者发生乳腺癌的危险性增加一倍,月经的初潮早、绝经晚是乳腺癌最主要的两个危险因素。

5. 电离辐射

乳腺是对电离辐射致癌活性较敏感的组织。年轻时为乳腺有丝分裂活动阶段,对电离辐射致癌效应最敏感,而电离辐射的效应有累加性,多次小剂量暴露与一次大剂量暴露的危险程度相同,具有剂量-效应关系。接受胸部放射治疗及延长荧光 X 线透视的妇女,患乳腺癌的比例明显增加。

6. 不良生活习性

"高热量,高脂肪"的饮食习惯,"坐多,动少"缺乏锻炼的白领。长时间紧箍胸罩,难得给乳腺"松绑"的职业女性,还有过于追求事业的单身贵族或丁克族生活,不成家、不要孩子。这些都与乳腺癌发病率有关。超重(尤其脂肪堆积腰部)的肥胖者,超过正常体重 20% ~40%者,尤其是绝经后,都是多发因素者。

7. 激素替代治疗

乳腺癌与人体内分泌平衡失调有关系,雌激素刺激乳房腺体上皮细胞过度增生,是造成乳腺癌的重要原因。长期的雌孕激素联合治疗其他疾病会增加乳腺癌的患病率。这种风险在停止治疗 5 年或更久之后才会恢复正常,应予注意。

8. 精神因素

据调查,性格内向、长期抑郁,或个性强、"万事求好"者,或精神长期处于应激紧张状态,导致情绪上的不稳定、不平和,这些因素加上不良的生活习性,其风险性就更大了。

9. 药物伤害

有些药物如降压药利血平、吩噻唑等及甾体类药物有增加乳腺癌的患病率的作用。有些保健品、护肤品、化妆品中含有致癌成分,在使用中也要特别慎重。另外,空气中的有害成分,或工作环境的污染,使用蔬菜、水果上的残留农药等都具有不同程度的致癌成分。

10. 亲属关系

如有亲属患有卵巢癌、宫颈癌、子宫癌或结肠癌的家族史者。

因此,现代女性要提高自我保健意识,提倡晚婚晚育,但不宜太迟,女性结婚最好在 28 岁以前,提倡母乳喂养,合理膳食,加强锻炼,心胸开阔。科学生活,自保健康,预防为先。

二、中医的认识

中医学在整体概念和辨证思想的指导下,认为乳房属阳明经,乳头属厥阴经。乳腺癌的发生是寒袭阳明,郁伤肝脾,冲任失调,脏腑功能紊乱,邪毒蕴内,郁而发热,气滞血瘀。痰浊交凝,结滞乳中,则致乳岩。清代名医吴谦指出,"若患者果能清心涤虑,静养调理,庶可施治",说明了精神因素对本病的疗效起着举足轻重的作用。

1. 外邪侵犯

乳腺肿瘤多因肝经不舒,外邪乘虚而入,结聚于乳络,阻塞经络,气血运行不畅,瘀血内停,痰浊内生,乳癌乃成。《诸病源候论·石痈侯》曰:"有下乳者,其经虚,为风寒气客之,则血涩结……无大热,但结核为石。"说明六淫邪毒是"乳岩"的致病因素,如炎性乳癌为火毒之邪所致,乳头湿疹样癌为湿邪所致,外邪致病学说正与现代医学的病毒学说相吻合。

2. 禀赋不足

肾为先天之本,肾气化生天癸,激发冲脉与任脉的通盛,乳房发育过程中,先天肾气起着重要的作用。先天不足,肾精不充,气血亏虚,脏腑功能失调,内虚外伤,气虚运行不畅,或肝肾不足,冲任失调,脏腑及乳房的气血失和,或肝肾阴虚,阴虚则火旺,火旺则灼津炼痰,痰毒瘀血互结乳房成岩,是乳腺肿瘤发生的重要病理机制。这与现代医学关于机体自身免疫功能下降导致肿瘤发生的理论相近,也与受之于父母、家族遗传现象相似。

3. 情志损伤

情志变化与肝脾关系最为密切,长期处于不良的精神刺激,超出了人体的生理范围,则郁怒伤肝,忧思伤脾。《外科正宗》曰:"乳岩乃忧郁伤肝,思虑伤脾,积愁在心,所愿不得志者,致经络痞涩,聚结成核。"肝主疏泄,调畅气机,脾主运化水谷精微而生气血,若肝木失于疏泄,气滞血瘀,脾失健运痰湿内伤。气滞痰浊瘀血交阻于乳络可导致乳腺肿瘤。若肝失于疏泄,气结淤滞,可致乳腺增生病;肝郁化火,灼伤脉络可致乳管内乳头状瘤而乳头溢血;脾湿健运,水湿结聚而成痰浊,则可引起乳腺纤维瘤;若痰浊与邪毒互结则可导致乳腺癌。《疡医大全》曰:"忧怒抑郁,朝夕累积,脾气消阻,肝气横逆,筋失荣养,郁滞瘀痰,结成阴核"。也说明了与情志、精神有着密切的关系。

4. 饮食内伤

饮食不节,恣食膏粱厚味,脾失健运,清阳不升,浊阴不降,生湿聚痰,损伤脾胃,运化失司,酿痰生热以致经络不通,气血不行,气滞痰浊瘀血交互阻于乳络可致乳癌。《疡医大全》曰:"忿怒所浪,忧郁所积,厚味酿成,以致厥阴肝气不行,阳明之血腾沸,孔窍不通,结成坚核"。这与西医学饮食结构与肿瘤发生有相关性的观点也是相同的。

5. 冲任失调

冲任失调是乳房疾病最主要的致病因素。中医认为冲任是人体气血之海,上行为乳,下行为经,维持正常生理功能。感受外邪、情志创伤、生活不洁、体质虚衰、脏腑功能失调、气血失和等均可直接或间接损伤冲任,引起脏腑及乳房功能紊乱,气血运行不畅,气滞血瘀,阻滞乳络而成肿瘤,该理论与现代医学的内分泌失调学说有一定的关系。

病性属本虚标实。脏腑亏损,气血不足为发病之本,气郁、痰浊、瘀血、热毒等为发病之标。在正气虚衰,即气、血、阴阳俱虚,同时气、痰浊、瘀血、热毒等邪气盛实的基础上,产生因虚致实,因实而虚,虚实夹杂的病理过程,以致气滞、痰凝、血瘀、邪毒内蕴,结滞于乳络而成乳岩,故脏腑亏损、气血不足是乳腺癌的重要病因病机。

三、临床表现

(一)一般类型乳腺病

乳腺癌的发展过程一般分为三个阶段。

1. 早期

常无明显的自觉症状,可有乳房肿块,多为单侧少数有乳房轻微的钝痛或隐痛,少数偶发刺痛,呈间歇性和局限于病变处,不随月经周期而变化。

2. 中期

肿块明显肿大,乳房皮肤隆起,可扪及肿块,或凹凸不平,或固定不移,可出现"酒窝样",腋下可扪及肿大的淋巴结。

3. 晚期

肿块肿大、溃烂、流恶臭血水,出现血源性转移至肺、骨、肝、脑、肾,出现相应的病变表现。恶病质。

（二）临床特征

乳腺癌的临床表现主要是乳房肿块、乳房外形改变、乳头溢液及腋窝淋巴结肿大等。

1.乳腺肿块

肿块是促使患者就诊的主要症状。以乳头为界分上下，外上象约占50%，内上象约占30%，外下象约占10%，内下象约占5%。一般单侧乳房的单发肿块较常见，偶见2~3个，肿块大小不一，就诊较晚者肿块多较大，40%的原发癌仅乳腺局限性腺体增厚，触及不到肿块。肿块多为不规则形，亦可见圆形、卵圆形等。有些特殊型癌，因浸润较轻，即使较大的肿块，也表现为边界较清楚及活动度较好，如髓样癌、黏液癌、高分化腺癌等，肿块大多为实性、较硬，甚至为石样。但富含细胞的髓样癌及小叶癌常较软，黏液癌质地韧，囊性乳头癌则呈囊状有波动感。少数发生在脂肪型乳房（多见于老年）的小型癌，因脂肪包绕，触诊时给人以表面柔软的感觉。肿块活动度差，如侵犯胸大肌，活动度更小，甚至消失，晚期累及胸壁（肋间肌）时，则完全固定，即"铠甲胸"，注意肿块越小，上述特征越不明显，有时很难与良性肿块相鉴别。

2.乳房外形改变

（1）乳头和乳晕改变：当病灶侵及乳头或乳晕后方的纤维组织和导管系统时，导致组织挛缩，牵拉乳头，出现乳头偏向肿瘤一侧，或乳头回缩、凹陷，直至完全回缩入乳晕下，或表现为乳头糜烂、结痂等湿疹样改变。

（2）局部皮肤改变：病灶的大小对皮肤的侵犯程度也不同，可出现相应的改变和特征。粘连时出现"酒窝征"。病灶堵塞皮下淋巴管、皮肤水肿增厚、毛囊深陷，呈"橘皮样变"。浸入胸大肌不易推动，形成"铠甲样变"，皮溃呈现"菜花样变"。

（3）乳房轮廓改变：由于病灶浸润、牵拉可使乳腺弧度发生改变，出现异常的凹凸现象、乳房的抬高、乳头水平的高低变化。

3.乳头溢液

病灶位于大导管或为管内癌者，合并乳头溢液者较多，有时仅有溢液，而触不到明显肿块，可为管内癌的早期临床表现，但乳腺癌以乳头溢液为唯一症状者少见。多伴有乳腺肿块，乳腺癌的乳头溢液发生率较低，一般在10%以下。血性溢液中有12%~25%为乳腺癌，但50岁以上患者出现乳头溢液，乳腺癌可达64%。溢液多见于单侧乳房的单个乳管口，溢液可自行溢出，亦可挤压而被动溢出，其性质多见于血性或浆液血性溢液。

4.淋巴结

区域淋巴结肿大为首发症状，最多见于同侧腋淋巴结，无转移时是扪不到的，若在同侧的腋窝或锁骨上扪及淋巴结肿大、质硬、活动差或痛感，其转移的可能性很大。

（三）特殊类型乳腺癌

1.炎性癌

临床少见，多发生于青年妇女，半数发生在妊娠或哺乳期，起病急骤，乳房迅速肿大，皮肤肿胀，色红或紫红色。但无明显的肿块，转移甚广，对侧乳房往往不可被侵及，早期即可出现腋窝部，锁骨上淋巴结肿大。本病恶性程度极高，病程短，常于一年内死亡。

2.湿疹样癌

临床较少，皮肤表现类似慢性湿疹，乳头和乳晕的皮肤发红，轻度糜烂，有浆液渗出因而潮湿,有时覆盖着黄褐色的鳞屑状结痂,病变皮肤质硬与周围分界清楚。多数患者感到奇痒,或有轻微灼痛,数年后病变蔓延到乳晕以外皮肤,色紫而硬,乳头凹陷,破溃后易出血,逐渐乳头蚀落,疮口凹陷,边缘坚硬,乳房内可出现坚硬的肿块。

四、中医诊断

中医学对乳腺癌的诊断是运用中医学的辨证论治方法,通过诊察乳房的局部症状和全身症状,结合现代的各种临床常用检查资料,然后依据八纲辨证进行推理分析,加以综合归纳,应以辨证和辨病相结合,全面了解疾病发生、发展、转归和预后,为正确的治疗提供依据。

诊断依据:国家中医药管理局颁布《中医病症诊断疗效标准》ZY/T001.9-94

1. 大多数发生在45~60岁的女性,尤以未婚或婚后未曾生育者多见。

2. 初期:乳房内有一肿块,多见于外上方,质地坚硬,表面高低不平,逐渐长大。

3. 中期:经年累月,始觉有不同程度的疼痛。肿块形如堆粟或覆碗,与周围组织粘连,皮核相亲,推之不动,皮肤呈"橘皮样"改变,乳头内缩或抬高,若皮色紫褐,上布血丝,即将溃烂。

4. 后期:溃后岩肿愈坚,疮口边缘不齐。有的中间凹陷很深,形如岩穴;状如翻花,常流臭秽血水。患侧上肢肿胀。

5. 可在患侧腋下、缺盆上下凹处触到质地坚硬的硬块,或转移至内脏或骨骼。可出现发热、神疲、心烦不寐、形体消瘦等症。

6. 钼靶X线乳房摄片,液晶热图像检查,乳头血性分泌物细胞学检查有助诊断,必要时做组织病理检查。

五、辅助检查

乳腺恶性肿瘤根据现代医学的检查是必要的且是重要的依据。

1. 乳腺钼靶X线摄影

乳腺X线检查对多种乳房疾病具有较好的敏感性和特异性,特别是在鉴别良、恶性病变及乳腺癌的早期诊断方面具有明显优势,对乳腺癌的诊断符合率可达90%以上,并能发现隐性乳腺癌,是目前公认的乳腺癌最有效、最可靠的诊断方法,也是乳腺检查中必不可少的一项检查。它包括直接征象,是为肿块本身所形成的影像,可见边界密度和结构等表现;间接征象,为肿块周围组织受到浸润,或肿瘤引起的某些异常改变所产生的。间接征象可与直接征象同时出现,也可前后出现,二者配合可以提高诊断准确率。

(1)直接征象:肿块阴影是乳腺癌最常见和最基本的X线征象,临床乳腺癌中85%~90%的病例可见致密块影,形态多样,是诊断恶性肿瘤的重要征象之一。

1)毛刺状肿块:星芒状肿块为乳腺癌恶性肿瘤最常见的表现,93%~95%的星芒状病变为恶性肿瘤,以肿块为中心,向周围呈放射状分布,呈条索状致密影,形成毛刺的因素有癌组织浸润、淋巴管、导管、血管、悬韧带等不同组织,故毛刺状也各不相同。

2)分叶肿块:表现为周围凹凸不平,形状不规则,密度不均匀,肿块内常会出现不规则的透亮区与透明的分隔线。主要由于肿瘤的多中心生长,肿瘤增长的不平衡性,肿瘤周围组织的影响,肿瘤出血,囊样改变形成。

3)透亮环肿块:肿块周围环绕一圈低密度的透亮带,俗称"晕轮征象"。为纤维细胞、浆细胞、淋巴细胞、巨噬细胞等结缔组织形成的水肿环,外层被脂肪包绕,属低密度组织与肿块对比,呈密度减低的透亮带。

4)模糊肿块:无明确的边界,边缘模糊,呈毛玻璃样致密影。主要原因是大量的炎性细胞渗出,出现水肿和癌组织破坏,尤其发生在肿瘤的周边部位时,使整个肿块边缘模糊不清,可结合间接征象进行诊断。

其他还有囊壁肿块、花瓣性肿块、圆形和椭圆形肿块等,多为良性肿瘤的特征,但经手术病理证实,其中亦有恶性之可能,还应结合间接征象综合判断。间接征象有些属于癌周围组织被浸润继发而成,有些是癌发生时引起乳腺代谢障碍及生理功能异常所致。乳腺癌 X 线间接征象,一方面可以配合直接征象作出准确诊断。另外,有些有肿瘤形成前出现的间接征象更可作为早期诊断的指标。

(2)间接象征

1)无论乳腺腺体实质是何种类型,钙化相对肿块易于发现,区分钙化的良恶性是极具有挑战性的,有时不经过穿刺活检难以实现。

2)正确的乳腺 X 线分析需要对导致各类型钙化的病理生理过程有所了解。钙化主要分两种基本的组织学类型:导管和小叶来源。不规则边缘和大小形态不一的微钙化提示导管来源;圆形、类似大小的微钙化提示小叶来源。局限于导管内的细微、线状、分支状钙化 96% 组织学为恶性(各级的 DCIS、佩吉特病等),4% 为良性(浆细胞乳腺炎或分泌性病变等)。局限于小叶内的多形性钙化 61% 组织学为恶性,39% 为良性(纤维囊性病、纤维腺瘤、乳头状瘤、脂肪坏死等)。无定型,模糊钙化约 47% 组织学为恶性,53% 为良性。腺体组织外的钙化多为良性钙化,如血管壁、纤维腺瘤和油样囊肿或钙化。

3)诊断原则:重点分析钙化的分布和形态以及钙化的密度,乳腺癌的钙化多表现为多形性和不均质形钙化及线样或线样分支状钙化。恶性钙化的出现常提示局部组织雌、孕激素受体的低表达。有较高复发率的浸润性乳腺癌中存在广泛的导管内成分,即含有导管原位癌成分,这些成分易表现钙化。

4)诊断步骤:X 线观察强调双侧对称,系统分析,注意观察钙化的形状、边缘、大小、密度、数量、分布及伴随的其他征象(如肿块、非对称性致密影、结构扭曲、血管增粗、皮肤增厚、乳头内陷、腋淋巴结肿大等),并注意与前片比较,必要时辅以点压放大摄影技术。

钙化可位于中块内或外,肿块和钙化只要有一个表现为典型的恶性征象就可将其诊断为恶性病变。

2.超声检查

超声检查便利、安全及可重复而被广泛应用,准确率也可达 80%～85%,但对 1cm 以下病灶诊断准确率有待进一步提高,临床主要用于辅助 X 线检查不足。

乳腺癌肿块内部为低回声或不均匀回声,恶性不同组织学类型的癌肿可使肿块后方回声增强或衰弱,肿块无滑动、无压缩多数肿块长度大于深度,呈锯齿状,边界不清,无包膜,周边凹凸不平,有角状突起或蟹足样延伸,其生长方式为向四周各个方向浸润发展,部分肿块周边显示强回声带。有的肿块内显示较强的粗斑点状回声。如皮肤局部回声线增厚,分层不清晰,乳头回缩,导管扩张,Cooper 韧带呈线性或三角形增厚,应高度重视是否有早期乳腺癌,乳腺癌由于病理及组织学的特点、声学物理性质的不同,使各型乳腺癌声像图出现某些特征性改变。

根据组织来源分类:

(1)上皮性肿瘤:统称乳腺癌,种类较多,有原位性癌(导管内癌、小叶原位癌)、浸润性导管癌、浸润性小叶癌、黏液样腺癌、髓样癌、炎性乳癌等。

（2）间叶肿瘤：包括脂肪肉瘤、平滑肌肉瘤、恶性分叶状肿瘤等。

（3）乳头肿瘤：即乳头佩吉特病。

（4）淋巴瘤。

（5）转移性肿瘤。

（6）男性乳腺癌：其中以乳腺癌最为多见，多为单侧发病，偶有双侧发生者，乳腺癌有家族遗传倾向。

3. 乳腺导管造影

乳腺导管造影能清晰显示树状乳腺导管的全貌及其内部的微细结构，观察病变的部位及范围，弥补平片之不足，是早期发现微小癌的重要方法，适用于不伴有乳房肿块的单个乳管呈血性、浆液性、水样乳头溢液者，或乳头溢液伴相应区域乳房包块诊断不明者。

4. 热像图检查

采用接触或不接触的测温方法，用图像显示乳腺恶性病变处的局部体表温度是否高于正常，从而诊断疾病。常用热图检查有液晶及远红外图像两种方法。

5. 近红外线扫描检查

它对乳腺诊断准确率可达80%，且对乳腺充血性病变和血管的显示有一定的特点。乳腺癌的近红外线乳腺扫描图像表现为局限性边缘不清的深灰或黑色的不均匀的吸光团，加压后不退色(不发白)，有时全乳呈深灰，需要增加探测器的亮度来得到与正常乳腺同样分辨图像。

6. CT 扫描

用于不能扪及的乳腺病检查前定位，确诊乳腺癌的手术前分期检查乳腺后区、腋部及内乳淋巴结有无肿大，有助于制订治疗方案，CT 扫描对纵隔、乳内淋巴结及胸前病灶的诊断有极大的优势。但 CT 不是乳腺癌常规的诊断方法。

7. MRI

在鉴别良、恶性病变，发现乳腺癌前病变可能有较大前景，临床常用于保乳手术术前定位，以及确定有无多发病灶、卫星灶等。但 MRI 不能显示微细钙化点，目前研究尚不能满足临床需要。

8. 细胞学检查

包括细针吸取细胞学检查、乳头溢液涂片细胞学检查、乳头或肿瘤刮片细胞学检查及乳腺肿瘤切除标本印片细胞学检查等，主要用于孤立病变，考虑为囊肿、良性或恶性肿瘤。临床症状明显的囊性病变，乳腺癌术后瘢痕上孤立或多发的小结节，可疑的远处转移病灶，包括皮肤结节和肿大的淋巴结等可行诊断性穿刺。

9. 活组织检查

用于乳腺癌诊断的活组织检查方法有切除活检、切取活检、穿刺活检、溃疡病灶的吸取活检、乳管内镜吸取活检等，免除冷冻活检检查时的误差，并可进行激素受体检测，为治疗提供病理依据。

10. 组织病理学检查

包括病理分级、估计恶性程度和预后。

11. 生物和生化标记检查

肿瘤标记是指肿瘤细胞区分于正常细胞的生物学和分子特征：是在肿瘤发生、发展过程中,由肿瘤细胞合成、释放或宿主对肿瘤反应性释放的一类物质。包括癌胚抗原(CEA)、降钙素、含铁蛋白(SF)、单克隆抗体(CA15-3)、人绒毛膜促性腺素、乳蛋白、酪蛋白等。应用多种标记作为联合指标,可以提高诊断价值,但临床应用尚无足够的特异性和敏感性,有些检查方法尚未成熟,因此仅限于较晚期乳腺癌病例。

对 CEA、SF、CA15-3、P53、NM23,对乳腺癌的转移、检测和基因治疗、综合治疗及预后判断有着重要的参考意义。

对激素受体检查,如雌激素受体(ER)、孕激素受体(PR)、细胞增殖形状的抗原(Ki-67)、人表皮生长因子受体2(Her-2),对预测乳腺癌的预后有一定的意义,应同时进行检测。

12. 临床分期

Ⅰ期:癌瘤完全位于乳房组织内,直径小于 3cm,与皮肤和胸肋膜无粘连,局部淋巴结无转移。

Ⅱ期:癌瘤直径不超过 5cm,尚有一定的活动度,与覆盖之皮肤有粘连,与胸部肋膜、肌肉也有粘连,同侧腋窝有数个散在而活动的淋巴结。

Ⅲ期:癌瘤与胸壁,胸肌紧密粘连,广泛扩散,致使皮肤水肿,同侧腋窝淋巴结固定,或呈广泛转移。

国外多采用 T(原发瘤癌)、N(局部淋巴结)、M(远处转移)分期。

六、鉴 别 诊 断

1. 乳腺纤维腺瘤

是一种多见于十几岁至 30 岁以下的女性良性肿瘤,与雌激素的分泌有紧密关系,圆形或扁圆形。单发或多发,质坚韧,表面光滑或结节状,分界清楚,无粘连,触之有滑动感。肿块无痛,生长缓慢,但在妊娠时增大较快。

2. 乳腺增生症

是由于内分泌激素的功能紊乱引起乳腺肿胀、肿块,在月经前期症状加重,肿块多有疼痛,以 35 ~ 45 岁多发,其本质既非炎症又非肿瘤,而是正常结构的错乱。一般有典型体征和症状,容易区别。而硬化性腺病常在乳腺内有界限不清的硬结,体积较小,临床上常难以与乳腺癌相区别,应通过多种物理检查来鉴别。

3. 乳腺囊性增生病

该病发病率较高,为临床上常见的乳腺组织病变。本病亦可引起乳房腺体增厚和数个颗粒样、片块样结节,质不硬,不与皮肤及胸壁粘连,可有程度不等的自觉疼痛或触痛,其症状体征常随月经周期而变化,一般无腋窝淋巴结肿大。X 线钼靶摄片及活组织或细胞学检查可鉴别。

4. 乳腺结核

临床较少见,占各种乳腺疾病的 1.3% ~ 4.1%,临床表现为乳腺炎症性病变,常形成肿块,有时可有乳头内陷、乳头溢液、橘皮样变以及同侧腋窝淋巴结肿大等,易误诊为乳腺癌。本病多见于青中年,多数患者有结核病史及结核病症状,抗结核治疗有效,活检可明确诊断。

5. 急性乳腺炎

多见于初产妇,有乳汁淤滞导致细菌感染而发病,但可能与炎性乳腺癌混淆。急性乳腺炎的局部炎症表现比炎性乳腺癌局限,但发热、局部疼痛、压痛的表现更明显。炎性乳腺癌很少发生于哺乳期,晚期乳腺癌破溃前,表面皮肤可出现红肿现象,应与轻度乳腺感染区别。必要时进行病理检查。

6.对浆细胞性乳腺炎、乳腺恶性淋巴瘤、叶状囊肉瘤、乳腺脂肪坏死等病的鉴别:多需要病理、细胞或物理检查有助诊断。

七、治疗

(一)西医治疗

乳腺癌是一种严重威胁女性健康的疾病,发病率有逐年上升的局势,但病死率却呈下降趋势。其主要原因除了早期发现、早期诊断以外,规范化治疗方法的进步及新药的不断出现也是功不可没,乳腺癌的治疗在各种肿瘤里可以算是发展最快的,也是最规范的,而且国内水平与国际先进水平基本无大区别。

目前,西医治疗以手术切除为首选,同时结合放疗、化疗、内分泌疗法、免疫疗法、靶向疗法及中医中药的治疗等,其趋势更加人性化、个体化、规范化。

一般说:临床Ⅰ期及Ⅱ期的乳腺癌可行根治术;Ⅱ期患者手术后尚需辅助治疗(化、放疗或内分泌治疗);Ⅲ期病例,通过术前化疗、放疗准备,进行根治术治疗亦得到良好效果;Ⅳ期患者,由于远处转移,乳房根治术多属无益,只能进行放、化疗,或内分泌治疗。近年来由于对乳腺癌激素受体(ER)的研究,使得ER阳性患者,接受抗雌激素治疗,受到明显效果。

1.手术治疗

手术治疗仍为乳腺癌的主要治疗手段之一。Halsted首创乳癌根治术,因手术合理、疗效明确,近百年来成为人们治疗乳腺癌所遵循的标准方式。但其选择尚缺乏统一意见。然原则是:掌握以根治为主,尽量减少手术破坏,早期乳腺癌在条件允许的情况下尽量保留乳房外形。

(1)手术治疗的适应证:符合国际临床分期Ⅰ、Ⅱ及部分Ⅲ期首次治疗的乳腺癌患者。

(2)手术治疗的禁忌证

1)全身性禁忌证:①肿瘤远处转移者;②年老体弱不能耐受手术者;③一般情况差,呈现恶病质者;④重要脏器功能障碍不能耐受手术者。

2)局部病灶的禁忌证:Ⅲ期患者出现下列情况之一者。①乳房皮肤橘皮样水肿超过乳房面积的一半;②乳房皮肤出现卫星状结节;③乳腺癌侵犯胸壁;④临床检查胸骨旁淋巴结肿大且证实为转移;⑤肿瘤侧上肢水肿;⑥锁骨上淋巴结病理证实为转移;⑦炎性乳腺癌。

有下列5种情况之二者:①肿瘤破溃;②乳房皮肤橘皮样水肿占全乳房面积1/3以内者;③癌瘤与胸大肌固定;④腋淋巴结最大直径超过2.5cm;⑤腋淋巴结彼此粘连或与皮肤、深部组织粘连。

(3)手术方式

1)乳腺癌根治术

操作原则:①原发灶及区域淋巴结应做整块切除;②切除全部乳腺及胸大、小肌;③腋淋巴结做整块彻底的切除。

原则是减少损伤,彻底清除病灶。

术后并发症:①皮下积液,多因皮片固定不佳或引流不畅所致,可采用皮下与胸壁组织间多处缝合固定及持续负压引流而防止;②皮片坏死,由于皮肤缝合过紧及皮片过薄等均可为其发生原因,皮肤缺损较多时,宜采用植皮;③患侧上肢水肿。

患侧上肢抬举受限,主要是术后活动减少,皮下瘢痕牵引所致,要加强功能性锻炼月余。

2)乳腺癌扩大根治术:乳腺癌扩大根治术包括乳腺癌根治术,即根治术及内乳淋巴清除术,即清除 1～4 肋间淋巴结,术时需切除 2、3、4 肋软骨。手术方式有胸膜内法及胸膜外法,前者则伤大,并发症多,因而多用后者。

3)仿根治术(改良根治术):主要用于非浸润性癌或Ⅰ期浸润性癌。Ⅱ期临床观察腋淋巴结肿大者亦可选择应用(分Ⅰ式、Ⅱ式术)。

4)乳房单纯切除术:作为一种古老术而曾被乳腺癌根治术而取代,近年随着乳腺癌生物学及中医学的发展,而全乳切除术又重新引起重视。它的适应证,一是对非浸润性或腋窝淋巴结无转移的早期病例,术后可不加放疗;二是对局部较晚期乳腺癌用单纯切除术后辅以放疗,以及中医药治疗适应证应限于年老体衰者或某些只能行姑息切除的晚期病例。

5)小于全乳切除的术式:对发现病变较早及术后生存质量要求较高者,因而报道有很多小于全乳腺切除的保守手术式,术后有些应用放疗、中药治疗。

2. 辅助化疗

乳腺癌为全身性疾病,已被众多的实验和临床观察所证实,当乳腺癌发展到大于 1cm,在临床上可触及肿块时,往往已是全身性疾病,可存在远处微小转移灶,只是用目前的检查方法尚不能发现而已。此外,乳腺癌血行转移常在早期即可发生,推断乳腺癌在临床确诊时,50%～60% 已经发生了血行转移,以微小癌灶隐藏于体内。手术治疗的目的在于使原发肿瘤及区域淋巴结得到最大程度的局部控制,减少局部复发,提高生存率。但是肿瘤切除以后,体内仍存在残余的肿瘤细胞,故应将乳腺癌视为全身性疾病以加强全身治疗,如全身化疗、中医药治疗等,无疑是提高乳腺癌远期疗效的合理性措施。

(1)术前辅助化疗

1)术前化疗的作用:①尽早控制微转移灶;②使原发癌及其周围扩散的癌细胞产生退变或部分被杀灭,以减少术后复发及转移;③进展期乳腺癌以及炎症性乳腺癌限制了手术治疗的实施,术前化疗可使肿瘤缩小,以便手术切除;④可以根据切除肿瘤根本,评价术前化疗效果,作为术后或复发时选择化疗方案的参考。

2)术前化疗的方法:①术前全身化疗,可采用氟尿嘧啶(5-FU)静滴＋口服亚叶酸钙(CF)方案做乳腺癌术前新辅助化疗,疗效明显,不良反应可耐受;②术前动脉灌注化疗,有胸内动脉插管及锁骨下动脉插管两种方法。

(2)术后辅助化疗:"中国抗癌协会乳腺癌诊治指南与规范"(2013 版)(摘自《中国癌症杂志》2013 年 23 卷 8 期 660 页)。

1)适应证:①肿瘤 >2cm;②淋巴结阳性;③激素受体阴性;④Her-2(对 T_{Ia} 以下患者目前无明确证据推荐使用辅助化疗);⑤组织学分级为 3 级,辅助化疗方案的制订应综合考虑肿瘤的临床病理学特征,患者方面的因素和患者的意愿及化疗可能的获益和由之带来的不良反应等。免疫组化检测应按常规包括 ER、PR、HER-2 和 Ki-67。

2)禁忌证:①妊娠期,妊娠早、中期患者应慎重选择化疗;②年老体弱且伴有严重内脏器质性病变者。

3)辅助化疗方案与注意事项

A. 选择联合化疗方案,常用的有:①以蒽环类为主的方案,如 CAF、A(F)C、FE100C 方案

(C,环磷酰胺;A,多柔比星;E,表柔比星;F,氟尿嘧啶)。虽然吡柔比星(THP)在欧美少有大组的循证医学资料,但在我国日常临床实践中,用吡柔比星代替多柔比星也是可行的。THP推荐剂量为40~50mg/m²。②蒽环类与紫杉类联合方案,例如TAC(T,多西他赛)。③蒽环类与紫杉类序贯方案,例如AC→T/P(P,紫杉醇)或FEC→T。④不含蒽环类的联合化疗方案,适用于老年、低风险。蒽环类禁忌或不能耐受的患者。常用的有TC及CMF方案(C,环磷酰胺;M,甲氨蝶呤;F,氟尿嘧啶)。

B.若无特殊情况,一般不建议减少化疗的周期数。

C.在门诊病历和住院病史中应当记录患者当时的身高、体重及体表面积,并给出药物的每平方米体表面积的剂量强度。

一般推荐首次给药剂量不得低于推荐剂量的85%,后续给药剂量应根据患者的具体情况和初始治疗后的不良反应,可以一次下调20%~25%。每个辅助化疗方案仅允许剂量下调2次。

D.辅助化疗一般不与内分泌治疗或放疗同时进行,化疗结束后再开始内分泌治疗,放疗与内分泌治疗可先后或同时进行。

E.化疗时应注意化疗药物的给药顺序,输注时间和剂量强度,严格按照药品说明和配伍禁忌使用。

F.蒽环类药物有心脏毒性,使用时需评估LVEF[做心电图(或)左室射血分数——编者注],至少每3个月一次。如果患者使用蒽环类药物期间发生有临床症状的心脏毒性或无症状但LVEF<45%抑或较基线下降幅度超过5%,可考虑检测肌钙蛋白(cTnT),必要时应先停药并充分评估患者的心脏功能,后续治疗要慎重。

附:治疗方案

(1)CAF方案

环磷酰胺100mg/m²,po,第1~14天

多柔比星30mg/m²,iv,第1、8天

氟尿嘧啶500mg/m²,iv,第1、8天

28天为1个周期

(2)FAC方案

氟尿嘧啶500mg/m²,iv,第1、8天

多柔比星50mg/m²,iv,第1天

环磷酰胺500mg/m²,iv,第1天

21天为1个周期

(3)FEC方案

环磷酰胺400mg/m²,iv,第1、8天

表柔比星50mg/m²,iv,第1、8天

氟尿嘧啶500mg/m²,iv,第1、8天

28天为1个周期

(4)TAC方案

多西他赛75mg/m²,iv,第1天

多柔比星50mg/m²,iv,第1天

环磷酰胺 $500mg/m^2$,iv,第 1 天

21 天为 1 个周期共 6 个周期

[所有周期均用 G-CSF(重组人粒细胞集落刺激因子)支持]

(5)AC→P/T 方案

多柔比星 $60mg/m^2$,iv,第 1 天

环磷酰胺 $600mg/m^2$,iv,第 1 天

21 天为 1 个周期,共 4 个周期

序贯以紫杉醇 $80mg/m^2$,iv,1 小时,第 1 天,每周 1 次,共 12 周

或紫杉醇 $175mg/m^2$,iv,1 小时,第 1 天,每 3 周 1 次,共 12 周

或多西他赛 $100mg/m^2$,iv,第 1 天,21 天为 1 个周期共 12 周期

(6)FEC→T 方案

氟尿嘧啶 $500mg/m^2$,iv,第 1 天

表柔比星 $100mg/m^2$,iv,第 1 天

环磷酰胺 $500mg/m^2$,iv,第 1 天

21 天为 1 个周期,共 3 个周期

序贯以多西他赛 $100mg/m^2$,iv,第 1 天

21 天为 1 个周期,共 3 个周期

(7)TC 方案

多西他赛 $75mg/m^2$,iv,第 1 天

环磷酰胺 $600mg/m^2$,iv,第 1 天

21 天为 1 个周期,共 4 个周期

(8)CMF 方案

环磷酰胺 $100mg/m^2$,po,第 1～14 天

甲氨蝶呤 $40mg/m^2$,iv,第 1、8 天

氟尿嘧啶 $600mg/m^2$,iv,第 1、8 天

28 天为 1 个周期,共 6 个周期

3. 放射治疗

放射治疗是治疗乳腺癌的主要组成部分,是局部治疗手段之一。与手术治疗相比较,放射治疗受解剖学、患者体质等因素的限制少,但是放射效果受射线的生物学效应的影响。放射治疗多用于综合治疗,包括根治术之前或后做辅助治疗、晚期乳腺癌的姑息性治疗。近 10 年来,较早的乳腺癌以局部切除为主的综合治疗日益增多,疗效与根治术无明显差异,放射治疗在缩小手术范围中起了重要作用。

(1)术前放射治疗

1)适应证:①原发灶较大,估计直接手术有困难者;②肿瘤生长迅速,短期内明显增长者;③原发灶有明显皮肤水肿或胸肌粘连者;④腋淋巴结肿大或与皮肤及周围组织有明显粘连者;⑤应用术前化疗肿瘤退缩不理想的病例;⑥争取手术切除的炎性乳腺癌患者。

2)术前放疗的作用:①可以提高手术切除率,使部分不能手术的患者再获手术机会;②由于放射抑制了肿瘤细胞的活力,可降低术后复发率及转移率,从而提高生存率;③由于放射,延长了术前观察时间,有使部分亚临床型远处转移的病例避免一次不必要的手术。

但是术前放疗的缺点是增加手术并发症,影响术后正确分期及激素受体测定结果。一般不用快速放射或超分割放射,放射结束后 4~6 周施行手术较为理想。

（2）术后放射治疗

1）适应证:全乳切除术后放疗可以使腋窝淋巴结阳性的患者 5 年局部一区域复发率降低到原来的 1/4 左右。全乳切除术后,具有下列预后因素之一,则符合高危复发,具有术后放疗指征,该放疗指征与全乳切除的具体手术方式无关:①原发肿瘤最大直径≥5cm,或肿瘤侵及乳腺皮肤、胸壁;②腋窝淋巴结转移≥4 枚;③淋巴结转移 1~3 枚的 T1/T2,目前的资料也支持术后放疗的价值,其中包含至少下列一项因素的患者可能复发风险更高,术后放疗更有意义;年龄≤40 岁,腋窝淋巴结清扫数目 <10 枚时转移比例 >20%,激素受体阴性,HER-2/neu 过表达等。

2）与全身治疗的时序配合:具有全乳切除术后放疗指征的患者,一般都具有辅助化疗适应证,所以术后放疗应在完成末次化疗后 2~4 周内开始。个别有辅助化疗禁忌证的患者可以在术后切口愈合、上肢功能恢复后开始术后放疗。内分泌治疗与放疗的时序配合目前没有一致意见,可以同期或放疗后开展;曲妥珠单抗治疗患者只要开始放疗前心功能正常可以与放疗同时使用,但这些患者不宜照射内乳区;其次,左侧患者尽可能采用三维治疗技术,降低心脏照射体积,评估心脏照射平均剂量至少低于 8Gy。

（3）对放疗区域和放疗剂量(略)。

4. 乳腺癌术后辅助内分泌治疗(2013 版指南)

（1）激素受体 ER 和(或)PR 阳性的乳腺癌患者。

（2）治疗前谈话:①辅助内分泌治疗的目的是降低肿瘤复发率,提高总生存率;②内分泌治疗的不良反应。

（3）内分泌治疗与其他辅助治疗的次序:辅助内分泌治疗与化疗同时应用可能会降低疗效。一般在化疗之后使用,但可以和放射治疗以及曲妥珠单抗(赫塞定)治疗同时应用。

（4）绝经前患者辅助内分泌治疗方案与注意事项

1）一般情况下首选他莫西芬 20mg/d,5 年,治疗期间注意避孕,并每半年至 1 年进行一次妇科检查,通过 B 超了解子宫内膜厚度。服用他莫西芬 5 年后,患者仍处于绝经前状态,部分患者(如高危复发)可考虑延长服用至 10 年。目前尚无证据显示,服用他莫西芬 5 年后的绝经前患者,后续应用卵巢抑制联合第三代芳香化酶抑制剂会进一步使患者受益。

虽然托瑞米芬在欧美少有大组的绝经前乳腺癌循证医学资料,但在我国日常临床实践中,用托瑞米芬代替他莫西芬也是可行的。

2）卵巢去势推荐用于下列绝经前患者

A. 高度风险且化疗后未导致闭经的患者,可同时与他莫西芬联合应用。卵巢去势后也可考虑与第三代芳香化酶抑制剂联合应用,但目前尚无充分证据显示芳香化酶抑制剂联合卵巢功能抑制将优于他莫西芬联合卵巢功能抑制剂。

B. 不愿意接受辅助化疗的中度风险者,可同时与他莫西芬联合应用。

C. 对他莫西芬有禁忌者。

D. 卵巢去势有手术切除卵巢、卵巢放射及药物去势,若采用药物性卵巢去势,目前推荐的治疗时间是 2~3 年。

E. 若应用他莫西芬 5 年后处于绝经后状态,可继续服用芳香化酶抑制剂 5 年,或停止用药。

(5)绝经后患者辅助内分泌治疗的方案及注意事项

1)第三代芳香化酶抑制剂向所有绝经后的 ER(或)PR 阳性者推荐,尤其是具备以下因素的患者:

A. 高度复发风险者;

B. 对他莫西芬有禁忌的患者,或使用他莫西芬出现中、重度不良反应的患者;

C. 使用他莫西芬 20mg/d,5 年后高度风险患者。

2)芳香化酶抑制剂可以一开始就用 5 年(来曲唑、阿那曲唑或依西美坦),也可以在他莫西芬 2~3 年后再转用芳香化酶抑制剂满 5 年,或直接改用芳香化酶抑制剂 5 年;也可以在他莫西芬用满 5 年之后再继续应用 5 年芳香化酶抑制剂,还可以在芳香化酶抑制剂用 2~3 年后改用他莫西芬用满 5 年。不同的芳香化酶抑制剂种类都可选择。

3)选用他莫西芬 20mg/d,5 年,是有效而经济的治疗方案。治疗期间应半年至 1 年进行一次妇科检查,通过 B 超了解子宫内膜厚度。

4)也可选用他莫西芬以外的其他雌激素受体调节剂,如托瑞米芬。

5)绝经前患者内分泌治疗过程中,因月经状态改变可能引起治疗调整。

6)芳香化酶抑制剂和促性腺激素释放激素(LHRH)类似物可导致骨密度下降或骨质疏松,因此在使用这些药物前常规推荐骨密度检测,以后在药物使用过程中,每 6 个月监测一次骨密度。

专家认为:①对绝经后激素受体阳性乳腺癌:应用芳香化酶抑制剂(AI)5 年,也可 TAM 2~3 年,序贯 AI,或 AI2~3 年,序贯 TAM;②中高危早期乳腺癌对手术后 5 年 AI 辅助治疗结束后,可继续使用 AI 或改用 TAM;③绝经前乳腺癌患者,应先用 TAM,内分泌治疗 5 年,并可联合卵巢抑制剂。

5. 乳腺癌术后辅助曲妥珠单抗治疗

(1)适应证:原发浸润灶 >1.0cm,HER-2 阳性时,推荐使用曲妥珠单抗;原发肿瘤在 >0.5cm,但 <1.0cm 时可考虑使用。

1)HER-2 阳性是指免疫组化法检测为 +++,或原位杂交法(ISH)显示为阳性。

2)经免疫组化检测 HER-2(++)的患者,应进一步做 ISH 明确是否由基因扩增。

(2)相对禁忌证

1)治疗前左室射血分数(LVEF)<50%。

2)同期正在进行蒽环类药物化疗。

(二)中医治疗

中医学认为,乳腺癌的发生是在正气亏虚、脏腑功能衰退的基础上,外邪与内生的痰湿和瘀血等病理产物相搏,以致气滞、血瘀、痰凝、毒聚结于乳络而成。故本病的发生、发展是因虚致病,因实而虚,虚实夹杂的过程。因外邪性质的差异,致病之病理产物的不同,而有各自不同的症候表现。临床治疗应以扶正与祛邪相结合为总原则。明辨正邪衰盛、病变部位及病程阶段而确立不同的治法。一般早期宜祛邪为主,扶正为辅;中期宜扶正祛邪同时兼顾;晚期宜扶正为主,祛邪为辅,强调扶正不留邪,祛邪不伤正,攻补兼施。

大量临床和实验研究表明,乳腺癌患者配合中医药辨证施治,应用扶正祛邪中药,可调整机体阴阳、气血、脏腑和经络功能,改善机体物质代谢,增强机体免疫功能和抗病力,减轻放、化疗不良反应,提高手术切除率及放、化疗成功率。中医药疗法对减少复发和转移,提高乳腺癌患者的生存率和生存质量、延长生存期限具有重要作用。实践证明,单纯应用中医药,辨证和辨病相结合,治疗乳腺癌仍有较好的疗效。

1. 症候分类

依据国家中医药管理局颁布的《中医病症诊断疗效标准》IT/T001.2 - 94。

(1)肝郁痰凝:情志抑郁,或性情急躁,胸闷肋胀,或伴经前期乳房作胀。乳房局部肿块皮色不变。苔白。

(2)冲任失调:经事紊乱,经前期乳房胀痛。或婚后从未生育,或多次流产史。舌质淡,苔薄,脉弦细。

(3)正虚毒炽:肿块扩大,溃后愈坚,渗流血水,不痛或剧痛,精神萎靡、面色晦暗或苍白,饮食少进,心悸失眠。舌紫或瘀斑,苔黄,脉弱无力。

2. 治法

根据国家中医药管理局颁布的《中医病症诊断疗效标准》IT/T001.2 - 94。

(1)肝郁痰凝

【主症】(参分类)多发于青壮年妇女,或伴失眠、易怒、闷气等。男子性急或闷躁。

【治法】疏肝解郁,化痰散结。

【方药】逍遥散加减。

当归、白芍、柴胡、茯苓、白术(炒)、郁金、延胡索、浙贝母、陈皮、瓜蒌、香附、枳壳、甘草。

每日一剂,水煎服。

【方解】方中柴胡疏肝解郁,当归、白芍养血柔肝,三者配合,既补肝体又合肝用;香附、郁金、瓜蒌、延胡索助疏散条达;白术、茯苓、陈皮健脾和胃,枳壳、浙贝母行滞化痰,合而用之能健脾以化气血,强脾以防肝乘;甘草益气补中并调和诸药。

【加减】乳房胀痛明显者,加川芎、橘核、青皮等,增强行气止痛之功;情志不畅、多怒抑郁者,加佛手、木香,理气畅中。

(2)冲任失调

【主症】(参分类)伴有腰膝酸软,月经不调,男子遗精阳痿,五心烦热者。

【治法】温阳扶正,疏肝理气,调理冲任。

【方药】二仙汤加减。

淫羊藿、仙茅、龟板(先煎)、菟丝子、青皮、香附、补骨脂、八月札、甘草。

每日一剂,水煎服。

【方解】方中仙茅、淫羊藿温肾助阳,龟板补阴,菟丝子补阳,三者配合阴阳互补;青皮、香附疏肝理气;补骨脂补肾健筋骨,八月札活血化瘀,甘草益气补中并调和诸药。

【加减】如血瘀明显,再加橘络、丝瓜络、路路通、王不留行子等。

(3)正虚毒炽

【主症】(参分类)破溃呈翻花样,血水外渗,口干舌燥,大便秘结,小便赤黄等。

【治法】扶正祛邪,清热解毒。

【方药】香贝养荣汤合清温败毒饮加减。

黄芪、党参、当归、熟地黄、白芍、白术、茯苓、鸡血藤、女贞子、生地、生石膏、知母、玄参、丹皮、连翘、白花蛇舌草、山慈菇、八月札、桂心。

【方解】方中以八珍汤为基础,益气补血。药理研究证实,具有增强免疫功能、肾上腺皮质功能及抗贫血作用,配黄芪以助益气健脾之功,佐桂心温肾助阳,鼓舞气血。方中重用生石膏配知母大清热毒之邪;生地、元参、丹皮清营凉血解毒;连翘、白花蛇舌草、山慈菇、八月札清热解毒,祛邪抗癌,诸药合用,共奏扶正祛邪,延缓癌变。

【加减】便溏加山药,重用黄芪、党参、五味子收涩止泻;兼脾肾阳虚者,加附子、吴茱萸等益肾健脾。

(三)辨病治疗

1. 术后围术期

【主症】术后发热,患侧上肢水肿沉重,皮下积血、积液、伤口红痒、头晕目眩、面色晦暗无华,小便短赤,大便干结。舌暗红,脉涩。

【治法】扶正活血,清热利湿。

【方药】生黄芪、党参、当归、白术、丹参、茯苓、车前子、菊花、夏枯草。

【加减】皮下积液加猪苓、泽泻、大腹皮、土茯苓、茯苓皮;皮瓣坏死加血余炭、紫草、儿茶;疮面不愈合加煅龙骨、白芷、地骨皮;上肢水肿加地龙、水蛭、桃仁、红花、桑枝。

2. 术后化疗期

【主症】痞满纳呆,食后腹胀或腹痛,恶心欲呕或呕吐,舌肿大,边有齿痕。或神疲乏力声低气短,活动后上述症状加重,面白无华或萎黄。舌淡,脉细弱无力。

【治法】益气养血,健脾和胃。

【方药】生黄芪、太子参、茯苓、白术、女贞子、旱莲草、枸杞子、鸡血藤、当归、白芍、川芎、沙参、麦冬、黄精。

【加减】局部红肿者,可用三黄汤水煎外敷(黄连、黄柏、黄芩、枯矾少许);胃肠反应食欲减退者,恶心干呕、腹胀、腹痛或腹泻,神疲乏力,面色少华,皮肤干燥加半夏、陈皮、代赭石、旋覆花、麦芽、炒山楂、健曲;骨髓抑制出现面色晦暗,头晕乏力、腰膝酸软,五心烦热,消瘦。白细胞下降,血小板减少,严重时红细胞及血红蛋白亦下降,加熟地、山萸肉、阿胶、龟甲胶、鹿角胶、大枣、紫河车、红景天;脱发者加何首乌、菟丝子、沙苑子;肝损害出现面目皮肤黄染,食欲不振,口苦、恶心、神疲乏力,右肋胀痛,大便秘结,小便黄亦,谷丙转氨酶升高者,加茵陈、栀子、人黄、滑石、珍珠草、田基黄;肾毒性出现眼睑水肿,腰痛下肢水肿,舌淡苔白腻,脉滑,加猪苓、泽泻、车前子、桑白皮、生姜皮;神经毒性出现感觉异常,肢体无力,步态不稳,加路路通、伸筋草、牛膝、桂枝、杜仲、桑寄生、骨碎补。

3. 术后放疗期

【主症】刺激性干咳,少痰或无痰,严重者出现胸闷气短,并发感染时发热,痰多、发绀、干湿性啰音,局部皮肤充血,色素沉着,糠屑样脱皮,干燥瘙痒,或充血严重出现水疱、破、溃、糜烂、渗出结痂,甚至继发感染,溃疡经久不愈,伴口干舌燥,舌红,苔少,脉细数。

【治法】润肺生津,清热凉血解毒。

【方药】北沙参、太子参、茯苓、白术、生黄芪、枸杞子、鸡血藤、白蔹、红景天、当归、白芍、陈皮、紫菀、贝母、花粉、麦冬。

【加减】伴发热者加金银花、黄芩、鱼腥草、桑白皮;午后低热者加银柴胡、地骨皮、鳖甲、旱莲草;口干舌燥者加山豆根、射干、马勃、乌梅、蛇莓;咳嗽明显者加桑叶、杏仁、枇杷叶、生石膏、胡麻仁;局部溃破渗出时,用蛋黄油、生肌玉红膏外用。

4. 恢复巩固治疗

恢复期的巩固治疗很关键,往往患者或家属都不注意,不管是手术、放疗、化疗或单纯中医中药治疗,对巩固治疗至关重要。一般认为手术后应当进行长时间的辅助治疗,抗癌药物要使用1~2年,激素治疗要应用4年以上。(日. 小川·诚)

【主症】头晕乏力,面色无华,纳差便溏,舌淡苔白,脉虚细无力;或烦躁易怒,腰膝酸软,头晕耳鸣,手足心热,口苦咽干,目湿口干,舌红苔少,脉弦细涩;或头晕气短,纳差乏力,腰膝酸软,面色无华,脱发,舌淡苔白,脉细软无力者。

【治法】扶正固本。

【方药】黄芪、女贞子、太子参、地黄、当归、鹿角胶、淫羊藿、红景天、炮附子、肉桂、干姜、柴胡、枸杞子。

5. 转移癌的治疗

(1)乳腺癌肺转移:可用千金苇茎汤加减,苇茎、薏苡仁、冬瓜子、桃仁、壁虎、鱼腥草、生南星、浙贝母、百部、葶苈子、露蜂房、紫菀、蛞蝓等随症加减。

(2)乳腺癌肝转移:可用茵陈蒿汤加减,茵陈、栀子、大黄、虎杖、珍珠草、穿山甲、蟾皮、七叶一枝花、土贝母、牡蛎等随症加减。

(3)乳腺癌骨转移:可用六味地黄丸加减,熟地、山药、泽泻、茯苓、牡丹皮、山茱萸、山慈菇、大蜈蚣、壁虎、蟾酥、莪术、威灵仙等。

(4)乳腺癌脑转移:可用天麻钩藤汤加减,天麻、钩藤、石决明、野菊花、川芎、珍珠母、白花蛇舌草、僵蚕、杜仲、牛膝、八月札、菖蒲、全蝎等。

6. 体会

对乳腺癌的治疗,根据许多老中医的经验处方一般有三部分组成,第一是辨证论治;第二是对症治疗,如胸肋痛(用郁金、柴胡、白芍)、腹痛(延胡索、灵脂)、黄疸(茵陈、金钱草)等;第三是辨病治疗(抗癌),选择现代药理研究结果对乳腺癌不同阶段的中药,如山慈菇、夏枯草、白花蛇舌草、重楼、壁虎、黄药子、露蜂房、蛇莓等。对出现肺转移,常用北沙参、鱼腥草、川贝母、土茯苓、百部等药。出现肝转移用茵陈、天葵子、八月札、凌霄花、炙穿山甲、炙鳖甲等。

扶正不留邪,祛邪不损正,是治病之大法,根据患者具体情况选用方药、剂量。早期正盛、邪实,就抓紧祛实为主,以彻底消除、抑制肿瘤为目的,剂量可适当大些,中晚期患者体虚、邪盛,就依扶正、祛邪,扶正剂量可适当大些;同时注意选用苦寒药物、清热解毒之品的同时佐以加益气健脾之药,如党参、炒白术、茯苓、山药、黄芪之类。用活血化瘀之药,如莪术、桃仁等时用量不宜大,时间不宜久,并需佐以扶正的太子参、黄芪、女贞子,以免转移。这样攻中寓补,攻而不伐,如果一味妄攻,无视病机所在,往往导致治疗的失败。

所要提及的是,现代医学对中药的研究、发现不可忽视,应配伍使用,如以壁虎、白花蛇舌草、重楼、山慈菇、夏枯草、黄药子、蟾酥等配合的胶囊,对治疗乳腺增生、乳腺癌的早期和(或)中晚期、术后的巩固治疗并配合以辨证后的汤剂治疗有相当好的疗效。

八、病案摘选(附图)

例案一

郭某某,女,74 岁。2004 年 4 月 13 日初诊。

右乳房外上侧,肿块 5 ~ 6 个月,伴腋下结节 2 ~ 3 个月,近期偶发疼痛不适而求治。肥胖型体质,精神尚可,可见右乳外上方肿块,扪之坚硬,表面凹凸不平,推之不动与胸壁粘连,压之疼痛。脉沉数,舌嫩,苔白薄。BP135/85mmHg。患者 2003 年冬偶然发现右乳外上侧肿块,质硬,逐渐肿大,压之疼痛。月余后又发现腋下"结节"肿大,经某医院检查报告"右乳外上象限探及高回声结节,约 4.6cm × 3.2cm,形态不规则,边界不清,边缘呈毛刺状,内部回声不均,周围组织水肿;右腋淋巴结约 2.6cm × 2cm,形态不规则,边界欠清晰,边缘不齐"。提示右乳占位性病变(乳腺癌)。医院建议手术治疗。因家庭情况和年龄情况不同意手术,而求中医治疗。

既往身体尚可,未生育,曾患过三叉神经痛,已治愈。

【治法】温阳祛瘀,扶正活血,调理冲任。

【方药】二仙汤加减,合消癖胶囊。

仙灵脾 15g、仙茅 12g、知母 10g、黄芪 25g、女贞子 15g、太子参 12g、黄柏 12g、八月札 20g、土贝母 15g、山慈菇 12g、露蜂房 12g、蚤休 12g、白花蛇舌草 35g、甘草 6g。

随症加减,水煎 3 次合并药液分 3 次服,早晚各一次,口服,20 剂为一疗程。

消癖胶囊(自拟方)4 ~ 6 粒/次,日 2 ~ 3 次。

经服中药 3 个疗程后,疼痛消失,肿块缩小,继续服消癖胶囊 6 个月余,至今 10 年余,肿块缩小钙化,身体健康,健在,并一直从事农务及家务劳动。

【按】患者既往身体健康,但未有生育,是由于冲任失调,长年累月所致乳房瘀结,故调冲任是首当其先,又年事已高,扶正即能祛邪,配以适当活血祛瘀,既抗肿瘤的药物,取得较满意疗效。

例案二

张某某,女,43 岁。2008 年 8 月 1 日初诊。

患者左乳房外上方结节性肿大,乳头伴有白色稀薄"乳液样"液体排出。间歇性疼痛 3 个多月,近期腋窝偶发疼痛而求治。体质健壮,精神尚可,视左乳房上呈"酒窝样""橘黄色"病变,扪之凹凸不平,推之不移,压之疼痛,左腋侧可扪及多个结节,压之稍痛。脉弦数,舌嫩胖,苔白薄稍黄。患者 3 个月前 X 线(钼靶)报告(图 3.16 和图 3.17)及彩超报告:左乳腺 2.4cm × 1.1cm,动脉血流速 15cm/s;RI0.87(图 3.18),提示左乳实性占位性病。

现检查彩超报告:左乳腺相当于 12 点可见 3.6cm × 1.5cm 的低回声结节,边界欠清,形态欠规整,内部可见多个点状强回声反射,后场衰减,结节周边及内部血流丰富,内部可见稀疏血流信号,可测的动脉血流速度 24cm/s,RI0.85。左侧腋窝可见大小为 1.8cm × 0.7cm 的低回声结节,边界尚清,皮髓质分解清晰,内部未见血流信号显示。提示左乳腺实性占位性病变(乳腺癌)、左侧腋窝淋巴结肿大(图 3.19)。核医学科检查:癌胚抗原(CEA)6.12ng/mL(化学发生法)。糖类抗原(CA15-3)24.3U/mL,雌二醇(E_2)8.0,泌乳素(PRL)154.7mIU/L,促黄体生

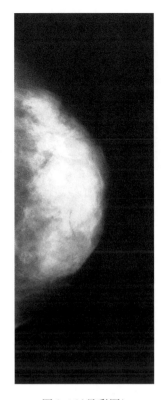

图 3.16(见彩图)

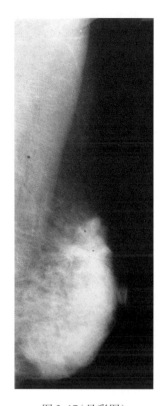

图 3.17(见彩图)

检查图像:

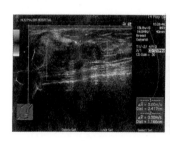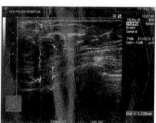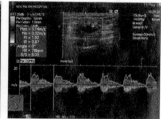

超声所见:

　　双乳腺层次结构清晰, 腺体回声粗糙, 呈高低相间网格状回声, 左乳腺相当于12点钟可见2.4x1.16x1.1cm的低回声结节, 边界欠清, 形态欠规整, 内部可见多个点状强回声反射, 后场衰减, 结节周边血流丰富, 内部可见稀疏血流信号, 可测的动脉血流速度15cm/s, RI0.87,

图 3.18(见彩图)

成素(LH)0.33mIU/mL。

　　患者拒绝手术治疗,要求中医诊治。其性格较强,心烦易急躁,激动伴胸闷,曾生一男,健康,月经量少而不调。

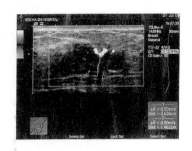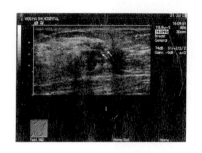

超声所见：

　　右乳腺层次结构清晰,腺体回声粗糙,呈高低相间网格状回声,左乳腺相当于12点钟可见3.6x1.5cm的低回声结节,边界欠清,形态欠规整,内部可见多个点状强回声反射,后场衰减,结节周边及内部血流丰富,内部可见稀疏血流信号,可测的动脉血流速度24cm/s,RI0.65。
　　左侧腋窝可见大小为1.8x0.7cm的低回声结节,边界尚清,皮髓质分界清晰,内部未见血流信号显示。

图 3. 19（见彩图）

【治法】疏肝理气解郁,化痰消瘀散结。

【方药】逍遥散加减合消癖胶囊。

当归 12g、炒芍药 12g、柴胡 10g、茯苓 10g、白术 10g、桂枝 6g、甘草 6g、贝母 12g、夏枯草 20g、皂刺 10g、山慈菇 12g、王不留行 12g、路路通 10g、露蜂房 12g、白花蛇舌草 30g、木香 6g。

随症加减,日一剂,水煎 3 次,合并液分 3 次服,日 2~3 次。26 剂为一疗程,休息 5~7 天。

消癖胶囊 6 粒/次,日 3 次,服一个疗程后疼痛明显减轻,服 2 个疗程后疼痛消失。

2008 年 10 月 1 日彩超复检（图 3.20）:12 点至 1 点处可见 3.2cm × 1.1cm,血流阻指数（RI）0.65,左侧腋淋巴结为 1.6cm × 0.6cm,与前比较有明显缩小。随症加减服中药 6 个月余。临床症状基本消失,并已正常上班工作,但继续服消癖胶囊 7 个月,以加强巩固治疗（腋淋巴结消失）。彩超报告:①左乳实性包块,性质待定;②双侧乳腺增生,双侧乳腺内未见异常血流;③双腋下未见淋巴结肿大。

【随访】2012 年 3 月 29 日。经某医院复检彩超（图 3.21）:右乳可见 0.8cm × 0.5cm,周界清、有包膜,未见明显血流信号。结构紊乱:CDFL 双乳未见异常血流信号。双侧腋下均未见肿大淋巴结反应。钼靶（图 3.22）:左乳外上象限可见斑点状钙化影,双乳血管、皮肤、乳头未见异常。腋下未见异常淋巴影。提示:①左乳斑点状钙化影（建议定期复查）;②双乳腺体增生;③BI-RADS 分类:3 类,可能良性,建议短期随访。

已随访 6 年,一切均正常。

【按】本患者性格较强,易激动,易动情感,多有心烦,胸肋不适,致肝气郁结,久而致月经不调,经少,色暗,瘀结于乳房成结,发展较快（5月份的报告和7月31日报告,既增大,并出现淋巴结肿大）,所以逍遥散基本方加适当青皮、香附等疏肝解郁之品及破瘀活血而具有抗癌之药,配之消癖胶囊,即达到较好效果。

检查图像：

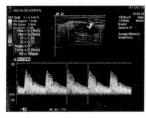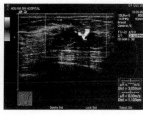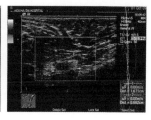

超声所见：　　　　　右乳腺层次结构清晰，腺体回声粗糙，呈高低相间网格状回声，左乳腺腺体回声粗糙，相当于12点钟至1点钟处可见3.2x1.1cm的低回声反射，边界欠清，形态欠规整，后场回声部分衰减，内部回声欠均匀，可见多个点状强回声反射，CDFI：内部可见条状及稀疏的点状血流信号，可测的动脉频谱，血流速度19cm/s，阻力指数0.72。

　　　　　　　左侧腋窝可见大小为1.6x0.6cm的低回声结节，边界尚清，皮髓质分界清晰，内部未见血流信号显示。

图 3.20（见彩图）

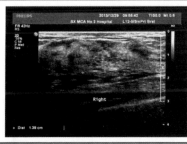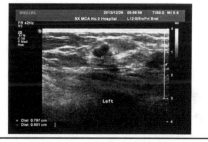

超声表现：

　　右侧乳腺腺体层厚约1.4cm，左侧乳腺腺体层厚约1.1cm，左侧乳腺距乳头3cm1点处可见一低回声反射，大小约0.8*0.5cm，周界清，有包膜，CDFI：其内未见明显血流信号，余双侧乳腺质地及结构紊乱，回声欠均匀，呈粗大斑片状，CDFI：双乳未见异常血流信号。

　　双侧腋下均未见异常肿大淋巴结反射。

图 3.21（见彩图）

例案三

冯某某,女,41 岁。2010 年 9 月 11 日初诊。

患者患左乳腺癌为改良根除手术,未做过放疗、化疗和巩固治疗近 4 年,近期偶有全身不适,伴午后发热 2 个多月,近日左胸痛,局部创面皮下结节伴轻度咳嗽,头痛,并于午后较重,全身不适,曾用西药治疗欠佳而求治。脉弦数,舌红嫩,苔黄薄。查:T37.5℃ ~ 38℃;WBC10

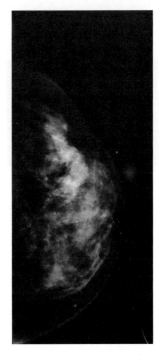

图 3.22(见彩图)

400/L； LYM22.4%； MID5%； Gran72.6%； HGB103g/L； PLT374×10⁹/L； ESR95mm/h；CEA8.4μg/L;CA15-3 28.74μg/L。胸片:支气管炎。彩超:肝、胆、脾、胰、双肾(−)。未生育。

【治法】滋阴解热,清热解毒。

【方药】青蒿鳖甲汤加减合消癖胶囊。

青蒿 20g、鳖甲 15g、生地 30g、知母 12g、地骨皮 12g、夏枯草 15g、山慈菇 12g、八月札 12g、皂刺 10g、北沙参 15g、白花蛇舌草 25g 等。

随症加减,3 剂,每日一剂,水煎 3 次,合并药液分 3 次服,早晚各一次。

消癖胶囊 6 粒/次,日 3 次。

【二诊】2010 年 9 月 16 日。午后发热明显减轻,稍有眩晕,无力。脉沉细,舌质胖嫩,苔薄黄。原方加二至(丸)汤:旱莲草 15g、女贞子 15g、生地黄改为熟地黄、土贝母 15g。

5 剂,服法同上述。

【三诊】2010 年 9 月 24 日。患者自觉一切症状"消失",生活正常并能参加一般劳动。不愿再服中药,为其巩固疗效,原方减去青蒿、地骨皮,加露蜂房 12g、蚤休 10g、甘草 6g。3 剂。

服法同前述。

消癖胶囊 6 粒/次,日 3 次,连续服 3 个月,至 2011 年 1 月 15 日改为 6 粒/次,日 2 次,继续服药 4 个月。

【随访】2011 年 4 月 23 日复检:CEA4.3μg/L;CA15-3 21.68μg/L。

2013 年 3 月 22 日复检:鳞状上皮细胞癌抗原(SCC)0.9μg/L(<1.5);AFP1.23μg/L(<11.0);CEA1.03μg/L;CA125 25.29μg/L(35);CA15-3 17.51(<28.00μg/L)。

2014 年 4 月 25 日复检:CEA1.19;CA15-3 35.40μg/mL(6.4-58 化学发光法)。

【按】本患者为术后 5 年再次感染性发烧,并伴有贫血,肿瘤监测指数有多在临界线。又据报道乳腺癌术后 5 年内属高复发期,久病必虚,之所谓多复发是病久体虚,免疫力下降及内毒的扩侵所致。临床表现可诊断为阴虚热毒内结之症(肿瘤扩散之先兆)。以青蒿鳖甲汤加减急缓由阴虚内热而致热毒内结之扩散,所以在养阴透热的同时加用必要的消瘀散结解毒之品(抗肿瘤药)是很必要的。本患者观察至今(每年定期复检)一切正常,疗效满意。

例案四

薛某某,37 岁。2012 年 11 月 10 日初诊。

患者 9 个月前行右乳改良根治术,后放、化疗,近半个月午后"发烧"、咳嗽、气短,夜不能卧睡,而求治。

患者于 2 月初行新乳腺改良根治术,病检报告:乳腺浸润性导管癌Ⅱ级免疫组化结果:ER(+ + +);PR(+ + +);HerB-2(±);Ki-67(5% +);同侧腋窝淋巴结转移性癌(6/12)。术后行放、化疗 6 个周期。

彩超检查:右侧腋窝皮下软组织内可见 1.1cm×0.6cm 低回声,边界欠清。

医嘱:尽快行卵巢去势术术后情况良好。

既往有高血压 3 级(极高危),脂肪肝,孕二育二。

【刻诊】近日发烧似"感冒",午后加重,并伴咳嗽,逐渐加重,即近日夜不能平卧睡。脉沉弦,舌苔白薄。T37.2℃;BP150/95mmHg;WBC3.2×10^9/L;CEA7.59μg/L;CA15-3 29.15μg/L(酶联法 <28μg/L);X 线胸片:右上肺大叶性肺炎(图 3.23)。

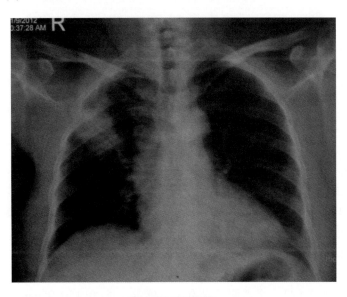

图 3.23(见彩图)

【治法】养阴润肺,清热解毒,祛邪消瘀。

【方药】北沙参 15g、芦根 20g、薏仁 25g、露蜂房 15g、紫菀 12g、桔梗 12g、陈皮 10g、八月札 15g、夏枯草 20g、土贝母 12g、白花蛇舌草 30g、甘草 6g。

4 剂,水煎 3 次,合并药液分 3 次服,日 2 次。

消癖胶囊 4 粒/次,日 3 次。

【二诊】2012 年 11 月 20 日。

自述咳嗽,胸闷稍缓解,午后仍有"发烧"感,全身皮肤疼痛。T37.3°C～37.5°C,BP130/90mmHg。脉沉细数,舌苔白薄。

原方加地骨皮 15g、桑白皮 15g、山慈菇 12g、柴胡 8g、葶苈子 9g(包煎)。

10 剂,服法同前述。消癖胶囊 4 粒/次,日 3 次,饭后服。

嘱:用猫爪草 30g、白花蛇舌草 30g,水煎代茶饮,日频饮。

【三诊】2013 年 2 月 1 日。胸闷、咳嗽消除,精神明显好转,X 线胸片:肺炎好转(图3.24)。查:WBC5.6 × 10⁹/L;HGB138g/L;RBC4.03 × 10¹²/L;PLT250 × 10⁹/L;AST58.0;ALT46.9U/L; TP72.0g/L; ALB45.0g/L; GLB27.0g/L; A/G1.67/L; TC5.31mmol/L;TG4.02mmol/L;AFP2.24ng/mL;CEA0.70ng/mL;CA15-3 21.33μg/mL。脉沉细,舌苔白薄。

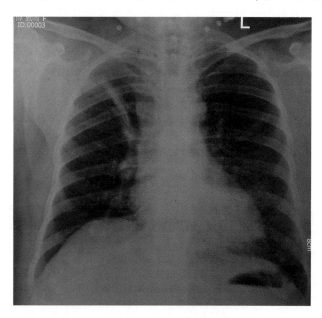

图3.24(见彩图)

【治法】扶正养阴,祛邪消瘀。

【方药】黄芪 20g、女贞子 15g、太子参 12g、旱莲草 15g、八月札 15g、露蜂房 15g、夏枯草 20g、黄药子 12g、白花蛇舌草 30g、天冬 10g、夜交藤 18g、健曲 12g、甘草 4g、蟾皮 5g。

4 剂,水煎 3 次,分 3 次服,每日早晚一次。

消癖胶囊 4 粒/次,日 3 次饭后服。

【西药】保肝、降压、降脂对症服药。

【四诊】2013 年 2 月 7 日。患者服后没有不适感觉。查:BP150/95mmHg。脉沉弦,舌质嫩胖,苔白薄。

原方 10 剂,服法同前述。

消癖胶囊同服。加吲达帕胺 2.5mg,日一次,依那普利 5mg,早晚各一次。

患者在服药期间即带药随丈夫到外地"打工"。一切尚可。

2013 年 5 月 8 日复检:BP120/80mmHg。

血液检查:AST130U/L;ALT129U/L;TC5. 25mmol/L;TG5. 41mmol/L;HDL0. 74mmol/L;CEA1. 83ng/mL;AFP2. 37ng/mL;CA15-3 12. 87U/mL。

彩超:肝实质回声密度增强(脂肪肝)。

在外"打工"嘱:①中药以消癖胶囊 4 粒/次,日 2 次,他莫西芬 10mg/次,日 2 次(坚持);②西药降压、降脂、保肝治疗;③定期复检。

2013 年 8 月 12 日复检:WBC5. 7×10⁹/L;RBC4. 11×10⁹/L;HGB126g/L;PLT212×10⁹/L;ALT135U/L;AST103U/L;GGA71U/L;TC4. 71mmol/L;TG1. 63mmol/L;HDL0. 93mmol/L;CEA2. 46ng/mL;AFP2. 45ng/mL;CA12512. 47U/mL;CA15-3 8. 31U/mL。

2014 年 6 月 16 日复检:ALT28U/L;AST26U/L;GGA:31U/L;TC3. 23mmol/L;TG1. 50mmol/L;HDL1. 13mmol/L;CEA0. 98ng/mL;CA125 9. 37U/mL;CA15-3 9. 03U/mL。

【按】本患者:①浸润性乳腺癌Ⅱ级,HerB-2 弱阳性(±);②腋窝淋巴结转移性癌(6/21);③高血压、脂肪肝;④手术后(放、化疗)10 个月肺部"感染"肿瘤监测检查指数较高(11 月 10 日,CEA7. 59ng/mL,CA15-3 29. 25U/mL);⑤医嘱曾建议,尽早行卵巢去势术。根据中医的辨证施治(患者不做卵巢去势治疗)经 5 个多月的治疗,患者明显好转并外出"打工",但仍需继续巩固治疗,消癖胶囊 4 粒/次,日 2 次,他莫西芬 10mg,日 2 次,至每 3 个月复检一次(肿瘤检查指数),明显好转(CA15-3 8. 31~12. 87ng/mL),患者能胜任任何工作,疗效满意,现仍在中西配合治疗巩固中。

例案五

茹某某,女,51 岁。2011 年 11 月 29 日初诊。

右侧乳腺浸润性导管癌,术后 20 多天,左侧乳腺增生性疼痛。

患者 2011 年 10 月 31 日住北京协和医院,查右乳 12 点距乳头 4cm 处 1. 6cm×0. 8cm 肿块,行手术切除。病检:乳腺浸润性导管癌(高分化:直径 0. 8cm),免疫组化显示:CK5/6(−);ER80% 强阳;Her-2(1+);Ki-67index<20%;PR80% 强阳;P53(−),腋下淋巴结未见转移癌(腋窝 0/16)。左乳 12 点方向距乳头 1cm 处可见低回声,0. 7cm×0. 4cm,边界清(增生)。住院 7 天出院,未行放、化疗。医嘱:口服来曲唑 2. 5mg,1/d,碳酸钙 1g/d。

患者个性较强,既往,乳腺增生史 3 年,间断治疗,2007 年 8 月行子宫切除术,无高血压、糖尿病、冠心病史及传染病史,大专学历,孕 4 育 2,初育 26 岁。

【治法】疏肝理气,破瘀散结。

【方药】逍遥散(汤)加减,合消癖胶囊。当归 12g、炒白芍 12g、柴胡 10g、茯苓 10g、炒白术 10g、三棱 10g、莪术 15g、山慈菇 12g、夏枯草 25g、蚤休 10g、皂刺 10g、贝母 10g、露蜂房 12g、桂枝 4g、甘草 6g、川楝子 12g。

20 剂,水煎 3 次,合并药液分 3 次服,早、晚一次,随症加减,消癖胶囊 6 粒/次,日 3 次,饭后服。

【二诊】2011 年 12 月 22 日。电话诉述:左乳疼痛消失,一般情况尚可,睡眠差。原方加夜交藤 20g,合欢皮 12g,牡蛎 40g(先煎)、太子参 10g,服法同前述。

【三诊】2012 年 3 月 22 日。患者前后共服中药 50 余剂,一切均可,已上班工作。消癖胶囊 7 粒/次,日 2 次,来曲唑 2. 5mg/d,继续巩固治疗。

【随访】2013 年 7 月 13 日,患者赴北京再次复检,左乳增生明显缩小,其他均在正常范围。

例案六

杨某某,女,69 岁。2012 年 7 月 17 日初诊。

右乳腺浸润性导管癌术后 20 多天,右腋下引流管部疼痛,流稀薄液 30～40mL/d,患者右乳外上象肿块,伴右腋下结节。彩超:右乳外上象 3cm×3cm 肿块,低回声区,边界欠清,同侧腋下多发淋巴结节。住院期间先行微创切除病检,浸润性导管癌 2 级,4 天后做乳腺改良根治术,乳头表皮及皮下组织未见癌,淋巴结未见癌转移 0/30,右腋下留引流管出院。本人不愿做放、化疗治疗。

患者体质一般,既往患乳腺增生 4～5 年。有吸烟史、咳嗽、吐痰,阻塞性肺气肿,无冠心病、糖尿病传染病史,小学文化,农民,孕 5 育 5,初育 22 岁。

【治法】理气渗湿,化瘀解毒。

【方药】败酱草 30g、猫爪草 15g、白花蛇舌草 30g、赤芍 15g、薏米 25g、茯苓 12g、黄芩 12g、公英 30g、半枝莲 15g、桑白皮 15g、全瓜蒌 15g、黄芪 20g、甘草 8g、女贞子 15g。

5 剂,水煎 3 次合并液分 3 次服,早晚各一次。

消癖胶囊 3 粒/次,日 3 次,饭后服。

【二诊】2012 年 7 月 27 日。患者自述疼痛基本缓解,引流液体仍在 30～40mL/d。脉沉细,苔白腻。

原方加黄柏 12g、苍术 12g、党参 15g,5 剂,服法同前。

【三诊】2012 年 8 月 7 日。患者自述:引流液体基本消失,但疲乏无力,右上肢不适。脉沉弦,舌胖嫩,苔白薄。建议拔掉引流管。

【治法】扶正祛邪,化瘀解毒。

【方药】补中益气汤加减合消癖胶囊。

黄芪 30g、党参 20g、炒白术 15g、当归 12g、升麻 4g、露蜂房 15g、猫爪草 12g、八月札 15g、蚤休 10g、夏枯草 15g、陈皮 12g、柴胡 5g、麦芽 15g、健曲 15g、炙甘草 8g。

5 剂,服法同前。消癖胶囊 3 粒/次,日 3 次,饭后服。

【四诊】2012 年 8 月 29 日。患者自述一切均可,已能做一般家务,建议继续再服消癖胶囊 6～8 个月,以兹巩固治疗。

【随访】2013 年 6 月 29 日。复检:血常规正常;肝功(－);肾功(－);CEA2.09μg/L;CA15-3 4.56μg/L;CA125 9.05μg/L;血清铁蛋白(SF)92.10μg/L。均在正常范围。

【按】

(1)例案一、二是未做手术而单纯以中医中药的治疗方案而痊愈;例案三、四是术后化、放疗后、复发(根据监测指数)用中药后缓解;例案五、六是术后未经放、化疗而直接用中药进行巩固治疗的。都起到特别满意的疗效,既经济又实惠,但由于病例较少,希望同道们进一步的开发、研究,起到抛砖引玉之作用。

(2)现代研究证明,中药可以早期通过诱导肿瘤细胞凋亡,阻断或延缓恶变作用,依照现代循证医学监测数据和临床观察证实确有疗效,而且使一些已明确的癌前病变仍可达到防与治的双重目的。对中药单味药及有效成分的研究试验亦是很重要的。

对于三阴性乳腺癌(ER、PR、Her-2)均为阴性的乳腺癌亚型与其他乳腺癌相比,其侵袭性高,容易局部复发和转移,西医西药缺乏特异性靶向治疗,主要依靠化疗,可试用中医中药治疗是一个开辟途径。

（3）值得一提的是，例案六杨某某，是一位慢性气管炎伴肺心病患者，每年冬、春均要发作（心电图可见肺性 P 波），手术后服消癖胶囊后再没复发。2013 年 11 月份再次口服消癖胶囊，3 粒/次，日 2 次，服 2 个月，疗效满意。资料证实，壁虎是治疗哮喘病的有效药物，内含 78% 的 Ephedrine（麻黄碱），能有效缓解哮喘病，蟾皮可以治疗慢性气管炎，所以对支气管炎、肺心病有疗效，有待大家探索。

【治疗体会】中西医结合治疗乳腺癌是我国肿瘤防治研究的特色，乳腺癌自发病起即是一种全身性疾病，是全身性疾病的局部表现。治亦着眼于全身治疗的辨证，结合现代医学（癌组织分类学、病理学、免疫组化指标、证候类型及患者的个体情况）辨病，合理地选择相应的治疗方法，进行综合治疗，以获得好的疗效。

以祛邪抗癌，不伤正气或少伤正气，减少医源性疾病的发生，减轻放、化疗引起的毒副作用，改善机体内环境，提高手术切除率及放、化疗完成率，杀灭残余癌细胞，减少肿瘤的复发和转移，提高患者生存率。

以中医中药的药性，用现代医学的药理研究，挖掘中药中对肿瘤细胞能直接或间接作用的药物组研方药，针对肿瘤辨病施治，以中医中药的理论依据个体素质进行辨证施治。达到辨证不误病机，辨病不误治本（原发病），用中医理论辨证综合调理，或用现代医学观点"有的放矢"的针对靶细胞施治，是提高疗效的有效方法。

所组消癖胶囊经临床观察（追踪监测）对乳腺癌具有明显的疗效，同时对乳腺增生及其他癌肿也有一定的疗效，药理研究也证明具有杀伤、促进抑制、凋亡肿瘤细胞的作用，而对周围细胞无伤害（即不伤正气），既可用于预防又可用于治疗，但临床观察病例较少，望同道们进一步研究开发。

消癖胶囊方药介绍

【方组】壁虎、山慈菇、黄药子、夏枯草、白花蛇舌草、重楼、蟾皮等。

【功效】消肿化痰，散结，解毒，消积化瘀，对瘰疬、恶疮、瘿瘤、乳癖、喉癣，即乳腺肿瘤、乳腺增生和癌肿的转移有一定的预防和治疗作用，对肺气肿也有一定的疗效。

【中医药性】本组药具有消肿化痰，散结解毒，散坚积消疔毒，主治瘰疬、恶疮、痈疽、疔疮、瘿瘤、乳癖、喉痹、噎膈等症。

【药理】根据现代药理研究，证实本药品中部分药品具有定向的抗肿瘤作用，其配基对人 T 细胞、白血病、肿瘤细胞（Jurkat 肿瘤细胞）有明显的杀伤作用，作用于肿瘤细胞增殖环节，而非选择性杀伤肿瘤细胞；但对静息状态的人外周血淋巴细胞（PBMC）无明显的毒性作用。对抑制肿瘤增殖，促进肿瘤细胞的凋亡作用显著。

所含有秋水仙碱、角秋水仙碱、β 光秋水仙碱、秋水仙胺及多种甾体化合物，包括薯芋皂元的 3 - 鼠李糖等，对乳腺癌、鼻咽癌、食道癌等疮毒有一定的治疗作用，特别是对乳腺癌作用强，毒性小。

【制备】除壁虎、蟾皮之外，将草药部分浸泡，保温 12 小时，水煎→过滤液→再煎→过滤液，合并液体，浓缩→低温烘干，混合壁虎、蟾皮，过 100 目筛，装胶囊，每克含生药 7～7.4g。

国内知名专家治疗简摘

乳腺癌是妇女常见的恶性肿瘤之一，目前治疗主要以中西医结合为主，西医强调早期手术治疗,配合以放疗、化疗或内分泌治疗。中医重点强调辨证论治,重视情志在乳腺癌发病及治疗中的作用。从乳腺癌的发病机制分析,王沛教授认为乳腺癌的发生与脾胃、肝肾、冲任等脏腑经脉失调关系密切;陆德铭教授认为乳腺癌的发生与正气不足、邪毒留滞有关;谷铭三老中医认为主要责之于气血亏损,肝脾郁怒;王玉章教授更强调乳腺癌属于阴毒之证;钱伯文教授则认为忧郁愁遏是乳癌的基本病因。石玉林教授认为乳腺癌骨转移的病因主要是肾虚,乃肾气亏损、肾阴不足、阴阳失调所致。从乳腺癌的辨证论治分析,王玉章教授认为分三型论治:①肝郁脾虚型,治以疏肝健脾,化痰散瘀;②冲任失调型,治以调理冲任,通络散结;③气阴两亏型,治以扶正驱邪,益气滋阴。周宝琴按四个证型辨证施治:①肝气郁结型,治以疏肝理气,通络散结;②冲任失调型,治以补益气血,调摄冲任;③毒热蕴结型,宜清热解毒、活血化瘀;④阴虚毒热型,治以滋阴清热,祛腐生肌。从乳腺癌的治法用药分析,王沛教授认为早期应注意疏肝健脾,化瘀散结,晚期则重在调补肝肾。同时,十分重视"气"在乳腺癌发病与治疗的意义,故其在乳腺癌的治疗中善用理气药;谷铭三老中医强调乳腺癌治疗重在疏肝;钱伯文教授亦强调治疗重在疏肝散结。石玉林教授根据乳腺癌骨转移的特点,强调治则除软坚散结,活血化瘀外,必须以温补肾阳、滋补肾阴、平衡阴阳、调理气血为主。何任教授根据目前临床乳腺癌患者多已行过手术史、放疗或化疗等西医治疗,认为中医治疗应以扶正为主。俞慎初教授以猪胆汁为主药治疗乳腺癌。顾振东教授认为乳腺癌,当从肝脾论治。

综合以上 10 位专家的经验,结合自身的临床体会,笔者认为乳腺癌临床辨证用药思路可概括为以下几点:①临床辨证论治中首先应分清虚实之主次,分清标本,辨别邪正盛衰,认真权衡后立足于扶正祛邪并施,以扶正为主、祛邪为辅的大法,力争以扶正来祛邪,以驱邪来扶正,一般而言,初期正气不衰,以祛邪为主,佐以扶正,中期扶正与祛邪兼顾,后期正气衰败,以扶正为主,佐以祛邪。根据乳腺癌的临床发病特点,乳腺癌患者早、中期多为肝郁气滞,冲任失调,毒热蕴结之实象,治以疏肝解郁、化痰散结、调摄冲任、清热解毒为法。汤药可分别选用加味逍遥散、柴胡疏肝散等加减。常用药物有柴胡、山慈菇、青陈皮、香附、郁金、当归、白芍、赤芍、陈皮、半夏、白术、益母草、生苡仁、猫爪草、延胡索、半枝莲、白花蛇舌草、王不留行、路路通、野葡萄根、夏枯草等。中晚期多见脾肾亏虚,气血不足,瘀毒内聚之症。治以健脾补肾、化瘀解毒,调补气血为法。汤药分别选用归脾汤或阳和汤加减。常用药物有补骨脂、炮附子、夏枯草、仙鹤草、半枝莲、白花蛇舌草、山慈菇、露蜂房、生黄芪、当归、双花藤、生首乌、全蝎等。②应注意整体与局部的辨证关系,真正把握乳腺癌临床治疗的关键。③强调辨病与辨证用药有机地结合起来,在辨证用药的基础上,选用具有较强针对性和抗癌活性的药物,如山海螺、山慈菇、穿山甲、皂角刺、夏枯草、蒲公英、白花蛇舌草、土贝母、猫人参、王不留行、八月札、露蜂房等。④重视用药剂量:用药的轻重,至关疗效。乳腺癌及术后患者,大病、久病或手术,正气大虚,邪实亦盛。处方用量轻,虽不则无力扶正,欲攻而难达病所,故有些药物必以超量方能奏效,如生黄芪、莪术、石见穿、白花蛇舌草、仙鹤草各用 30g。同时,可合理配合有毒药物,如山慈菇、露蜂房、守宫、干蟾皮等以毒攻毒。

笔者根据乳腺癌发病特点,认为其基本病机为肝郁脾虚,瘀毒内结,强调治疗中应始终贯穿着"气",重在疏肝通络调气,正如《外科医案汇编》云:"治乳症,不出一气字……若治乳从一气字着笔,无论虚实新旧,温凉攻补,各方之中,挟理气疏络之品,使其乳络通。"乳腺癌病变多以气滞血瘀为基础,常用药物有柴胡、陈皮、香附、郁金、瓜蒌等。同时结合乳腺癌本身的生物学特点,强调早期诊断、早期综合治疗、辨证与辨病相结合、整体辨证与局部辨证相结合及预防与康复相结合。主张早、中期乳腺癌应以手术、放疗、化疗为主,配合中药以减毒增效;对于晚期乳腺癌应以中药扶正为主,佐以祛邪。在临床中,我们根据其基本病机和治疗原则,提出了疏肝理气、健脾补肾、化瘀解毒的基本治疗大法,组成了"化岩汤",具体药物:柴胡 15g、炒白术 15g、当归 15g、杭芍 30g、香附 15g、山慈菇 15g、夏枯草 30g、全瓜蒌 15g、莪术 30g、猪茯苓各 15g、生芪 30g、仙鹤草 30g、女贞子 15g、露蜂房 15g。随症加减,转移合并咳嗽、胸闷、气短加沙参、麦冬、贝母、鱼腥草、威灵仙、地龙等;肝转移合并腹胀、恶心、黄疸加柴胡、枳壳、厚朴、茵陈、青蒿、鳖甲、干蟾皮等;骨转移骨痛者加补骨脂、透骨草、自然铜、威灵仙等;晚期合并胸、腹水者加泽泻、芫花、大戟、龙葵等。临床用于治疗中晚期乳腺癌患者或配合化疗取得了满意的效果。

参考文献:

[1]王淑珍.实用妇产科学.北京:人民卫生出版社,1990.

[2]宋爱莉,李湘奇.乳腺病中医特色诊疗.北京:人民军医出版社,2009.

[3]陈晰,张建国,刘旸,等.乳腺丸I号治疗兔乳腺增生的实验研究.中国中西结合杂志,2007,27(9):823.

[4]程蔚蔚,胡秀全.乳腺疾病.北京:中国医药科技出版社,2009.

[5]林冬梅,吕宁.乳腺管状腺癌的诊断及鉴别诊断.中级医刊,1995,20(2):98.

[6]陈自明.妇人大全良方.北京:人民卫生出版社,1992:6,644.

[7]万冬桂.乳腺癌防治 300 问.北京:化学工业出版社,2010.

[8]小川.诚,田口铁男.最新治癌全书.香港:中国人口出版社/科文(香港)出版有限公司,1998:10.

[9]陈实功.外科正宗.天津:天津科学技术出版社,1993:160.

[10]陈修园.女科要旨.福州:福建科学技术出版社,1982:139.

[11]顾世登.瘰医大全.北京:人民卫生出版社,1987:759 – 764.

[12]中国民间中医医药研究开发协会,中药外治专业委员会.癌症(独特秘方绝招).北京:中国医药科技出版社,1996:193,322.

[13]傅永怀.治癌防癌中医验方荟萃.北京:金盾出版社,2008:97,176.

[14]曹洪欣,赵凯维,王乐.中医治疗肿瘤标记物异常探讨.中医杂志,2012,53(17):1457.

[15]李青.肿瘤基础理论.西安:第四军医大学出版社,2010:103.

[16]"中国抗癌协会乳腺癌诊治指南与规范"2013 版.中国癌症杂志,2013,23(8):660.

[17]江苏医学院.中药大辞典(上下册).上海:上海人民出版社,1977.

[18]沈镇宙,陆劲松,邵志敏,等.乳腺内分泌治疗专家共识与争议.中国癌症杂志,2013,23(9):772.

[19]苍柏,周伟,蔡莉.174 例乳腺癌生存因素分析.实用肿瘤杂志,2011,25(4):344 – 346.

[20]朱伟良,谈炎,王旭芬,等.Ki-67 在乳腺癌各亚型中的表达及意义.中国癌症杂志,2012,22(5):347.

[21]杨文涛.个体化诊时代的乳腺癌病理诊断.中国癌症杂志,2012,22(7):556.

[22]江泽飞,徐兵河,邵志敏,等.乳腺癌内分泌治疗专家共识与争议.中国癌症杂志,2013,23(9):772.

[23]刘思海,赵作勤,田传兴.常见恶性肿瘤的临床诊疗.北京:军事医学科学出版社,2010:105 – 122.

[24]吴万垠,于尔辛.中医药对肿瘤阻断作用的研究进展.中医杂志,1998,39(5):308.

[25]唐信威,肖洁,宋健,等.脂蟾毒配基选择性杀伤肿瘤细胞的研究.中国癌症杂志,2012,22(3):196 – 199.

[26]李忠主.肿瘤(专科专病名医临证经验丛书).北京:人民卫生出版社,2002:167.

[27]宋小妹,唐志书.中药化学成分提取分离与制备.北京:人民卫生出版社,2004:82,367.

[28]林启寿.中草药成分化学.北京:科学出版社,1977:57,242,683.

[29]菲律宾科学基金会.壁虎是治疗哮喘病的有效药物.医学参考消息,1979(4):67.

[30]刘桃桃,等.三阴性乳腺癌中 MMP-9 及 E-cadheyin 表达的意义.实用肿瘤学杂志,2014,28(1):19.

文登摘选

中医治疗乳腺癌3例。

薛燕燕,薛伟华.中医治疗乳腺癌三例.健康大视野,2013,21(1):235.

(山西省绛县中医院内科,山西 运城 043600)

【摘要】目的:对三例不同类型的乳腺癌的治疗。方法:老年患者采用二仙汤,温肾助阳,调摄冲任并加扶正祛邪之品。青壮年多以逍遥散(汤)为主,疏肝理气,散结止痛,并加以化痰祛瘀之药,对术后的患者多以养阴透热,清热解毒的青蒿鳖甲汤为主,同时配以消瘿化痰抗肿瘤的中药,并服用消癖胶囊(自拟方),具有消肿化痰、散结、解毒、化瘀的功能,对治疗瘰疬、恶疮、乳癖、喉痹以及防治肿瘤转移有较好的疗效。研究证明:配基对人T细胞、白血病、肿瘤细胞(JurKat)及人肝脏细胞(Hep3B)肿瘤细胞有明显的杀伤作用,人的外周血淋巴细胞(PBMc)无明显的毒性作用。结论:对不同的患者采用不同的方法,配合服用消癖胶囊有良好的疗效。

【关键词】乳腺癌,二仙汤,逍遥丸(汤)青蒿鳖甲汤,消癖胶囊

【中国分类号】R141.0　　【文献标识码】B　　【文章编号】1005-0019(2013)01-0235-02

吾父薛振宇系山西省绛县人,涉足杏林50余载,勤学博取,经验丰富,擅长中西结合治疗疑难杂症。吾亲授教诲,受益匪浅,对乳腺病有独创见解,现将治疗乳腺癌病案初步整理几例供同道们借鉴。

例一,郭××,女,74岁,农民,2004年4月13日初诊

患者于2003年冬发现右乳房上侧肿块,质地坚硬,逐渐肿大,随之见腋下腋淋巴结肿大,伤发疼痛,经某医院检查"右乳腺外上象限探及高回声结节,约4.6cm×3.2cm,形态不规则,边界不清,边缘呈毛刺状,内部回音不均,周围组织水肿。右腋下淋巴约2.6cm×2cm,形态不规则,边界欠清晰,边缘不齐"。提示:右乳明显占位性病变(乳腺癌)。医院建议手术治疗。但因年龄过高。本人及家庭又不同意手术,后来求中医治疗。患者体质尚可,未生育,近期曾患过三叉神经痛已治愈。拟给以二仙汤加减:当归、仙茅、仙灵脾、知母、黄芪、女贞子、太子参、黄柏、八月札、贝母、山慈菇、露蜂房、蚤休、白花蛇舌草等随症加减,20剂为一疗程,同时服用消癖胶囊(自拟方)4~6粒/次,日2~3次,经治疗3个疗程后,疼痛消失,肿块缩小,继续治疗6个月余。至今已8年有余,肿块缩小钙化,身体健康,健在,并一直从事农务及家务劳动。

例二,张××,女,34岁,干部,2008年8月1日初诊

患者左乳房外上方结节性肿大,并呈"酒窝状""橘黄色"病变,乳头伴有白色稀薄"乳液样"液体流出,伴腋下滕头3个月,经多家医院彩超、钼靶检查约3.2cm×2cm,腋下1.8cm×0.7cm,边缘不清,呈毛刺状肿块,诊断为占位性病变(乳腺癌)。患者性格较强,易急躁、激动。曾生一男,健康,月经量少而不调,并查右侧卵巢有2.6cm×2.1cm小囊肿,宫颈可见4cm×4mm多发性囊肿。但患者拒绝手术治疗,要求中医治疗。根据情况,薛老依逍遥散(汤)加减:药用当归、炒白芍、柴胡、茯苓、白术、桂枝、甘草、贝母、夏枯草、皂刺、山慈菇、王不留行、路路通、坤草、露蜂房、白花蛇舌草、木香等随症加减。日一剂,26剂后,休息5~7天为一疗程,5个疗程后改为每月15剂,又3个月,同时配合服消癖胶囊,6粒/次,日3次,以后改为6粒/次,日2次。他莫昔芬10mg,日一次,连服3个月,经查肿块缩小,疼痛消失,一切恢复正常,上班后再服消癖胶囊10个月,至今均正常,近期复查报告"左乳斑化钙化影"。

例三,冯××,女,41岁,农民,2011年9月11日就诊

患者于5年前患乳腺癌,根除术,未做过化疗、放疗和巩固治疗。近期偶尔低热,反复发作

2个多月，并逐渐伴有头痛，左胸疼伴局部皮下小结节及轻度咳嗽。近日加重，T37.5℃～38℃。午后较重，自觉全身不适。WBC10　400/L，LYM22.4%，MID5%，GRAN72.6%，HGB103g/L，PLT374×10⁹/L，ESR15mm/h，CEA8.4ng/mL。胸片：支气管炎。彩超：肝、脾、胆、胰、双肾(－)，血压：90/60mmHg，未生育。曾给"输液"等西方治疗不佳，来求治。根据病情可诊为阴虚热毒内结之证(肿瘤扩散之先兆)。拟给青蒿鳖甲汤加减治疗：青蒿、鳖甲、生地、知母、地骨皮、夏枯草、山慈菇、八月札、皂刺、北洋参、白花蛇舌草等。服药11服，并服消癖胶囊，6粒/次，日3次。热退，胸疼、咳嗽消除，随之服消癖胶囊7个月，至今一切正常，健康。

【体会】本病例是根据薛老病案记录、摘要整理，本人认为较为价值。

一、消癖胶囊，由壁虎、山药子、山慈菇、夏枯草、白花蛇舌草、蟾皮等药组成，每粒含生药7.4g，经浓缩后(每粒重量约0.37g)是治疗乳腺肿瘤、乳腺增生的主要药物。根据药理、药性，具有消肿化痰、散结、解毒、消积化瘀的功能，对治疗瘰疬、恶疮、瘿瘤、乳癖、喉痹及预防早起癌肿瘤转移有一定疗效[1]。从临床观察大多患者能适应，近期药物资料研究证明配基对人T细胞、白血病、肿瘤细胞(JurKat)及人肝癌细胞(Hep3B)肿瘤细胞有明显的杀伤作用。对肿瘤细胞促进凋亡，抑制生长作用显著，具有很好的临床应用潜力和开发价值[2]。

二、根据三例病案的特点，本人认为：例一，老年未生育，以温肾助阳，调摄冲任为主，并加以扶正祛邪，化坚消瘿之药。例二，以疏肝理气，散结止痛为主，配以化痰祛瘀之药。例三，以养阴透热，消热解毒为主，配以消瘿化痰之品。都能达到较为满意的疗效。

三、本人学识疏浅，见解有限，解释可能有出入，自认为用中医中药治疗乳腺癌和术后的复发症、早期发现，早期诊断和早期治疗显得尤为重要[3]。

以上论述我是把薛老从医一生的病案当中自认为对乳腺癌治疗非常有效的部分提供给同道们，以起到抛砖引玉之效，谨供参考。

参考文献：

[1]江苏医学院.中药大辞典(上下册).上海：上海人民出版社，1997.

[2]唐信威，肖洁，宋健，等.酯蟾毒配基选择性杀伤肿瘤细胞的研究.中国癌症杂志，2012，2(3)：196－199.

[3]苍柏，周伟，蔡莉.174例乳腺癌生存因素分析.实用肿瘤学杂志，2011，25(4)：344－346.

附录

常用医学知识数据

一、用药剂量

1. 成人规定用量
用一般量。

2. 老人规定用量
60～80 岁,用 4/5 成人量;80 岁以上,用 1/2 成人量。

3. 婴儿、小儿量
(1)婴儿量

福氏法:婴儿(2 岁以下)剂量 = 年龄(月数)÷150×成人量

(2)小儿量

1)克氏公式(最准确):剂量 = 体重(磅数)×成人剂量÷150(成人平均磅数)

2)杨氏公式(适用于 2 岁以上小儿):一般小儿剂量 = 成人剂量×儿童实足年龄÷(儿童实足年龄 + 12)

3)柯氏公式(最简单):剂量 = 成人量×儿童实足年龄÷24

(3)小儿年龄参照成人量做比例递减

12 岁:1/2 成人量;6 岁:1/3 成人量;3 岁:1/5 成人量;1 岁:1/10 成人量;6 个月:1/20 成人量;初生 3 个月:1/30 成人量。

(4)小儿量快速计算法(适用于 2～N 岁儿童量):以 16～25 岁与小儿年龄为计算基础,在 16～25 岁范围内,取两个最小的能被患儿年龄整除的数,其商的倒数是患儿药量为成人量的几分之一。

例如:患儿为 2 岁,在 16～25 岁之中选 16 或 18,被 2 除,商的倒数为 1/8 和 1/9,用药剂量为成人量的 1/8 或 1/9。

或直接用卜列剂量:1 岁用 1/10～1/9;12 岁以上用 1/2 或 2/3;13 岁用 2/3 或 3/4;14 岁用 3/4 或 4/5;15 岁用 4/5 或 5/6;16 岁以上用成人量。

4. 老、幼剂量快速折算法
60 岁以上:3/4 成人量;15～18 岁:3/4 成人量;12～15 岁:3/5 成人量;8～12 岁:1/2 成人量;6～8 岁:1/3 成人量;4～6 岁:1/4 成人量;2～4 岁:1/6 成人量;1～2 岁:1/8 成人量;初生至 1 岁:1/24～1/12 成人量。

5. 不同用药途径的剂量
(1)肛门灌注:2 倍口服剂量,速度为 50～70 滴/分,药温度 36℃～38℃。

(2)皮下注射:1/2 口服剂量。

(3)肌内注射:1/3 口服剂量。

(4)静脉注射:1/4 口服剂量。

二、人体发育

1. 发育分期

(1)胎儿期:自胚胎形成至出生。

(2)新生儿期:出生至出生后 3~4 周。

(3)乳儿期(婴儿期):出生后 3~4 周至 1 岁末(12~14 个月)。

(4)乳齿期:幼儿期 1~3 岁,学龄前期(儿童期)4~7 岁。

(5)学龄期:7、8~13、15 岁。

(6)性成熟期:男 15、16~19、20 岁,女 13~18 岁。

(7)青年期:18~30 岁。

(8)壮年期:31~50 岁。

(9)老年期:50 岁以后。

2. 女性发育

(1)年龄分期

1)婴儿及儿童期:2 个月~10 岁。10 岁左右,卵巢中开始有少数卵泡发育,但不经排卵而闭锁,女性特征开始出现。11~12 岁,乳房开始发育且隆起。

2)青春期:为 13~14 岁。生殖器官发育很快,第二性征出现,月经来潮。

3)性成熟期:卵巢功能最旺盛时期,从 18 岁开始,持续 30 年左右。

4)更年期:为 45~52 岁,为卵巢功能逐渐减退至最后消失的过渡阶段,约为数月至 3 年。

5)绝经期:大多数为 49 岁左右。月经完全停止。

(2)月经

1)初潮(第一次月经):多发生于 13~15 岁,少数可能推迟至 18~19 岁,甚至 20 岁以后。月经受环境、气候的影响,寒冷地带可推迟到 15~17 岁,温热带 11~12 岁即初潮。

2)正常月经周期(每次月经来潮第一天之间相距的时间):平均 28~30 天,少数可延长或缩短。

3)行经期(每次月经来潮后持续时间):一般平均 3~5 天,最长不超过 7 天。

4)经血:每次经血量 5~100mL。

(3)卵巢周期变化

1)卵泡期:即卵泡发育与成熟过程,相当于月经周期。

2)排卵期:相当于月经周期第 14~16 天。

3)黄体期:黄体分泌黄体素及少量雌激素。如卵子受精,则黄体继续维持至妊娠 4~6 个月才开始退化,称妊娠黄体。如未受精,黄体于月经周期第 25~26 天开始退化,血管减少并纤维化,变为白体。

三、体型、体重与身长

正常人体型分为正力型、超力型及无力型三种。

1. 正常人体重

(1)正力型:体重(kg) = 身长(cm) - 100

(2)超力型:上式 ×110%

(3)无力型:上式×90%

2. 身长与体重关系(清晨空腹排大小便后测定)

(1)身长与体重:体重(kg)+100=身长(cm)

1)体重不足:身长>体重+100

2)体重过度:身长<体重+100

(2)身长胸围指数=胸围(cm)×100÷身长(cm)

平均正常值为50~55cm。胸围宽,大于55cm;胸围狭,小于50cm。

四、体温

1. 正常体温(随测量部位而异)

口腔舌下:36.5℃~37℃(36.5℃~37.5℃);

腋窝:36℃~37℃;

直肠(肛表)(标准体温):36.5℃~37.5℃;

阴道:36.5℃~37.5℃。

2. 每日体温变化

(1)最低:清晨4~5时或2~3时,起床后渐生高。

(2)最高:晚6~次日3时或5~3时,以后又重新下降。

(3)正常人体温波动:一般早晚不超过1℃。

3. 正常人体温变异(或生理性体温变异)

可低于36.3℃或高于37.2℃。

(1)与年龄关系:小儿体温略高,一昼夜波动较大,老年人稍低。

(2)增高:①强烈欢笑或啼哭后;②饮食(尤其大量蛋白质饮食)后、运动后、情绪激动时;③月经前一周及妊娠期。

4. 体温与脉搏关系

体温升高1℃,脉搏增加10~20次/分。

5. 体温分级

(1)微热:37℃~38℃;

(2)中等热度:38℃~39℃;

(3)高热:39℃~41℃;

(4)超高热:41℃以上。

五、脉 搏

1. 成人

男:60~80次/分,女:70~90次/分。

2. 3岁以下小儿

大于100次/分。

3. 初生婴儿

140次/分。

4. 久经锻炼的运动员

45~50次/分。

六、血压

1. 组成血压三因素

心搏出量、血容量(动脉系统内的血)及阻力(末梢血管)。

2. 成人血压标准(大于18岁成人指标)

正常血压:<130/85mmHg;理想血压:<120/80mmHg。

正常高限:130~139/85~89mmHg;高血压:收缩压≥140mmHg和(或)舒张压≥90mmHg。

注:①女性比男性略低5~10;②儿童收缩压计算公式:75+(2×岁数);③左、右臂血压不一样,一般右臂比左臂高5~10;④上肢血压低于下肢血压20~40mmHg。

3. 高血压分级

1级高血压:140~159/90~99mmHg。

2及高血压:160~179/100~109mmHg。

3及高血压:≥180/110mmHg。

七、呼吸

1. 小儿正常值

(1)1岁以下:45次/分。

(2)15岁:20次/分。

2. 成人不同体位的呼吸频率

(1)卧位:14~16次/分。

(2)坐位:16~18次/分。

(3)站位:18~20次/分。

(4)休息时:15~18次/分。

3. 呼吸频率与心跳比率

呼吸:心跳=1:4。

八、血糖

1. 正常人血糖:3.9~6.1mmol/L。

2. 糖尿病诊断标准

钱荣立. 对糖尿病诊断与分型新建议的讨论. 中国糖尿病杂志,1998,6(2):17.

(1)有典型糖尿病症状(多饮、多尿和不能解释的体重下降)和一天任何时间测血糖≥11.0mmol/L。

(2)空腹血糖(FBG)≥7.0mmol/L或OGTT(糖耐量试验:葡萄糖75g)服后2小时(2hPG)≥11.0mmol/L为糖尿病。

(3)空腹血糖(FBG)≥6.1而<7.0mmol/L为空腹血糖受损。

(4)2小时血糖(2hPG)<7.8mmol/L为糖耐量正常。

(5)2小时血糖(2hPG)>7.8而<11.0mmol/L为糖耐量减低。

九、代谢综合征诊断建议标准

《山东中医杂志》2004,23(8):507.

符合以下 4 个组成部分中的 3 个或全部者可诊断代谢综合征。

1. 超重或肥胖

体质指数(BMI)≥25.0kg/m²(体重/身高的平方)。

2. 高血糖

空腹血糖≥6.1mmol/L 及(或)糖负荷血糖≥7.8mmol/L;及(或)已确诊为糖尿病治疗者。

3. 高血压

收缩压/舒张压≥140/90mmHg,及(或)已确诊高血压并治疗者。

4. 血脂紊乱

空腹总胆固醇 TG≥150mg/dL(1.70mmol/L);及(或)空腹血 HDL-C:男性 <35mg/dL(0.9mmol/L),女性 <39mg/dL(1.0mmol/L)。

以下为代谢综合征发病高危人群:

(1)≥40 岁者;

(2)有 1 项或 2 项代谢综合征组成部分,但尚不符合诊断标准者;

(3)有心血管病,非酒精性脂肪肝、痛风、多囊卵巢综合征及各类型脂肪萎缩征者;

(4)有肥胖、2 型糖尿病、高血压、血脂异常,尤其是多项组合或有代谢综合征家族史者;

(5)有心血管家族史者。

代谢综合征诊断标准可以前瞻性地识别冠心病的危险,而且新发糖尿病的预测有价值。所以标准建议的出台也标志着我国糖尿病和心血管的防治将步入一个崭新的阶段。

医用楹联摘选

先发大慈恻隐之心　誓愿普救含灵之苦

但愿世间人常健　何妨一生我独贫

药有君臣佐使千变化　医无老幼贫富一般心

但祈世间人莫病　宁可架上药生尘

苍天本无知 花雨焉能解结习　众生徒多事 药石岂可疗贫穷

品味虽贵 必不敢减物力　炮制虽繁 必不敢省人工(同仁堂联)

何必我千秋不老　但求人百病莫生

修合没人见　济世在心间

后　记

在本稿结束之时,还想补充几点感悟。

一、对消癖胶囊的应用

早期主要用于乳腺病的增生和癌肿,近几年也用于食道、胃及消化道的肿瘤、非霍奇金病和其他肿瘤都有不同的作用。

药理研究表明,对肿瘤靶细胞具有明显的杀伤、抑制作用,干扰肿瘤发展,阻碍 DNA 单链断裂后的修复,继发性造成 DNA 双链不可逆转断裂,促使肿瘤细胞凋亡,而对周围细胞无损伤。

二、"舒筋胶囊"

主要是由马钱子、青风藤、乳香、没药、牛膝、苍术等组成。马钱子、青风藤为主药,具有通络止痛、散结消肿、祛风湿、利小便、活血止痛、燥湿健脾的作用,可治疗风湿痹痛、鹤膝风、肢节肿痛、肢体疼痛麻木等。

药理研究证明,具有镇痛、抗炎、消肿、利尿、降压、抗心律失常、组织胺释放、调节免疫、兴奋脊髓神经反射功能、提高大脑皮质层感觉中枢。配伍后的药物能拮抗士的宁的毒性(降低士的宁对小鼠的惊厥阈);对机体非特异性免疫、细胞免疫和体液免疫均有抑制作用,临床用于治疗类风湿关节炎、风湿性关节炎、肢体关节疼痛、脑血管后遗症、痿证,临床观察能明显降低或消除类风湿因子(RF)。例:陈某某,全身关节疼痛,类风湿因子 3157;ESR94mm/h。活动受限,西药服泼尼松 60 mg(12 片/次每月 1 次),经服舒筋胶囊逐渐停服泼尼松。3 个月后检查:RF1279. 89;ESR52mm/h。生活自理。

三、咳喘胶囊

本组方含壁虎、白花蛇舌草、重楼、蟾皮等。壁虎含 Ephedrin(麻黄素)78%,能有效缓解哮喘病;蟾皮强心、止咳、祛痰,即慢性气管炎优于平喘。配伍重楼、白花蛇舌草,清热、祛痰、解毒,消痈疽、肿毒、瘰疬、肿瘤等。

对老年慢性气管炎、阻塞性肺气肿、肺心病及哮喘疗效满意,并对肺咯血、肺大泡、肺癌有一定的防治作用。

根据中药药性,用现代科学研究药理组成有效的方剂,针对病情辨病施治,再结合中医辨证配以汤剂(例如,乳腺增生,服消癖胶囊的同时,再根据辨证配以疏肝理气、散结止痛或温肾助阳、调摄冲任之汤剂)标本施治,提高疗效,达到治愈目的。

中医博大精深,有着几千年的光辉历史,其独特的诊疗体系和临床疗效为中华民族繁衍昌盛乃至人类文明的发展作出了巨大贡献。随着医学的发展和科技的进步,人类疾病谱也发生了巨大变化,人们对疾病的认识也不断深入,对健康水平和生活质量提出了更高要求,而中医药在治疗常见病、疑难病及调理"亚健康"状态等方面都具有明显优势。

笔者愚见,摘稿成册,供同道们借鉴,起到抛砖引玉之力,也是自己一点心愿。

齐振宇

2015. 12

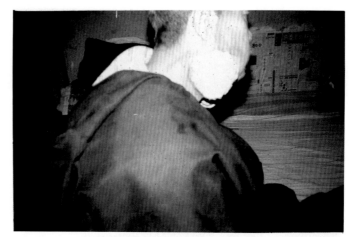

图 2.1

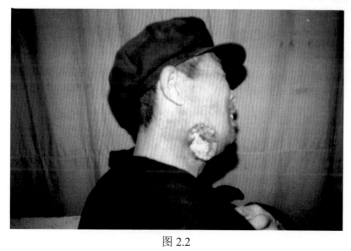

图 2.2

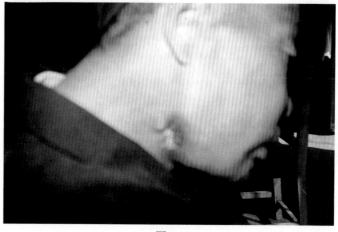

图 2.3

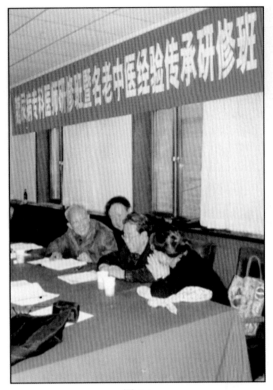

图 2.4

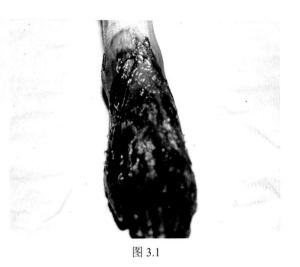

图 3.1

图 3.2

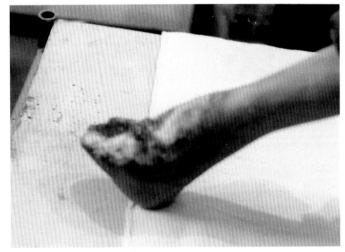

图 3.3

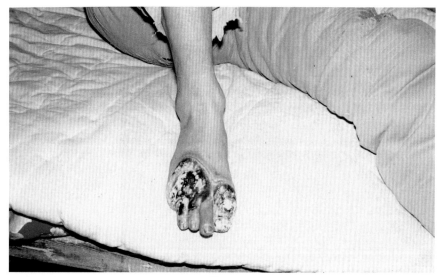

图 3.4

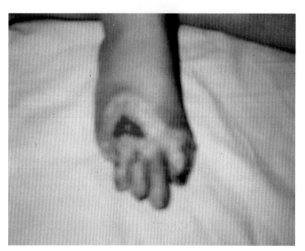

图 3.5

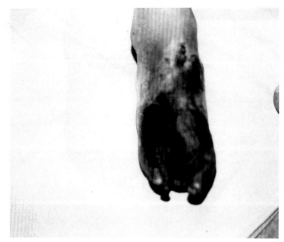

图 3.6

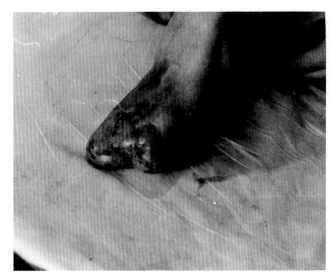

图 3.7

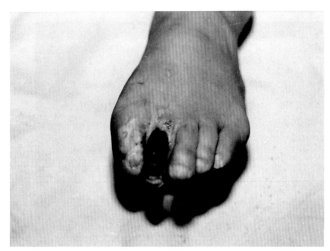

图 3.8

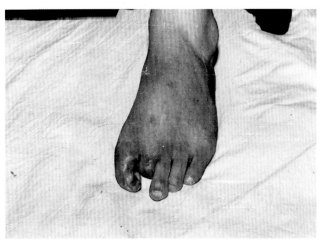

图 3.9

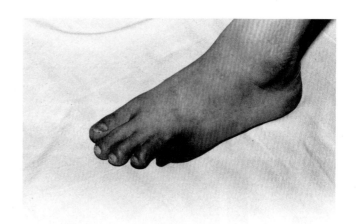

图 3.10

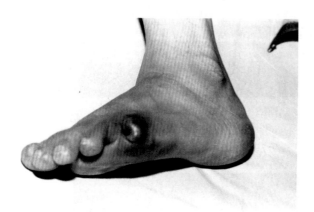

图 3.11

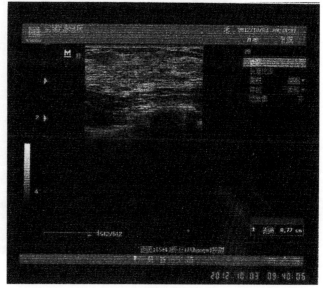

图 3.12

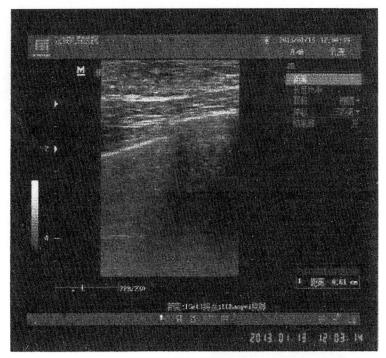

图 3.13

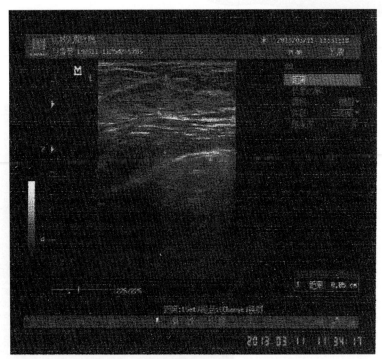

图 3.14

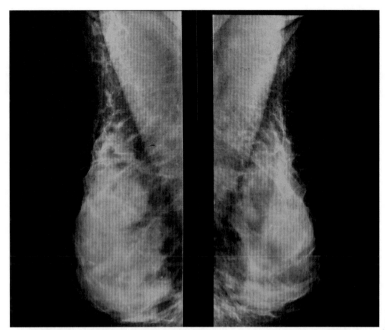

图 3.15

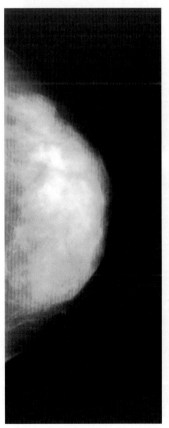

图 3.16

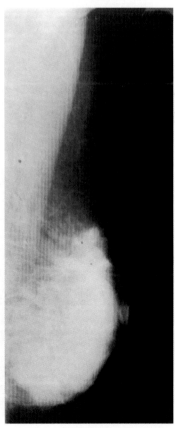

图 3.17

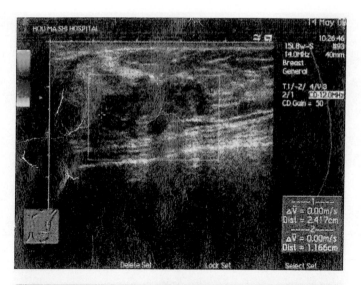

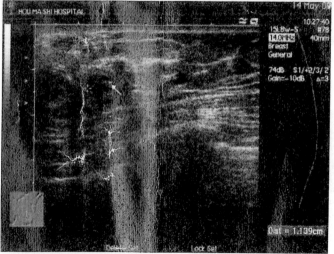

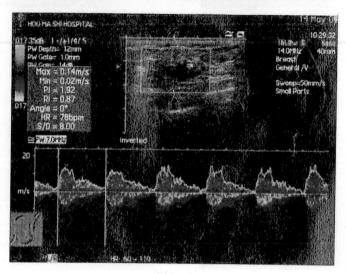

图 3.18

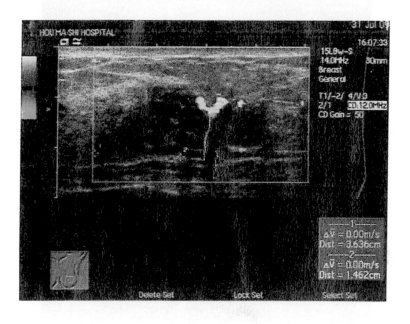

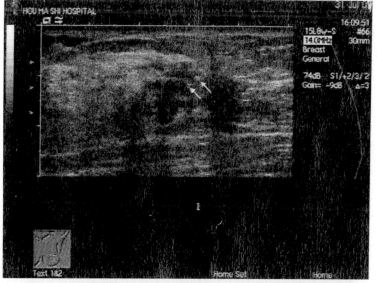

图 3.19

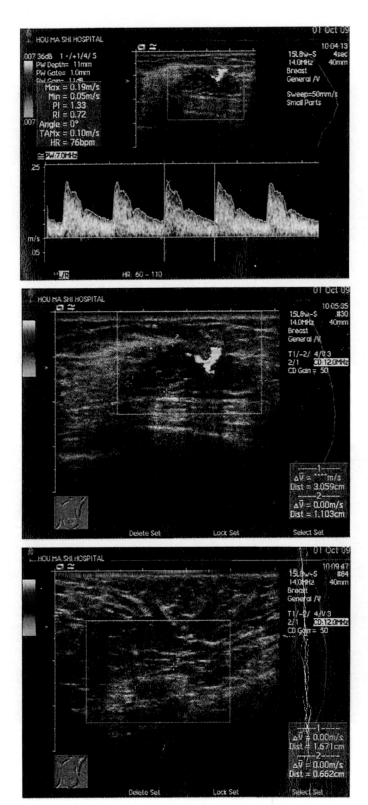

图 3.20

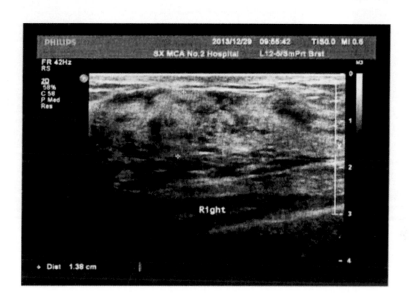

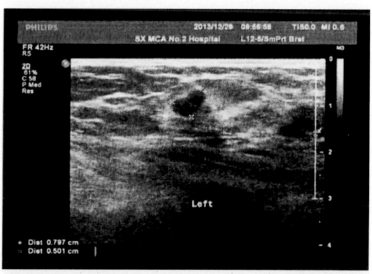

图 3.21

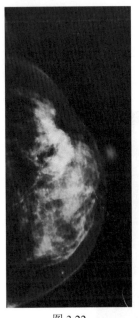

图 3.22

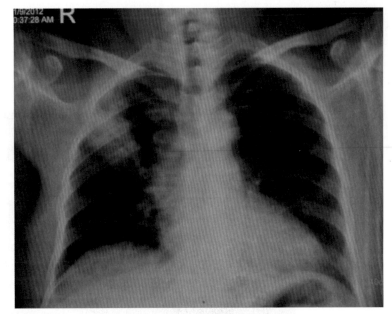

图 3.23

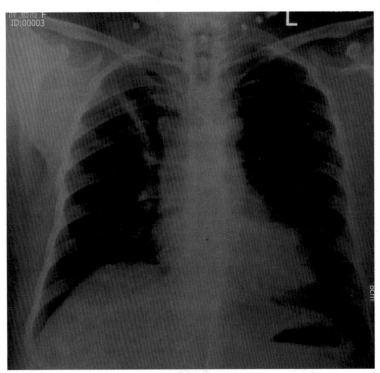

图 3.24